AF546247

Der Verlust der natürlichen Selbstverständlichkeit

Wolfgang Blankenburg

Der Verlust der natürlichen Selbstverständlichkeit

Ein Beitrag zur Psychopathologie symptomarmer Schizophrenien

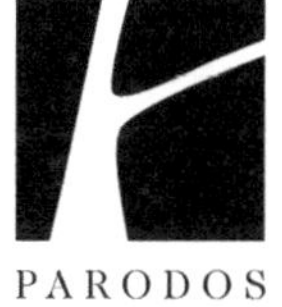
PARODOS

Bibliografische Information der Deutschen Bibliothek
Die Deutsche Bibliothek verzeichnet diese Publikation in der Deutschen Nationalbibliografie; detaillierte bibliografische Daten sind im Internet über http://dnb.ddb.de abrufbar.

Neuausgabe

(Erstausgabe: Ferdinand Enke Verlag, Stuttgart 1971)

Digitalisierung: Martin Damken
Satz: Ulrich Kuchelmeister
Druck: Print Group Sp. z o.o., Stettin
Printed in Poland

ISBN: 978-3-938880-57-9

www.parodos.de

Herrn Prof. Dr. H. Ruffin
in Verehrung und Dankbarkeit
gewidmet

Inhalt

Vorwort 9

I. Die psychopathologische und klinische Stellung symptomarmer Schizophrenien 11

II. Die Frage nach einer »Grundstörung« 15

III. Der phänomenologische Ansatz 22

- A. Phänomenologie innerhalb der natürlichen Einstellung 22
- B. Phänomenologie im Sinne von Jaspers 24
- C. Phänomenologie in der Orientierung an Husserl 26
- D. Die Alienation des Schizophrenen in lebensweltlicher Perspektive 35

IV. Die klinische Erfahrung 39

V. Krankengeschichte und Explorationen 49

- Subjektive Anamnese 52
- Untersuchungsbefund 55
- Explorationen und weiterer Verlauf 58

VI. Zur Psychopathologie und Nosologie 66

VII. Der Verlust der natürlichen Selbstverständlichkeit als psychopathologisches und anthropologisches Problem 76

VIII. Phänomenologische Interpretation 81

- Einleitung 81
- 1. Hintergrund- und Grundlagencharakter der natürlichen Selbstverständlichkeit 81
- 2. Der methodische Zugang 84
- 3. Schizophrene Alienation und Epoché 89
- 4. Vorläufiger Problemaufriß 99
- A. Das Weltverhältnis 102
- B. Die Zeitigung 113
- C. Die Ich-Konstitution. Natürliche Selbstverständlichkeit und Selbst-Stand 119
- D. Die Andern – das Problem der intersubjektiven Konstitution der natürlichen Selbstverständlichkeit 131

IX. Reflektierte und unreflektierte Alienation 151

X. Zusammenfassung 171

XI. Literaturverzeichnis 174

Autorenverzeichnis 187

Vorwort

Zwei Problemkreise sind es, die den Autor bei der Abfassung dieser Schrift beschäftigten. In dem *einen* geht es um die phänomenologische Klärung der Verankerung des Menschen in der Welt überhaupt; genauer: um seine Verankerung in einer intersubjektiv konstituierten Lebenswelt im Sinne *Husserls*. Der *andere* betrifft die basale schizophrene Wesensabwandlung, wie sie besonders deutlich faßbar in den symptomarmen Formen dieser Erkrankung (Schizophrenia simplex und blande Hebephrenien) zutage tritt.

Die beiden Problemkreise gehören sachlich und methodisch verschiedenen Bereichen wissenschaftlichen Forschens an. Hat ersterer seinen Platz im Rahmen einer phänomenologischen Anthropologie, so letzterer in dem der klinischen Psychopathologie. Fordert ersterer ein eidetisches, so letzterer ein empirisches Vorgehen. Wahrscheinlich könnten sie getrennt voneinander, jeder für sich, eine gediegenere und in sich geschlossenere Bearbeitung erfahren. Wenn trotzdem aus dieser einen Schrift nicht zwei geworden sind, so deshalb, weil zwischen beiden Problemkreisen wichtige Beziehungen bestehen, die das eigentliche Thema der vorliegenden Studie darstellen. Als gemeinsamer Bezugspunkt schält sich – obenhin betrachtet – so etwas wie eine Pathologie des ›common sense‹ heraus; jener eigentümlichen basalen Funktion, die sich nur zu leicht unter dem Deckmantel des Banalen, Allzuselbstverständlichen der Beachtung entzieht und doch sowohl philosophisch als auch empirisch höchstes Interesse beansprucht. Wesenswissenschaftliche und tatsachenwissenschaftliche Fragestellungen können sich dabei wechselseitig fördern. Nicht kurzschlüssige Vermengung unterschiedlicher Problemansätze, sondern gegenseitige Beleuchtung und Erhellung ist das Ziel.

Der Autor ist zwar mit *H. Ey* (1968, 264) der Meinung, daß die schizophrene Alienation nicht ausschließlich in der allgemeinen Problematik des Menschlichen überhaupt, speziell der Intersubjektivität des menschlichen Bewußtseins, wurzelt. Doch ist er zugleich der Überzeugung, daß die hier vorliegende Differenz so lange in ihrem Wesen nicht richtig gesehen werden kann, wie der Hintergrund, von dem sie sich abhebt, noch nicht ausreichend geklärt ist. Freilich sind es nur einige Schritte, die über das bisher Geleistete hinaus in dieser Richtung gegangen werden. Vieles bleibt offen. Es werden mehr Fragen aufgerissen als beantwortet. Doch entspricht das der Absicht. Der Leser sollte nicht in der Erwartung an die Schrift herangehen, eine neue geschlossene Theorie der Schizophrenie vorgesetzt zu bekommen. Wollte man auch nur die symptomarmen Formen ausschließlich von den hier geltend gemachten Gesichtspunkten aus betrachten, würde sich ein einseitiges Bild ergeben. Aber gerade dann, wenn man die Verbindung zwischen den beiden genannten Problemkreisen locker genug sieht, können sich sowohl für die allgemeine phänomenologische Anthropologie als auch für die Psychopathologie der Schizophrenie wichtige neue Aspekte ergeben. Welche Bedeutung ihnen zukommt, mag die weitere Forschung klären.

I. Die psychopathologische und klinische Stellung symptomarmer Schizophrenien

Immer wieder ist der phänomenologischen und daseinsanalytischen Forschung der Vorwurf gemacht worden, sie beschäftige sich vorwiegend mit den vielgestaltigen, bunten d. h. produktiv-paranoiden Psychosen[1], kaum aber mit den von vornherein viel stärker defektuös wirkenden Verläufen. Allein daraus resultiere schon eine gewisse Einseitigkeit und Klinikferne. Vor allem kämen jene Psychosen zu kurz, die von jeher am meisten die Theorie der somatischen Genese der Schizophrenie gestützt hätten.

Dieser Einwand ist bis zu einem gewissen Grade berechtigt. Tatsächlich stand in der phänomenologischen und daseinsanalytischen Schizophrenieforschung der Wahn bisher weitgehend im Vordergrund. Man denke an den ersten methodenkritischen Ansatz von *H. Kunz* (1931) und an die mehr kasuistisch orientierten Arbeiten von *A. Storch.* Auch in den großen Schizophreniestudien von *Binswanger* ist überwiegend vom Wahn die Rede. Eine Ausnahme macht allerdings – neben der diagnostisch unklaren »Ellen West« – der Fall »Jürg Zünd«, den *Binswanger* als polymorphe Form der Schizophrenia simplex klassifizierte. Noch wichtiger sind in diesem Zusammenhang seine Untersuchungen über Verstiegenheit, Verschrobenheit und Manieriertheit (1956). Das Schwergewicht lag aber stets auf dem Wahnproblem, dem dann auch das letzte Werk von *Binswanger* (1965) gewidmet ist. Ähnliches gilt für andere phänomenologisch-anthropologische Richtungen. So beziehen sich zum Beispiel auch die Arbeiten von *Zutt* und *Kulenkampff* vorwiegend auf das paranoide Syndrom. *Kulenkampff* (1958) betonte ausdrücklich, daß die Behandlung aller psychotischen Symptome, die wir gewöhnlich als schizophren kennzeichnen, unter einem einzigen umfassenden anthropologischen Gesichtspunkt vorerst noch nicht durchführbar sei. Die am Paranoid gewonnenen Ergebnisse dürften nicht ohne weiteres auf andere (etwa hebephrene) Syndrome der Schizophrenie übertragen werden. Diese Auffassung ist in den seither vergangenen zehn Jahren nicht überholt worden. Auch der Handbuchartikel von *Zutt* (1963) über »Verstehende Anthropologie« blieb hinsichtlich der Schizophrenie ganz am paranoiden Syndrom orientiert.

1 »Für Deutungsversuche der ›schizophrenen Welt‹ sind sie am ergiebigsten und haben somit ein etwas einseitiges Schwergewicht für daseinsanalytische Interpretationen des schizophrenen Menschen erlangt« (*Weitbrecht* 1963, 342).

Daß die Erforschung des In-der-Welt-Seins der Schizophrenen beim Wahn einsetzt, ist nicht verwunderlich. Schon 1932 stellte *v. Baeyer* fest, daß »sich im Wahn der Schizophrenen ihre Welt erschließt, und zwar greifbarer, anschaulicher, differenzierter als in anderen psychopathologischen Erscheinungen«. Aber das bedeutet eben nicht, sie manifestiere sich ausschließlich im Wahn. Dies wäre nur dann der Fall, wenn man unter »Welt« lediglich ein Ganzes von (Vorstellungs-)Inhalten verstehen wollte. *Jaspers* unterstützte dieses Mißverständnis, wenn er in seiner »Allgemeinen Psychopathologie« (7. Aufl., 1959, 237) hinsichtlich des Weltproblems bei Psychosen allein auf den »typischen Zusammenhang von Inhalt und Psychose« hinwies und etwa gegenüber *Binswangers* Analyse der Ideenflucht meinte, es handele sich dabei »nicht um eine eigentliche Weltverwandlung, sondern um eine Zustandsveränderung«. Ein solches Auseinanderreißen von Weltverwandlung und Zustandsveränderung ist es aber gerade, was die phänomenologisch-daseinsanalytische Forschung zu überwinden strebt. Ihr Weltbegriff ist ein anderer als der von *Jaspers.* ›Welt‹ heißt für sie nicht nur Inbegriff möglicher Vorstellungsinhalte, und Weltbezogenheit nicht allein Gegenstandsintentionalität. Wie die gesamte phänomenologische Forschung, so tendiert auch sie zu einem Rückgang vom gegenständlichen zum vorgegenständlichen, vom prädikativen zum vorprädikativen Weltbezug.

Die Parallelität der Entfaltungsrichtung von phänomenologischer Psychopathologie und phänomenologischer Philosophie ist nicht zu übersehen und für die folgenden Ausführungen wichtig. Sie beruht keineswegs auf einer einseitigen Abhängigkeit der anthropologisch gerichteten Psychopathologie von bestimmten philosophischen Strömungen unseres Jahrhunderts. Die umgekehrte Einflußnahme, wie sie besonders im Werk von *Merleau-Ponty* deutlich wird, ist nicht weniger ausgeprägt. Die Erweiterung der Sicht vom prädikativen zum vorprädikativen und präverbalen Weltverhältnis erweist sich als ein von der Sache her geforderter Entwicklungsschritt, der bei verschiedenen, voneinander unabhängigen Forschungszweigen zu beobachten ist, und zwar ebenso in der empirischen wie in der philosophischen Forschung.

Es ist daher für die phänomenologische Psychopathologie eine wichtige Aufgabe, nach Abwandlungen des In-der-Welt-Seins gerade auch da zu fahnden, wo kein Wahn, wo keine abnormen »Inhalte« im engeren Sinne vorliegen. Freilich beginnt sie am einfachsten und leichtesten dort, wo die andersartige Weltbezogenheit sich nicht im präverbalen Befinden und Verhalten verbirgt, sondern in den Urteilen und Vorstellungsinhalten der Kranken offen zutage tritt, d. h. beim Wahn, um dann aber von dort aus zurücktastend das schwerer zugängliche vorprädikative Weltverhältnis zu erhellen.

Nicht nur die phänomenologische und daseinsanalytische Forschung, auch die *klinische Psychopathologie* geht hinsichtlich der Schizophrenie von den produktiven, paranoid-halluzinatorischen Formen aus und bleibt in erster Linie an ihnen orientiert. Das kann gar nicht anders sein, weil relativ spezifische Symptome (vor allem die verschiedenartigen Ichstörungen und Wahnwahrnehmungen) sich bei ihnen am leichtesten fassen lassen. Am deutlichsten zeigt das die von *K. Schneider* aufgestellte Rangordnung schizophrener Symptome, bei der diejenigen der hebephrenen und einfachen Schizophrenien, welche uns hier vornehmlich interessieren, relativ schlecht wegkommen, weil ihre Symptomatik nur einen sehr viel geringeren Grad von Spezifität erreicht.

Conrad (1958) hat versucht, die von der klassischen Psychopathologie isolierten und nur rein äußerlich in einer bewußt pragmatisch gehaltenen Rangordnung zusammengestellten Symptome unter einheitlichen Gesichtspunkten neu zu ordnen. Dabei nahm er das »abnorme Bedeutungsbewußtsein« (*Jaspers*) zum Leitfaden. Das Erleben einer abnormen Bedeutung von Angetroffenem und Vergegenwärtigtem faßte er unter der Bezeichnung »Apophänie«, das Erleben einer abnormen Bedeutung der eigenen Person unter der Bezeichnung »Anastrophé« zusammen. Demnach steht auch bei *Conrad* der paranoide Erlebniswandel im Mittelpunkt; so sehr, daß man fragen kann, ob ohne jedes abnorme Bedeutungsbewußtsein überhaupt noch eine Schizophrenie zu diagnostizieren sei. Jedenfalls werden bei *Conrad* die Vorstadien (»Trema«) – gleichsam rückgeblendet – ebenso vom abnormen Bedeutungserleben her interpretiert wie in anderer Richtung die als Zuspitzung der Apophänie aufgefaßten katatonen Syndrome (»apokalyptischer Gestaltzerfall«). *Conrad* analysierte unter dem Titel »Trema« gemäß seinem Untersuchungsgut allerdings nur die unmittelbaren Vorboten akuter Schübe. Das Problem der schleichenden hebephrenen und einfachen Verläufe wurde von ihm lediglich kurz gestreift. Ihnen gilt unser Hauptaugenmerk. In Anlehnung an die Terminologie *Conrads* kann man ihre Symptomatik als »subapophän« bezeichnen[2].

2 Doch darf eine solche Terminologie nicht dazu verführen, das Verhältnis zwischen äpophänen und nichtapophänen Syndromen als auch nur annähernd geklärt anzusehen.

In diesem Sinne sprechen wir von »symptomarmen« Syndromen. Symptomarmut meint dabei nicht so sehr etwas Quantitatives als Qualitatives. Man kann darunter zunächst einmal Krankheitsbilder verstehen, die vom natürlichen vorwissenschaftlichen Bewußtsein aus gesehen relativ unauffällig sind. Dieser Maßstab ist jedoch vage. Verschiedene Menschen werden verschiedene Symptome hinsichtlich ihrer Auffälligkeit unterschiedlich beurteilen. Einen eindeutigen Maßstab stellt dagegen *K. Schneiders* »Rangordnung der schizophrenen Symptome« dar. Diese Rangordnung hat trotz – oder gerade wegen – ihres pragmatischen Charakters weitverbreitete Anerkennung gefunden. »Symptomarmut« heißt danach: in der Rangordnung dieser Symptome relativ weit unten. Auf nichts anderes zielt der Ausdruck »subapophän«.

Da die Diagnostik der Schizophrenie bis heute im wesentlichen an den apophänen Erlebnismerkmalen orientiert ist, besteht die Gefahr, daß wir uns damit in das Gebiet differentialdiagnostisch unklarer Fälle begeben. Dazu ist zu sagen, daß auch bei relativ symptomarmen Schizophrenien der Verlauf im allgemeinen eine sichere Diagnose[3] erlaubt. Die Beurteilungsmaßstäbe hierfür entstammen jedoch noch weitgehend der Kennerschaft. Sie zu klären und auf ihre anthropologischen Fundamente hin zu befragen ist eine wichtige, bisher noch ungenügend bewältigte Aufgabe.

3 Wir gehen dabei von einem Schizophreniebegriff aus, der sich innerhalb der Spanne zwischen dem *M. Bleulers* und dem *K. Schneiders* hält. Nicht dagegen wurden die engeren Schizophreniebegriffe etwa von *Bürger-Prinz, Rümke*, den Franzosen oder Skandinaviern berücksichtigt, auch nicht die unterschiedliche Handhabung des Begriffs, wie sie in den USA üblich ist.

II. Die Frage nach einer »Grundstörung«

Wenn sich das Interesse der vorliegenden Arbeit auf die symptomarme Form der Schizophrenie konzentriert, so hat das nicht nur den Sinn, die Aufmerksamkeit auf ein psychopathologisch relativ wenig bearbeitetes Gebiet zu lenken. Leitend sind vielmehr grundsätzlichere Probleme. Es geht um die Freilegung dessen, was bei Schizophrenen im Grunde ihres Menschseins »gestört« ist. In diesem Sinne sprechen wir von Grundstörung.

Dabei ist zu beachten: Das Wort »Grundstörung« ist ebenso wie »Primärsymptom« und ähnliche Bezeichnungen mehrdeutig. Wegen ihrer Belastungen mit Äquivokationen würden sie besser vermieden. *K. Schneider* (1957) hat sechs verschiedene Bedeutungen von »primär« nachgewiesen und gegeneinander abgegrenzt. Hier nur soviel: »Grundstörung« meint in unserem Zusammenhang nichts Ätiologisches. Die Frage richtet sich ausschließlich auf das *Wesen* jener Veränderungen, die wir in der klinischen Empirie als »schizophrene« bezeichnen, nicht auf die Bedingungen, unter denen sie in Erscheinung treten, – also auf das *Was* und nicht auf das *Wodurch*. Beides ist scharf auseinanderzuhalten[4]. Es darf diesbezüglich an die Mahnung des Begründers der Kybernetik, *Norbert Wiener,* erinnert werden, über der so notwendigen Forschung nach dem »*to know how*« nicht das »*to know what*« als wissenschaftliches – und d. h. der Einzelwissenschaft zugehöriges – Problem aus den Augen zu verlieren. Diesem Ziel will die phänomenologisch-eidetische Forschung dienen[5]. – Dabei beanspruchen wir keineswegs, so etwas wie »die« Grundstörung schlechthin zu beschreiben. Die Geschichte der Schizophrenieforschung mahnt solchen Vorhaben gegenüber zur Skepsis. Es genügt uns, *ein* basales anthropologisches Strukturmoment freizulegen und näher zu untersuchen.

Es stellt sich nun die Frage, ob über die symptomarme, einfache Schizophrenie, bei der nach *E. Bleuler* die »Grundsymptome« das Feld beherrschen, eher an eine solche Grundstörung heranzukommen ist als über die anderen Formen. Diese Frage hat sich erstmals *J. Wyrsch* (1940) gestellt. Gegenüber der Meinung *E. Bleuers,* die farblose Eintönigkeit dieser Verläufe lasse es nicht lohnend erscheinen, sie genauer zu beschreiben, machte er geltend, daß man doch gerade hier erwarten sollte, auf die »Grundstörung« als solche zu stoßen. Wir befinden uns dabei auch heute noch in einem eigentümlichen Dilemma: Dort, wo uns die Symptome deutlich, sprechend, d. h. annähernd spezifisch[6]

4 Grundlegend für diese Unterscheidung sind bis heute die Ausführungen *Husserls* in dem I. Band der »Ideen« (Hua. III).

5 Von den methodischen Problemen, die sie aufgibt, wird im nächsten Kapitel die Rede sein.

6 Wie u. a. *Weitbrecht* (1957, 1959) betonte, kann man nur von einer relativen Spezifität einzelner Symptome sprechen.

vor Augen treten, etwa im paranoid-halluzinatorischen Syndrom, haben wir allen Grund daran zu zweifeln, daß wir in ihnen auf das Eigenwesentliche der Schizophrenie stoßen. Dort aber, wo wir in der symptomarmen Hebephrenie oder Schizophrenia simplex oder im sog. »Defekt« (sei er nun residuär oder »vorauslaufend« im Sinne von *Janzarik*) die Grundstörung (den Potentialverlust nach *Conrad*) isoliert vor uns zu haben glauben, ist diese kaum noch als etwas Spezifisches faßbar. Sie begegnet zum Beispiel als blandes Leistungsversagen inmitten einer Zone relativ »stummer Symptome« (*Jacob*) und erscheint gelegentlich so uncharakteristisch, daß gerade in den letzten Jahren Stimmen laut wurden, die sich für die gänzliche Unspezifität solcher Basissyndrome oder Basisstadien (*Huber* 1966) aussprachen[7]. Wo also die Symptome charakteristisch sind, scheinen sie nicht originär, sondern bereits Folge einer Auseinandersetzung mit der Krankheit zu sein, wo sie dagegen als originär angesehen werden können, geben sie sich uncharakteristisch.

Es sind immer wieder Versuche gemacht worden, die vermutete Grundstörung als eine rein quantitative Defizienz anzusetzen, die im Vordergrund stehende qualitativ abnorme Symptomatik dagegen als Ereignis sekundärer Verarbeitung bzw. von Anpassungs- (*E. Bleuler*), Selbstheilungs- (*Klaesi*) oder Rückordnungsversuchen (*Kisker*). So sah z. B. *Llavero* in jedem Symptom eine »Resultante« zwischen »einwirkender Noxe« und bestimmten »psychischen Kompensationsmechanismen«. *Binder* unterschied schon früher (allerdings im Hinblick auf Zwangserscheinungen) »Störungs«- und »Abwehrpsychismen«, und *M. Müller* fragte, von einem ähnlichen Konzept ausgehend, nach den »Heilungsmechanismen« bei der Schizophrenie. *Janzarik* (1959) suchte Anhaltspunkte zu gewinnen für die Beurteilung des Verhältnisses zwischen »einbrechender Dynamik« und »stabilisierender Intentionalität«. *Simkó* (1968) zieht zum Vergleich die beiden Komponenten des vestibulären Nystagmus heran[8]. Die Analogie ist einleuchtend. Nur treten uns bei der Schizophrenie die beiden Komponenten kaum je so schön säuberlich getrennt gegenüber wie im Modell des Nystagmus; sie bleiben weitgehend hypothetisch, da wir meist nur das Resultat ihres Zusammenwirkens vor Augen geführt bekommen *Daß* es aber in diesem Sinne überhaupt einen Unterschied gibt zwischen primären und sekundären Veränderungen des seelischen Lebens, ist sehr wahrscheinlich. *Weitbrecht* (1963, 368) sieht darin sogar »eine der fruchtbarsten Einsichten der Psychopathologie überhaupt«. Wo jedoch der Schnitt zwischen ihnen anzusetzen ist, läßt sich bislang empirisch

7 *Janzarik, Huber, Ernst*; vgl. zur Diskussion *Alsen, Blankenburg* (1967, 1968).

8 Gehorcht erstere dem Leitungsprinzip, so die zweite dem Leistungsprinzip (*v. Weizsäcker*). Mit Recht betont *Simkó*, daß die beiden Komponenten ganz verschiedenen kategorialen Bereichen zugehören. Ein gleiches gilt für die »primären« und »sekundären« Veränderungen in der Schizophrenie. An die Stelle der Kohärenz des Sehraumes als Bezugspunkt tritt hier allerdings die (weit komplexere) Kohärenz der Welt bzw. des In-der-Welt-Seins.

kaum bestimmen, sondern hängt noch weitgehend von der jeweils herangetragenen psychopathologischen Grundkonzeption des einzelnen Forschers ab. Vor allem ist unklar, ob die Schizophrenie ihre relativ spezifische Symptomatik nur den sekundären Reaktionsformen verdankt oder auch – und dann inwieweit? – den primären Veränderungen. Heute gewinnt die erstere Auffassung zunehmend an Boden. Danach findet das »Primäre« seinen unmittelbarsten Niederschlag im Unspezifischen des »reinen Defekts« (*Huber*).

Dennoch bleibt der Eindruck bestehen – zunächst ist es nicht mehr als ein Eindruck, der auf seine Berechtigung hin zu prüfen ist –, daß auch da etwas qualitativ Spezifisches vorliegt, wo es sich in Simplexverläufen oder Defektsyndromen nur um ein uncharakteristisches Versagen zu handeln scheint. Es fragt sich, ob die ausgebreitete Fülle apophäner Symptomatik hier am Ende nur zusammengeschrumpft ist zu einem punktuellen Aliter, bei dem das qualitative Anderssein nicht mehr zur Entfaltung kommt, aber dennoch als ein Ineffabile den Kern dieser Symptomatik ausmacht[9]. Es geht also um die *Spezifität im scheinbar Unspezifischen*. Von daher ist es verständlich, wenn *Wyrsch* der reflektierten Form der Schizophrenia simplex trotz ihrer extremen Seltenheit eine so große Bedeutung beimaß.

Die Fragestellung von *Wyrsch* läßt sich noch weiter zurückverfolgen. *H. Kunz* hatte schon 1931 in einer Arbeit über »Die Grenze der psychopathologischen Wahninterpretationen«, z. T. im Anschluß an Gedankengänge von *Kronfeld,* gefordert, vom Paranoid aus zurückzufragen nach dem Boden, auf dem es wachse. Er betonte, »innerhalb dieser unendlichen Möglichkeiten« des Schizophrenwerdens müsse »vor allem auch die eine hervorgehoben werden: daß ... die Verrückung als solche primär wahnlos« geschehe, bzw. wenn ein Wahn einsetze, dieser nicht »der Existenzumwandlung als solcher entspringe, sondern ... auf einem (wahnlos) verrückten Boden« einsetze. In diesem Zusammenhang betonte er auch, daß »man an den einfachen hebephrenen Versandungen und den übrigen unproduktiven Formen nicht achtlos und betreten vorübergehen« dürfe (1931, 692). Als Grundstörung wird bei ihm (und in den gleichzeitigen Arbeiten von *Storch*) erstmals eine Existenzwandlung angesprochen. Damit ist in eine bestimmte Richtung gewiesen. Bis in unsere Zeit hinein hat sich die anthropologische Wahnforschung mit diesem Problem beschäftigt. Die Wahninterpretationen *L. Binswangers* stellen über weite Strecken, teils implizit, teils explizit (1958, 187 ff.; 1965,

9 Vgl. hierzu die Arbeiten von *H. Müller-Suur.*

13 ff.) eine Auseinandersetzung mit den Gedankengängen von *Kunz* dar. Die klinisch-psychopathologische Frage nach dem »Vorbereitungsfeld des Wahns« (*K. Schneider, Huber*) geht in dieselbe Richtung.

Wenn die Aufgabe lautet, vom Wesen des schizophrenen Wahns zurückzufragen nach dem Wesen der vorparanoiden schizophrenen Daseinsweise, ist es gut, kurz zu rekapitulieren, was wir von ersterem wissen: Auf dem Weg zu einer Wesensbestimmung des Wahns sind in den letzten beiden Jahrzehnten nicht viele, aber doch einige bedeutsame Fortschritte gemacht worden. Seit *Mayer-Gross* hat es nicht an Versuchen gefehlt, den Wahn als (pathologischen) Spezialfall des Glaubens zu interpretieren. *Bash* sah z. B. in ihm, ausgehend von *C. G. Jungs* Konzeption der vier Grundfunktionen des Seelischen, eine Abart der Intuition. Dem hat *Matussek* (1963) die neueren Auffassungen entgegengehalten, wonach nicht ein pathologischer Glaube, sondern ein pathologischer Glaubensverlust grundlegend ist für den Wahn. Schon früher hatte *Valenciano* (1957, 1961) im Anschluß an Gedankengänge *Ortega y Gassets* die Bedeutung eines »vitalen Zweifels« für die Psychopathologie der Schizophrenie herausgearbeitet. Dabei hängt natürlich alles von hinlänglich klaren Differenzierungsmöglichkeiten zwischen einem »normalen« und einem »vitalen pathologischen« Zweifel ab. Welche Kriterien gibt es für das Vitale eines Zweifels? Rührt nicht jeder tiefere existenzielle Zweifel an die vitalen Grundfesten der Person? Wenn von »Glaubensverlust« als Voraussetzung des Wahns die Rede ist, kann nicht dasselbe gemeint sein, was fast jeder Gesunde mehr oder weniger irgendwann in seiner Entwicklung erfährt, ohne etwa darüber schizophren zu werden. Auf der anderen Seite lassen sich, gerade wenn man ihre Dialektik ins Auge faßt, gewisse Parallelen zwischen normalem Zweifel und Glauben einerseits, pathologischer Entleerung und Wahn andererseits nicht übersehen. So wie der Glaube die Möglichkeit des Zweifelns voraussetzt, so der Wahn offenbar eine andersartige, radikalere Form von Bodenlosigkeit. Wie der Zweifel hinter dem Glauben, so kann auch diese Bodenlosigkeit hinter dem Wahn verborgen bleiben. Doch darf über der formalen Vergleichbarkeit nicht der tiefere Unterschied außer acht gelassen werden. *Valenciano* (1961) sieht ihn in der Art und Weise, wie der Wahn im Gegensatz zum Glauben nicht nur Zweifel voraussetze, sondern einen Sturz des Ichs, bei dem die jeglichen sozialen Glauben konstituierenden Strukturen Schaden litten. In dieser Richtung hat *G. Hofer* (1968) kürzlich einen wertvollen Beitrag geleistet. Wir werden damit auf das Problem der *Intersubjektivität* verwiesen, deren *relative* Intaktheit offenbar Voraussetzung ist nicht nur für jeden »sozialen« wie auch jeden »privaten« Glauben und Aberglauben, sondern ebenso für jeden noch so radikalen Zweifel des Gesunden.

Matussek unterstrich die Schwierigkeit, die hier in Frage kommenden »feineren, dafür aber auch wesentlicheren Fundamentalphänomene« klar und empirisch gesichert in den Griff zu bekommen. Nachdem viele Autoren, besonders nachdrücklich *v. Baeyer* (1955), das Wesen des Wahns, bzw. der Schizophrenie überhaupt, in einer Störung der Begegnungsfähigkeit gesehen hatten, lenkte er die Aufmerksamkeit auf die Kriterien der Vertrauens- und Glaubensfähigkeit, also auf so etwas wie eine Physiologie und Pathologie des Vertrauenkönnens. Grundlegender als der Widerspruch zur dinghaften Wirklichkeit sei bei den Kranken der Widerspruch zur *mitmenschlichen* Wirklichkeit. Wenn man noch einen Schritt weitergeht als *Mattussek,* kann man sagen, daß die von ihm als maßgeblich angesehenen »feineren, dafür aber auch wesentlicheren Fundamentalphänomene« in der Abwandlung des Verhältnisses zu *jener* Wirklichkeit zu suchen sind, von der die mitmenschliche Wirklichkeit nur den auffälligsten, am meisten ins Bewußtsein tretenden Anteil, d. h. eine Art Prototyp darstellt. Das Verhältnis zu *dieser* Wirklichkeit[10] – woraus sich die Konstitution nicht nur der für uns daseienden äußeren Wirklichkeit, sondern auch der des eigenen Selbst und des eigenen Leibes bestimmt – zu einem empirischen Untersuchungsgegenstand zu machen, ist eine wichtige Aufgabe der phänomenologischen Psycho(patho)logie.

Kulenkampff und *Zutt* haben im Rahmen der von ihnen konzipierten »Verstehenden Anthropologie« die strukturellen Abwandlungen, die den Boden bilden, auf dem allein ein paranoides Syndrom denkbar ist, als Standschwäche und Standeinbuße beschrieben. Paranoide Veränderungen stellen sich unter diesem Blickwinkel als »Modifikation der Strukturen der Welthaftigkeit des Leibes« dar. Ihr entspricht eine »Abwandlung im Spiel der physiognomischen Mächte«, die durch Entgrenzung, Entbergung, Entgründung und Überwältigung als Weisen des Standverlustes charakterisiert ist[11].

10 *Merleau-Ponty* (1964, 223) spricht von »l'Être brut ou sauvage«. Einer Herausarbeitung der Wirklichkeitserfahrung und -widerfahrnis in diesem Sinne sind im psychiatrischen Felde u. a. die Arbeiten von *H. Burkhardt* gewidmet.

11 Welche Seinsart bzw. anthropologische Wirklichkeit dem zukommt, was hier »Stand« genannt wird, ist bis heute noch unklar. Alle die genannten Termini sind – auch im Sinne der Autoren – zunächst nichts weiter als Umschreibungen, durch die man versuchen kann, sich an die in Frage stehenden Strukturabwandlungen heranzutasten. Sie sind nicht als etwas zu nehmen, was das pathologische

Auffallend ist – und damit schließt sich ein Kreis, der zur Problemstellung des I. Kapitels zurückführt –, daß diese Bemühungen bislang fast ausschließlich dem paranoiden Syndrom galten. Nicht-wahnhafte Zustandsbilder blieben weitgehend unberücksichtigt. Dies hat seinen Grund, wie oben angedeutet wurde, wohl vor allem darin, daß man zunächst nicht auf den hohen Grad der Explikation des Selbst-Welt-Verhältnisses glaubte verzichten zu können, wie er das paranoide Syndrom auszeichnet. Es fragt sich aber, ob die wesentlichen Strukturabwandlungen nicht an wahnarmen Schizophrenien auf einer elementareren Stufe studiert werden können, wenn es gelingt, die meist sehr verborgene Veränderung der Zuständlichkeit dieser Kranken zu erschließen.

Kann man das Wesen des paranoiden Syndroms mit *Zutt* in einem sich in mannigfaltigen Modifikationen darstellenden »Vertrauensbruch« sehen, so stoßen wir mit diesem Ansatz bei den hier gemeinten Fällen zwar nicht ganz ins Leere, aber er erweist sich doch nur in begrenzter Hinsicht als gültig. Wenn ein Hebephrener sich in einer bestimmten Situation auffällig, »vorbei«-benimmt, so zeigt er sich als nicht vertraut mit den Gepflogenheiten seiner Umwelt, ohne ihr deshalb schon Mißtrauen entgegenbringen zu müssen. Die wichtige Unterscheidung, die hier zu treffen ist, ist die von Vertrauen-haben-können-zu und Vertraut-sein-mit. Das nicht leicht zu bestimmende Verhältnis zwischen beidem muß geklärt werden. Diese Klärung betrifft ganz allgemein das Fundierungsverhältnis von personalem und apersonalem Weltverhältnis überhaupt. Man sollte sich hüten, vorschnell eines im andern einseitig begründet zu sehen, so sehr es auch von unseren Denkgewohnheiten her naheliegt, dem Vertraut-sein-mit eine fundamentalere Bedeutung zuzusprechen als dem Vertrauen-haben-zu oder gar einem Vertrauen-schenken-Können.

Zutt (1963b, 837 ff.) behandelt diesen hier in Frage stehenden Unterschied als den zwischen Vertrauensschwund und Vertrauensbruch. Letzterer sei als Abwandlung des »in Erscheinung stehenden Leibes« und seiner Welthaftigkeit zu verstehen, der Vertrauensschwund dagegen als eine Veränderung des »tragenden Leibes«, durch die »der Strom des tragenden Getragenseins« ver-

Geschehen erklärt, sondern als Titel für phänomenologische Analysen, die zum großen Teil noch ausstehen. Eine Ergänzung und Differenzierung ist einerseits hinsichtlich der am Einzelfall zu beobachtenden Mannigfaltigkeit von Strukturabwandlungen notwendig, andererseits hinsichtlich der Einordnung dieser Phänomene in die gesamte phänomenologische Problematik der Konstitution von Selbst und Welt.

siege und die individuelle Verbundenheit »ihres präindividuellen Grundes beraubt« werde. Wie bereits aus diesen Umschreibungen hervorgeht, interpretiert *Zutt* den Vertrauensschwund als Basis der endogenen Depression. Auch an nicht-endogene Entfremdungserlebnisse (vgl. *Haug, J. E. Meyer* u. a.) wäre zu denken. Es fragt sich aber, ob es nicht daneben ein anderes, fundamentaleres Nicht-Vertraut-Sein gibt, das – in der Sprache von *Zutt* gesprochen – nicht nur dem affektiv-vegetativen, sondern zugleich auch dem physiognomisch-ästhetischen Lebensbereich zuzuordnen wäre und eine Bedingung der Möglichkeit ebenso der nicht-wahnhaften schizophrenen Syndrome wie des paranoiden »Vertrauensbruches« darstellt. An dieser Stelle suchen wir nach den anthropologischen Wurzeln der schizophrenen Alienation[12]. Dies ist nicht möglich ohne Erörterung des Stellenwertes von Vertrautsein, Gewöhnlichkeit, Selbstverständlichkeit, Natürlichkeit usw. innerhalb der Konstitution von Selbst und Welt eines menschlichen Daseins.

12 Wir verwenden für die basale Wesensabwandlung des Schizophrenen das Fremdwort ›Alienation‹. Dies deshalb, weil das deutsche Wort ›Entfremdung‹ bereits in dem – Depersonalisations- und Derealisationserlebnisse zusammenfassenden – Terminus ›Entfremdungserlebnisse‹ (*Haug, J. E. Meyer* u. a.) vergeben ist. Diese dürfen mit der hier gemeinten ›Alienation‹ nicht verwechselt werden. Außerdem hat die Bezeichnung ›Alienation‹ den Vorzug, daß sie (z. B. im Französischen) die Bedeutungen von Geisteskrankheit, Verrücktsein und Entfremdung in sich vereinigt. Hiervon ausgehend hat bekanntlich *Gabel* (1962) versucht, den marxistischen Begriff der ›Entfremdung‹ für eine soziologisch orientierte Psychopathologie fruchtbar zu machen.

III. Der phänomenologische Ansatz

Wenn wir für unsere Untersuchung den Titel »phänomenologisch« in Anspruch nehmen, muß genau gesagt werden, was darunter zu verstehen ist. Der Terminus hat eine lange Geschichte hinter sich und ist infolgedessen mit einer Fülle von Äquivokationen belastet, die zuvor geklärt werden müssen. Wir beschränken uns dabei auf das für die Psychopathologie Bedeutsame. Alles nur philosophiegeschichtlich Relevante bleibt ausgeschlossen.

A. Phänomenologie innerhalb der natürlichen Einstellung

In den Naturwissenschaften begegnet der Begriff »phänomenologisch« zur Bezeichnung eines beschreibenden Vorgehens[13]. Man strebt unter dieser Devise eine so weit wie nur irgend möglich theorienfreie Deskription an. Dabei wird allerdings häufig die einer jeden – noch so einfach gehaltenen – Beschreibung bereits innewohnende Problematik übersehen. Eine vortheoretische Nähe zu den »Phänomenen« ist nicht so leicht zu verwirklichen, wie man gewöhnlich annimmt. Die Theorie steckt meist schon in den Kategorien, mit denen wir das Wahrgenommene beschreiben – mit denen wir es nicht erst beschreiben, sondern zuvor schon aufgefaßt haben. Die der Beschreibung zugrunde liegende, angeblich so schlichte Erfahrung enthält demnach bereits Voraussetzungen, die nicht leicht zu erkennen sind. Das bedeutet: Ohne eine *gründliche Revision des Erfahrungsbegriffes* ist keine methodisch fundierte phänomenologische Arbeit möglich.

Vielfach glaubt man, es handle sich bei einer phänomenologischen Beschreibung einfach darum festzustellen, daß sich etwas hier, jetzt, so verhält, also um so etwas wie eine Befunderhebung. Bei einer jeden Feststellung oder Befunderhebung werden aber nicht nur die Kategorien des Hier, Jetzt, So bereits als geklärt vorausgesetzt, sondern darüber hinaus auch jenes Etwas, an dem die Feststellungen getroffen werden. Dasjenige, worüber die Aussagen gemacht werden, ist immer schon als dieses oder jenes im Blick. Es wird gar nicht erst thematisiert. Als von vornherein selbstverständlich *Ge*kanntes bleibt es im Hintergrund. Es erscheint zu banal, zu selbstverständlich, um wissenschaftliches Interesse zu erregen. In dem Vorwissen um das Wesen desjenigen, worüber Aussagen gemacht werden sollen, steckt jedoch bereits

13 Nach *Eisler* (2. Aufl. 1922) bedeutet der Begriff in diesem Sinne »Sichtung, Beschreibung und Analyse des auf einem Wissensgebiete Vorgefundenen, Tatsächlichen«.

ein beträchtliches Stück Theorie, die die Art des wissenschaftlichen Vorgehens mitbestimmt; Theorie, die um so wirksamer ist, je weniger sie eigens zum Thema gemacht wird. Fast jede sog. »reine« Beschreibung ist daher notwendigerweise mehr oder weniger theoretisch vorbelastet, und zwar um so mehr, je weniger der Beschreibende sich dies eingesteht.

Nach dem Wesen dessen zu fragen, woran man Feststellungen trifft, galt lange Zeit als überflüssig oder jedenfalls nicht als zur Einzelwissenschaft gehörig. Das ist heute in einzelnen Forschungszweigen, zu denen auch die Psychopathologie gehört, anders. Freilich ist die Explikation der Wesensfrage nicht Sache der phänomenologischen Deskription im Sinne des in diesem Abschnitt zu behandelnden Begriffs von Phänomenologie. Wenn aber die Wesensfrage von vornherein als irrelevant gilt und der Zugang zu ihr prinzipiell versperrt bleibt, bekommt die Erfahrung eine einseitige Akzentuierung; das Erfahrene erscheint dann identisch mit dem Feststellbaren. *H. Kunz* (1957, 31) spricht von einer »›empiristisch‹ verkürzten Bedeutung des Erfahrens«. Dasselbe meinte *Goethe,* wenn er betonte, daß die »Erfahrung immer nur die Hälfte der Erfahrung«[14] sei.

Demnach setzt eine unvoreingenommene »phänomenologische« Beschreibung die Fähigkeit zu elementarer Offenheit für das begegnende Wesen ebenso wie die Fähigkeit zum feststellenden Zugriff voraus, d. h. eine Erfahrungsfähigkeit, die in nuce zwei gegensätzliche Einstellungen vereinigt. Es sind zwei verschieden gerichtete Zugangsweisen zur Sache, die in einem komplementären, dialektischen Verhältnis zueinander stehen. Dieser, einander Widerstrebendes vereinigende, janushafte Charakter der – einer jeden voraussetzungslosen Beschreibung zugrunde liegenden – Erfahrung muß beachtet werden. Er enthält im Keim ebenso die Möglichkeit einer Entfaltung zur Wesenswissenschaft wie zur Tatsachenwissenschaft, bleibt aber diesen beiden Entfaltungsmöglichkeiten gegenüber selbst indifferent. Das in der Welt Begegnende ist noch nicht in Tatsache und Wesen auseinandergefallen. Obwohl sie beide im Keim enthält, ist die Erfahrung auf dieser Stufe noch weitgehend neutral gegenüber den Möglichkeiten tatsachenwissenschaftlicher und wesenswissenschaftlicher Problematik.

Die einer solchen phänomenologischen Beschreibung zugrunde liegende Erfahrung ist ebenso noch weitgehend neutral gegenüber dem Gegensatz von Ganzheits- und Detailerfahrung. Die Unterscheidung von Ganzem und

14 Sprüche in Prosa Nr. 712.

Teil ist selbst erst Produkt eines bestimmten erkenntnismäßigen Zugangs zur Wirklichkeit. Das Ganze des Begegnenden (etwa eines einzelnen Kranken) summiert sich nicht aus einzelnen Details, sondern ist immer schon miterfahren. Daß es im sog. »ersten Eindruck« – man denke an das »Praecoxerlebnis« (*Rümke*), welches einen Prototyp phänomenologischer Erfahrung in natürlicher Einstellung repräsentiert – oft mehr hervortritt als später bei gründlicherer Beschäftigung, hängt offenbar damit zusammen, daß der erste Eindruck noch relativ am wenigsten »empiristisch verkürzt« aufgenommen wird. Das heißt, er trifft noch nicht auf eine konfigurierte oder gar fixierte kategoriale Einstellung, sondern auf jene ursprünglichere Erfahrungsfähigkeit, welche den Kategorien erst ihren Stellenwert zuweist.

Desgleichen wird in der hier angezielten Offenheit und ursprünglichen Weite der Erfahrung auch die geläufige Subjekt-Objekt-Spaltung fragwürdig. Ist doch auch diese erst das Ergebnis eines bestimmten – allerdings schon sehr früh erfolgten – Eingriffs in die Totalität der Erfahrungswirklichkeit.

Eine solche aus der vortheoretischen und vorwissenschaftlichen Erfahrungsdimension schöpfende Deskription ist freilich noch nicht »phänomenologisch« im Sinne der Phänomenologie *E. Husserls.* Sie kann von dieser höchstens als eine Art Vorstufe in Dienst genommen werden. Phänomenologie im Sinne *Husserls* erschöpft sich niemals in einer schlichten Wiedergabe von Erfahrenem oder Erlebtem, sondern richtet sich immer zugleich bewußt methodisch auf den Logos des Erscheinenden als dem Worinnen des jeweiligen Erscheinens (*Heidegger* 1927, § 7). Doch bleibt eine aus der vortheoretischen Nähe zum Begegnenden schöpfende Beschreibung stets offen für eine methodische Weiterbildung in dieser Richtung, durch die sie aus einer vorwissenschaftlichen erst zu einer wissenschaftlichen Betrachtungsart wird.

B. Phänomenologie im Sinne von Jaspers

Jaspers' Begriff von Phänomenologie kommt dem im vorherigen Abschnitt beschriebenen sehr nahe, bezieht sich jedoch ausschließlich auf Seelisches. Schon 1912 schrieb er: »Es ist eine immer neue Mühe und ein immer von neuem durch Überwindung der Vorurteile zu erwerbendes Gut: diese phänomenologische Einstellung ... Wir werden uns jetzt nicht mehr mit ein paar spärlichen Kategorien zufrieden geben, sondern uns voraussetzungslos den Phänomenen hingeben, und wo wir eines sehen, es uns ganz zu vergegenwärtigen suchen ...« (2. Aufl. 1963, S. 322). Den Unterschied gegenüber dem naturwissenschaftlichen Phänomenbegriff, der darin liegt, daß die Sache, die erfaßt werden soll – nämlich das Wie des Erlebens eines anderen Menschen – nicht unmittelbar gegeben ist, nahm *Jaspers* nicht allzu wichtig: »Daß es bei diesem psychologischen Verfahren anders zugeht als in naturwissenschaftlichen Beschreibungen, ist offenbar: der Gegenstand ist nicht selber für unser Auge sinnlich da; die Erfahrung ist nur ein Vergegenwärtigen. Aber das logische Prinzip ist nicht anders.« Dieses logische Prinzip sah er in der Enthaltsamkeit gegenüber allen theoretischen Vormeinungen und Erklärungen.

Phänomenologie bedeutet demnach für *Jaspers* »deskriptive Psychologie«. Diesen Terminus übernahm er von dem frühen *Husserl* der »Logischen Untersuchungen« (1901). Eine Fortbildung zur eidetischen und transzendentalen Phänomenologie – eine Fortbildung, die bei *Husserl* von vornherein veranlagt war – wehrte er dagegen entschieden ab. Er betonte: »Phänomenologie ist uns hier ein empirisches Verfahren«, ohne sich dabei auf die oben angedeutete Problematik des Erfahrungsbegriffs einzulassen. – *Broekman* (1965) meint, »daß das Ethos einer solchen Deskription im Grunde weggenommen wird, wenn man Phänomenologie treibt unter Abwehr ihrer Entwicklung zur Wesensschau«. Dies stimmt, wenn tatsächlich jede Möglichkeit zu einer solchen Entfaltung prinzipiell abgeschnitten wird, denn das würde eine Verkennung des in der phänomenologischen Erfahrung tatsächlich Gegebenen bedeuten. Auf einer bestimmten Stufe der wissenschaftlichen Entwicklung oder im Rahmen einer besonderen Aufgabenstellung kann es jedoch durchaus zweckmäßig und fruchtbar sein, sich auf das zu beschränken, was *Jaspers* Phänomenologie nannte.

Wenn man freilich die grundlegende Arbeit näher anschaut, in der *Jaspers* die phänomenologische Forschungsrichtung 1912 erstmals beschrieb und propagierte, zeigt sich, daß er keineswegs so weit von einer Wesensforschung entfernt war, wie er selbst später meinte. Er unterschied innerhalb des phänomenologischen Vorgehens von dem »Begrenzen« einzelner seelischer Phänomene ein »Ordnen« derselben. Die üblichen, von außen herangetragenen Ordnungskategorien seien phänomenologisch wenig befriedigend. Demgegenüber forderte er eine »Ordnung, die die seelischen Phänomene nach ihrer *phänomenologischen Verwandtschaft* nebeneinander stellt, wie etwa die unendlich zahlreichen Farben im Farbenkreis, resp. Farbenkugel phänomenologisch befriedigend übersehbar gemacht sind« (2. Aufl. 1963, 324). Auf diese Weise komme man dazu, »phänomenologische Übergänge« und »phänomenologische Abgründe« zu konstatieren. Was ist dies aber anderes als eine bescheidene Vorform echter deskriptiver Wesensforschung? Was heißt phänomenologische Ordnung anderes, als daß die Ordnungsprinzipien aus dem Erscheinenden als solchem, d. h. aus seinem Wesen entnommen werden sollen? Wie ist es möglich, gemäß der Forderung von *Jaspers* Ähnlichkeiten, Übergänge und Abgründe zu »sehen«, wenn nicht auf Grund einer Einsicht in das, was wesentlich am Beobachteten ist? Vor allem, wie hätte *Jaspers* sonst sagen können: »Die eindringende Versenkung in den *einzelnen Fall* lehrt phänomenologisch oft das Allgemeine für zahllose Fälle«? Dieses Allgemeine, was nach eindringender Versenkung schon der einzelne Fall zu zeigen vermag, entspricht nicht einer Verallgemeinerung empirischer Befunde – die gänzlich unberechtigt ist, solange sie nicht auf der (womöglich statistisch abgesicherten) Beobachtung vieler Fälle beruht –, sondern nur dem Gewahren des Eidos im *Husserlschen* Sinne.

Freilich könnte *Jaspers* erwidern, ein solches Beschreiben und Ordnen sei zwar nicht ohne Wesenseinsicht möglich, letztere werde dabei aber doch nicht eigentlich zum Thema, sondern fungiere nur als Organ dieses Beschreibens und Ordnens. Darin liege der empirische Charakter der von ihm gemeinten Phänomenologie beschlossen. Dem kann man durchaus zustimmen. Nur müßte *Jaspers* dann auch einräumen, daß es lediglich einer geringen Einstellungsänderung bedarf, um aus dieser empirischen eine eidetische Phänomenologie werden zu lassen, welche die Bedingungen der Möglichkeit eines solchen Beschreibens und Ordnens enthüllt. – *Jaspers*' Abstand von *Husserl ist* demnach nicht so groß, wie er selbst – zum Teil auf Grund von methodologischen Selbstmißverständnissen – meinte. Nur so ist es verständlich, daß *Husserl Jaspers* trotz dessen Widerstreben als einen echten Phänomenologen in seinem Sinne betrachten konnte (*Jaspers* 1951, 328).

Wir versuchen im folgenden das Positive an *Jaspers*' Phänomenologie, vor allem ihre strenge Bindung an die Erfahrung zu bewahren, ohne deshalb seine Abwehr der eidetischen und transzendentalen Phänomenologie mitzuvollziehen.

C. Phänomenologie in der Orientierung an Husserl

Von *Husserls* Phänomenbegriff, der nunmehr zu besprechen ist, wurde bereits manches vorweggenommen. Auf seine philosophische Problematik können wir nicht eingehen. Wesentliches über die Beziehungen zwischen Psychopathologie und der Phänomenologie *Husserls* findet sich, wenn man von einigen älteren Autoren absieht, unter verschiedenen Aspekten bei *L. Binswanger* (1922-1965), *Buytendijk* (1959), *Kisker* (1960, 1963), *Häfner* (1961), *Kuhn* (1963), *Straus* (1963), *W. J. Stein* (1963), *Broekman* und *Müller-Suur* (1964) sowie *Broekman* (1965), mehr Grundsätzliches bei *Szilasi* (1959, 1961), *Drüe* (1963), *Strasser* (1964).

1. *Jaspers*' Phänomenbegriff unterscheidet sich von dem *Husserls* nicht erst durch die Abwehr der eidetischen Fragerichtung, sondern ursprünglicher und entscheidender durch sein Außerachtlassen der phänomenologischen Reduktion und der mit ihr verbundenen Problematik einer grundlegenden Einstellungsänderung. Diese Reduktion begründet und rechtfertigt nicht nur eine rein deskriptive Haltung gegenüber den Erscheinungen des Bewußtseinslebens. Sie nimmt ihnen zugleich den – bei *Jaspers* gewahrten – Tatsachencharakter und streift alles von ihnen ab, was sie auf eine Ebene mit Gegebenheiten der faktischen Realität stellt. Die mit der Reduktion vollzogene Einstellungsänderung gibt der Phänomenologie überhaupt erst ihre methodische Grundlage. Die Wirklichkeit wird in der sog. *Epoché* »eingeklammert«, d. h., sie behält nur Geltung als intentionales Korrelat, ist nichts weiter als Noëma einer Noësis. Allein auf diesem Wege läßt sich die Intentionalität in ihrem vollen Umfange sichtbar machen.

Die Frage drängt sich auf, welchen Nutzen ein solches Vorgehen gerade gegenüber psychopathologischen Erscheinungen bringen soll. Zwar bekommt man nur auf diese Weise die Intentionalität des Bewußtseinslebens, des transzendental leistenden Lebens, wie *Husserl* es nennt, voll und ganz in den Blick. Aber welchen Sinn kann es haben, die Intentionalität abnormer Akte zu untersuchen? In den normalen Akten konstituiert sich die uns allen gemeinsame Welt, unter anderem auch die Welt der wissenschaftlichen Forschung. Hier scheint eine Untersuchung des Bewußtseinslebens mit dem Ziel der phänomenologischen Explikation implizierter Sinngehalte durchaus am Platz. Aber gegenüber pathologischen Erlebnisweisen leuchtet ein solches Vorgehen auf den ersten Blick nicht ohne weiteres ein. Kann hier eine andere Frage als die nach den faktischen Bedingungen, unter denen sie zustande kommen, förderlich sein? Was kann hier eine phänomenologische Analyse der Intentionalität, der Konstitution von Selbst und Welt, fruchten? Diese Frage betrifft nicht nur unsinnige Vorstellungen, d. h. den Wahn, sondern nicht minder unsinniges Verhalten, sinnfremdes Ausdrucksgeschehen und sinninfragestellende Erlebnisweisen. Dem entgegen steht die These der phänomenologischen Psychopathologie: Nur im Rückgang auf das universale leistende Leben, welches in je verschiedener Weise sowohl Normales als auch Abnormes konstituiert, besteht die Hoffnung, hinter die ständige

Vorausgesetztheit dessen, was »normal« und »abnorm« bedeuten, zurückfragen zu können bis zu dem, was beides (und zugleich den Unterschied zwischen beidem) konstituiert. Dabei muß man sich allerdings bewußt sein, daß es bei dem Stand der gegenwärtigen Forschung nur in begrenztem Maße möglich ist, dieser Aufgabe gerecht zu werden.

2. *Husserl* blieb nicht bei der phänomenologischen Reduktion stehen, sondern baute auf diesem Grunde das Verfahren der eidetischen Reduktion, d. h. der Ideation auf. Die Methode ist die der freien Variation[15]. Sie ermöglicht, das Eidos als Invariante aus einer Erscheinungsmannigfaltigkeit herauszuschälen. Wenn man freilich genau hinschaut, zeigt sich, daß das Eidos durch diese Methode nicht eigentlich gefunden, sondern nur rein dargestellt wird. Die Methode dient lediglich dazu, das zuvor immer schon Miterfaßte und Miterschaute nachträglich herauszupräparieren. Der Möglichkeitsspielraum, innerhalb dessen die freie Variation vorgenommen wird, ist selbst bereits durch das Eidos bestimmt. Die Art und Weise, in der sich das Eidos schon in der vorprädikativen Erfahrung geltend macht, wurde von *Husserl* – vor allem in der Frühzeit – zu wenig berücksichtigt. Sie ist aber gerade für die Psychopathologie von ausschlaggebender Bedeutung.

Die eidetische Phänomenologie begründet ein ganz neues Verhältnis von Empirie und Theorie. Beide fallen nicht mehr auseinander: »Die Anschauung, von der der Phänomenologe spricht, umfaßt ... ›Sehen‹ sowohl wie ›Einsehen‹« (*Strasser* 1964, 230). Es ist eine wichtige, in ihrer Tragweite noch nicht abzuschätzende Leistung der Phänomenologie *Husserls,* ohne Nivellierung des Unterschiedes auf diese Weise zur Überwindung der traditionellen Kluft zwischen Erfahrungserkenntnis und Wesenserkenntnis beigetragen zu haben.

Wenn auch nicht für Bewußtseinstatsachen, sondern nur im Hinblick auf Naturphänomene hat bereits *Goethe* Ähnliches gefordert: »Es gibt eine zarte Empirie, die sich mit dem Gegenstand innigst identisch macht und dadurch zur eigentlichen Theorie wird« (Sprüche in Prosa Nr. 906). *Binswanger* ([4]1964, 631 ff.) hat auf die Beziehungen zwischen dem Phänomenbegriff *Goethes* und dem *Husserls* im Anschluß an *J. König* (1926) nachdrücklich hingewiesen. Gegenstand einer solchen Empirie ist das Seiende nicht allein in seiner faktischen Bestimmtheit, sondern auch in seiner Seins*weise.*

15 *Husserl* hat an vielen Stellen seines Werkes dieses Verfahren erläutert; vgl. Husserliana I 103 ff., V 25 ff., 131 ff., IX 69 ff., Erfahrung und Urteil 1948 § 86 f., Formale und transzendentale Logik 1929, 218 f. Zur philosophischen Problematik vgl. *E. Tugendhat* 1967 § 7.

Einen weiteren Schritt in der Überwindung der obengenannten Kluft unternahm die nachhusserlsche Phänomenologie, indem sie den verbalen Sinn des Wortes »Wesen« in einer neuen, radikalen Weise ernst nahm.

Es kommt heute nicht mehr nur darauf an, eine Verwechslung zwischen dem Seienden und seiner Seinsweise, d. h. zwischen dem, was *aus* der Erfahrung, und dem, was *an* der Erfahrung gewonnen wird, abzuwehren. Das ist – in verschiedener Frontstellung – sowohl von der philosophischen als auch von der naturwissenschaftlichen Tradition weitgehend geleistet worden. Die gegenwärtige Aufgabe der Phänomenologie ist es vielmehr, diesbezüglich nicht nur das Trennende, sondern ebensosehr auch das Verbindende herauszuarbeiten. Erkenntnisse, die »an« der Erfahrung gewonnen werden, sind nicht unabhängig von der Erfahrung, sondern nur – gradweise – unabhängig von ihrer Kontingenz. Was nicht aus der Erfahrung stammt, hebt doch erst mit ihr an[16]. Welchen Zusammenhang mit der Erfahrung dieses »Mit-ihr-Anheben« zum Ausdruck bringt, d. h. das wechselseitige Verhältnis von Apriori und Aposteriori, ist ein wichtiges Problem der phänomenologischen Forschung. Heute noch zu behaupten, daß beides gänzlich auseinanderfällt, wäre absurd, wo es bereits Computer gibt, deren Programmierung nicht unabhängig von der Datenverarbeitung ist.

Die phänomenologische Eidetik beschäftigt sich mit dem begegnenden einzelnen Seienden nicht hinsichtlich seiner faktischen Bestimmtheit, sondern hinsichtlich seiner Seinsweise. Wo es um die Erforschung bestimmter, den transzendentalen Entwurf einzelner Wissenschaften begrenzender und begründender Seinsweisen geht, sprach *Husserl* von »regionalen Ontologien«. Jede phänomenologisch-eidetische Beschreibung psychopathologischer Gegebenheiten trägt letztlich zur Begründung einer regionalen Ontologie des seelisch Abnormen bei.

Die Rede von »Ontologie« in diesem Zusammenhang birgt allerdings die Möglichkeit schwerwiegender Mißverständnisse. *Erstens*: Das Wort bezeichnet hier nicht so etwas wie eine dogmatische Seinswissenschaft. Im Gegenteil, die phänomenologische Ontologie bedeutet ihrem methodischen Sinn nach die Auflösung einer jeden dogmatischen Seinssetzung. Freilich muß zugegeben werden, daß dieser methodische Sinn nicht überall streng durchgehalten wurde. Schon bei *Husserl* selbst lassen sich an einzelnen Stellen metaphysische Positionen nachweisen, die den rein deskriptiven Charakter seiner Analysen empfindlich trüben. So sprach *Landgrebe* sicher nicht zu Unrecht von einem gelegentlichen »Hinüberspielen des methodischen in den metaphysischen Konstitutionsbegriff«. Demgegenüber bemühen wir uns, an dem rein deskriptiven Charakter der Phänomenologie festzuhalten.

Zweitens: Die Intentionen einer phänomenologischen Psychopathologie müssen streng unterschieden werden von denen einer philosophischen Ontologie, welche –

16 Vgl. *Kant*, Kritik der reinen Vernunft, Ausg. B, S. 1; nur sind die Akzente bei *Kant* anders gesetzt.

wie etwa diejenige *Heideggers* – die Frage nach dem Sinn von Sein überhaupt in den Mittelpunkt stellt. In dem Rahmen einer solchen Fragestellung haben Analysen einzelner Seinsweisen – man denke an die der Angst, der Furcht, der Neugier usw., vor allem aber auch an die in unserem Zusammenhang besonders interessierenden Analysen des Vertraut- bzw. Unvertrautseins – nur beispielhaften Charakter. Das Wesen von Angst, Furcht, Vertrautsein, Unvertrautsein usw. wird nicht um dieser selbst willen untersucht, sondern nur im Hinblick darauf, was daraus für die Seinsfrage zu gewinnen ist. Es ist ersichtlich, daß eine solche Fragestellung der Philosophie angehört und nicht die unsrige sein kann. Wenn sich der Psychopathologe überhaupt auf die Seinsfrage einläßt, so nur, um einzelne Seinsweisen angemessener beschreiben zu können, und dies wiederum nur, um den Kranken und das, was wir an ihm unmittelbar oder mittelbar in Erfahrung bringen, besser erfassen zu können. Dafür ist ein anderes Sachverständnis erforderlich als das, über welches der Philosoph verfügt. Der vielumstrittene Schnitt zwischen Philosophie und Einzel- bzw. Fachwissenschaft sollte nicht so sehr zwischen Wesenswissenschaft und Tatsachenwissenschaft gezogen werden als vielmehr zwischen einer Wissenschaft, die Seiendes um seiner Seinsweise willen und diese wiederum im Hinblick auf die Frage nach dem Sinn von Sein betrachtet, *und* andererseits einer Wissenschaft, die sich mit der Seinsfrage lediglich zur besseren Erfassung bestimmter Seinsweisen beschäftigt und mit diesen wiederum nur zur besseren Erfassung desjenigen Seienden, mit dem sie es zu tun hat. Entscheidend wäre demnach nicht die Sache, sondern die Frage*richtung*. Was in dem einen Fall Orientierungshintergrund bleibt, ist im anderen Thema und umgekehrt. Darüber hinausgehende Kompetenzfragen sind wenig fruchtbar.

In diesem Sinne kann man sagen: Wo wir uns um phänomenologische Analysen psychopathologischer Gegebenheiten bemühen, arbeiten wir – auch wenn dies nicht ausdrückliches Ziel ist – indirekt immer zugleich an einer »regionalen Ontologie« des Abnormen, wenn auch in der entgegengesetzten Fragerichtung, als der Philosoph es tun würde. *Kisker* wies schon 1960 darauf hin und berief sich dabei auf *Landgrebes* Interpretation des II. Bandes der »Ideen« (Husserliana Bd. IV). Speziell für unseren Fragenkreis bedeutet das die Suche nach der »›morphé‹ des Schizophrenen als einem bestimmten Prägnanztypus des Menschlichen« (*Kisker* 1963), wobei allerdings die »Möglichkeit regelhafter Abwandlungen des Menschlichen« auch in pathologischen Seinsweisen vorausgesetzt wird.

Diese Forderung impliziert schwierige Probleme. *Das* »Abnorme«, *das* »Schizophrene«, kann allenfalls noch Thema einer regionalen Ontologie sein, nicht aber im gleichen Sinne *der* Abnorme, *der* Schizophrene, d. h. der seelisch abnorme oder kranke Mensch. Es ergibt sich die Schwierigkeit, daß eine Wesenslehre vom Menschen – etwa in der Ausarbeitung eines regionalen

Apriori i. S. *Husserls* – nicht in der gleichen Weise möglich ist wie von Raumkörpern, unbelebtem, belebtem oder lediglich beseeltem Sein. Versuche in dieser Richtung, wie die von *N. Hartmann,* in gewisser Hinsicht auch *M. Scheler,* können nicht voll befriedigen. Hier liegt einer der Ansatzpunkte der existenzialen Ontologie *Heideggers,* die davon ausgeht, daß der Mensch nicht einfach wie anderes zum Gegenstand einer Wesenslehre gemacht werden kann; bzw. wenn – daß dann das Wort »Ontologie« notwendig eine andere Bedeutung bekommen muß. Doch ist zu berücksichtigen, daß das Menschsein eine Mannigfaltigkeit von Seinsweisen sehr unterschiedlicher ontologischer Struktur umfaßt, und zwar nicht nur solche, die sich ausschließlich existenzial interpretieren lassen (*Straus* 1963). Weder eine eidetische Phänomenologie noch eine existenziale Hermeneutik scheint je für sich der Aufgabe gerecht werden zu können. Mangelt es dieser an Zugangsmöglichkeiten zur Natur des Menschen, die mehr sind als nur privative Interpretation (Sein und Zeit, S. 50, 58), so jener an einem unverstellten Blick auf die Subjektivität des menschlichen Subjekts. Ob *Broekman* und *Müller-Suur* (1964) recht haben mit ihrer Auffassung, daß die Aufgabe im Rahmen einer Strukturanthropologie, wie sie in Ansätzen bei *Plessner* vorliegt, eher gelöst werden kann, muß die Durchführung zeigen.

3. Bei *Husserl* wird die Frage nach der Subjektivität des menschlichen Subjekts durch eine dritte Stufe der Phänomenologie, d. i. durch die transzendentale Reduktion beantwortet. Auf dieser Stufe wird schlechthin alles Gegebene (auch das eigene empirische Subjekt) als ein im transzendentalen Ego Konstituiertes beschrieben: »Die Welt mit allen ihren Realitäten, darunter auch mit meinem menschlichen realen Sein, ist ein Universum konstituierter Transzendenzen ...« (1929, 222). Die damit verbundene Problematik findet sich in der Egologie bzw. Monadologie des Spätwerkes von *Husserl* ausgearbeitet. Für die Psychopathologie hat sie in der Interpretation *Szilasis* durch die letzten Veröffentlichungen von *L. Binswanger* (1960-1965) Bedeutung gewonnen. *Kisker* (1961) u. a. fragten skeptisch, ob diese phänomenologische Egologie, so interessant sie auch von theoretischen Aspekten aus sei, für die Psychiatrie fruchtbar werden könne. Demgegenüber vertreten *Broekman* und *Müller-Suur* (1964) und *Broekman* (1965) die Auffassung, daß das Spätwerk *Husserls* – insofern es die Beziehungen zwischen empirischem und transzendentalem Ego aufkläre – Entscheidendes gerade zum Problem der Schizophrenie als einer »Konstitutionsfrage innerhalb des egologischen Bereiches« beizutragen habe.

Diese »phänomenologische Wendung« (*Kisker*) muß keine Absage an die Daseinsanalyse bedeuten. *Binswanger* (1965) hat zwar betont, je mehr er die ontologischen Intentionen von *Heidegger* zu würdigen gelernt habe, desto skeptischer sei er gegenüber ihrer »Anwendung« auf die Wissenschaft geworden. Doch heißt das nicht, daß er deshalb etwa den entscheidenden, durch »Sein und Zeit« möglich gewordenen Ansatz der Daseinsanalyse aufgegeben hätte. *Binswanger* hielt vielmehr bis zuletzt an der »ontologisch-daseinsanalytischen Grundlegung« (1965, 17 ff.) fest. Das In-der-Welt-Sein – nicht als formal-ontologische Struktur, sondern – als ein in mannigfaltigen Modifikationen[17] sich vollziehendes und detailliert zu beschreibendes Geschehen bleibt auch für uns der Ausgangspunkt. Die Erweiterung und vertiefte Begründung, die das Intentionalitätsproblem *Husserls* durch *Heidegger* bekommen hat, wird nicht preisgegeben. Hauptthema ist nach wie vor das Transzendieren des Da-Seins, wobei dem Wörtchen »sein« eine verbale und zugleich transitive Bedeutung zuwächst (vgl. *Blankenburg* 1962). Doch ist im Rückgang auf den phänomenologischen Ansatz *Husserls* ein voraussetzungsloseres Vorgehen möglich. Dazu ist nicht notwendig, wie *Binswanger*[18] es tut, von der Analyse des Daseins zu derjenigen der Erfahrungsstruktur i. e. S. zurückzukehren. Entscheidend ist vielmehr die Wiederaufnahme der phänomenologischen Konstitutionsproblematik. Sie setzt nicht unbedingt die Orientierung an der Gegenstandsintentionalität voraus, deren einseitige Betonung *Husserl* erst im Spätwerk allmählich – aber nie vollständig – überwand. Auch das Da-Sein oder In-der-Welt-Sein läßt sich als Leistung transzendental »leistenden Lebens« im Sinne *Husserls* verstehen und auf seine Konstitution bzw. Genesis hin untersuchen. Damit wird der positive Gewinn der Einzelanalysen (z. B. der Modalitäten des Seinsverständnisses) von »Sein und Zeit« beibehalten, aber in den offeneren Rahmen einer phänomenologischen Beschreibung der transzendentalen Konstitution bzw. Genesis zurückgenommen, was den ontologischen Intentionen von »Sein und Zeit« zwar zuwiderläuft, aber eine fruchtbarere Beziehung zur einzelwissenschaftlichen psychopathologischen Forschung verspricht. Die Entwicklung würde dann,

17 *Boss* hat die Berechtigung bestritten, von Abwandlungen des In-der-Welt-Seins zu sprechen. Vgl. hierzu jedoch *Häfner* (1961, 28 f.), *Kuhn* (1963), *Blankenburg* (1965a).

18 *Binswangers* Verhältnis zur Phänomenologie und Ontologie ist sehr komplex und zweifellos von mannigfaltigen Mißverständnissen durchsetzt, insbesondere auch von Selbstmißverständnissen. Das soll uns hier nicht beschäftigen. Zur älteren *Binswanger*-Kritik vgl. *Kunz* (1949), *Szilasi* (1951/1961), zur neueren *Kisker* (1962), *Vonessen* (1965/66), *Sonnemann* (1969).

unter Berücksichtigung von all dem, was die verschiedenen phänomenologischen Schulen, insbesondere auch die der Franzosen, inzwischen beigetragen haben, in der Richtung aufgenommen, in die sie der späte *Husserl* führte. Das liegt offenbar auch in der Absicht von *Broekman* (1965), wenn er betont, die Interpretationen von »Sein und Zeit« seien eigentlich Analysen der Lebenswelt im Sinne *Husserls,* nur unter anderen Vorzeichen bzw. im Rahmen einer anderen »Einstellung«.

Die Gefahr, daß es auf diese Weise zu einer Vermengung unterschiedlicher Gesichtspunkte und methodischer Ausrichtungen kommt, ist groß. Die einzelnen Termini, wie Welt, Dasein, transzendental usw., haben bei den einzelnen Autoren sehr unterschiedliche Bedeutung. Es ist unmöglich, diese Verschiedenheiten jeweils in den Einzelanalysen zur Sprache zu bringen. Der phänomenologische Psychopathologe muß sie aber ständig im Bewußtsein tragen, auch wo der Raum nicht da ist, sie expressis verbis zu erörtern, sonst droht die klare Orientierung inmitten einer Fülle von Äquivokationen verlorenzugehen. Deshalb waren auch die vorangehenden Erörterungen unumgänglich.

Die terminologische Mehrgleisigkeit in phänomenologisch-anthropologisch orientierten Arbeiten wie der vorliegenden ist unbefriedigend, läßt sich aber bei dem gegenwärtigen Stand der Forschung kaum vermeiden. Jedenfalls geht es nicht an, um eines Methodenpurismus willen oder um die Eindeutigkeit der Terminologie zu gewährleisten, sich dogmatisch nur *einer* phänomenologischen Richtung zu verschreiben. Es gibt gegenwärtig keine, welche den positiven Ertrag aller anderen in sich vereinigt. Das bedeutet aber nicht, daß die verschiedenen Ansatzpunkte und methodischen Einstellungen sowie die daraus resultierenden Auffassungen gänzlich beziehungslos nebeneinander stünden. Gerade bei Kenntnis ihrer Unterschiedlichkeit zeichnet sich heute immer mehr eine von der Sache her bestimmte Konvergenz ab und läßt hoffen, daß die verschiedenen, gegenwärtig noch disparaten phänomenologischen Forschungsrichtungen in den einheitlichen Strom einer tradierbaren Wissenschaft einmünden.

Zu differenzieren ist nicht nur zwischen den Ansatzpunkten verschiedener phänomenologischer Richtungen. Auch bei strenger Übernahme der *Husserlschen* Wissenschaftssystematik ergeben sich für die methodische Orientierung verschiedene Zwischenstufen. *Drüe* (1963, § 17) hat deren fünf herausgearbeitet. Nicht terminologisch, wohl aber sachlich weitgehend im Anschluß an *Husserl,* bezeichnet er sie als

1. psychophysische Psychologie,
2. reine Psychologie,
3. eidetische Psychologie,
4. transzendentale Psychologie,
5. transzendentale Phänomenologie,

wobei statt Psychologie stets ebensogut Psychopathologie stehen könnte, zumal *Drüe* die Beispiele, an denen er diese Stufenfolge erläutert, meist der Psychiatrie entlehnt.

Wir können auf die Unterschiede im einzelnen nicht näher eingehen. Ihre Kenntnis ist aber wichtig für eine vorläufige Einordnung der verschiedenartigen Bemühungen im Bereich der Psychopathologie. Berücksichtigt man darüber hinaus *Kiskers* Versuche (1964, 1965), eine Ordnung in die Vielfalt psychiatrischer Methoden zu bringen, bekommt man einen ungefähren Überblick über die große Anzahl möglicher methodischer Fragestellungen in unserem Fachgebiet. Statt einen unfruchtbaren Streit über die Berechtigung oder gar das Vorrecht irgendeines Ansatzpunktes zu führen, sollte man lieber alle Anstrengungen darauf verwenden, durch eine wohlüberlegte Teamarbeit aus der disparaten Methodenvielfalt, die nach *v. Gebsattel* innerhalb der Psychiatrie gegenwärtig nur Aspektenlehren erlaubt, ein Methoden*spektrum* werden zu lassen, in dem die psychopathologischen Tatbestände in ihrer Mehrdimensionalität reicher und voller zur Darstellung gelangen können.

Die von *Binswanger* in seinen letzten Veröffentlichungen eingeleitete Akzentverlagerung vom daseinsanalytischen zu einem rein phänomenologischen Ansatz bringt als einschneidendsten Verlust zunächst einen Verzicht auf das Problem der Lebensgeschichte mit sich. Wäre dieser Verzicht endgültig, würde er wohl kaum durch irgendeinen anderen Gewinn aufgewogen werden. Er ist jedoch nur als vorläufig zu betrachten. Eine befriedigende Aufklärung der Strukturen des jeweiligen In-der-Welt-Seins – aus der Terminologie und Sichtweise *Heideggers* heraustretend kann man auch sagen: der Konstitution von Selbst, Welt und Leib im phänomenologischen Sinne, d. h. der »transzendentalen Organisation«[19] (*Blankenburg* 1962, 1965b, c) – unter gleichzeitiger Einbeziehung der gesamten Lebensgeschichte bleibt Ziel, stößt aber auf große Schwierigkeiten. Es ist daher aus wissenschaftsökonomischen Gründen zweckmäßig, das Problem der Lebensgeschichte vorerst ein wenig zurückzustellen, um es sodann auf der geschaffenen Grundlage in einer vertieften Weise wieder aufnehmen zu können.

19 Unter »transzendentaler Organisation« verstehen wir die Struktur der jeweiligen faktischen Transzendenz eines bestimmten menschlichen Daseins, d. h. die Struktur der Bedingungen der Möglichkeit des jeweils fungierenden Selbst- und Weltverhältnisses. Die »transzendentale Organisation« ist mehr als nur »Intentionalitätsgefüge« (*Gilbert*), da sie auch das *vor*intentionale Selbst- und Weltverhältnis mitumfaßt. Wir verwenden diesen Terminus statt »Daseinsverfassung« (*Binswanger*) und ähnlicher Bezeichnungen, da er deren statischen Charakter (so als ob die Dialektik von Unmittelbarkeit und Vermittlung einseitig zugunsten von ersterer entschieden werden sollte) vermeidet. Was sich philosophisch als formale apriorische Struktur darstellt, wird hier als faktisches, in fortwährendem Wandel begriffenes Gefüge zum Gegenstand phänomenologisch-deskriptiver Untersuchungen. Die empirisch-positivistische Wendung, die dem Begriff »transzendental« damit gegeben wird, entspricht nicht den überkommenen philosophischen Intentionen. Sie zu rechtfertigen, kann nicht Aufgabe dieser Schrift sein. Dazu müßte auf die Voraussetzungen eingegangen werden, die die traditionelle Verwendung dieses Begriffs impliziert. Ob es sinnvoll ist, unter diesen Umständen an einem so vorbelasteten Wort wie »transzendental« festzuhalten, läßt sich bezweifeln. Bislang wurde aber noch kein treffenderer Terminus gefunden.

D. Die Alienation des Schizophrenen in lebensweltlicher Perspektive

Im Zuge der Frage nach der (vorparanoiden) Alienation des schizophrenen Daseins beschränken wir uns, darin *E. Straus* und *Natanson* (1963) folgend, auf das Problem der lebensweltlichen Verankerung desselben. Es geht um »die Erfahrung des Verrückten als eines Bestandteiles unserer gemeinsamen Lebenswelt und um die Weisen jener Erfahrung, welche für den Verrückten eine besondere Lebenswelt konstituiert« (*Kisker* 1963, S. 10)[20]. Damit ist ein weitgestecktes Programm ausgesprochen. Es handelt sich um eine Forschung, die auf der Erfahrung des Kranken aufbaut; und zwar *des* Kranken in dem doppelten Sinn eines genitivus objectivus und subjectivus. Einmal geht es um die vortheoretische und vorgegenständliche Erfahrung, die wir angesichts des Kranken machen, zum anderen um die Frage: wie konstituiert sich *für ihn* eine besondere Lebenswelt, die sein Erfahren, Erleben, Handeln und Sichdarleben prägt. Unsere *Be*fremdung und seine *Ent*fremdung stehen sich gegenüber und verweisen doch zugleich aufeinander. Die Art und Weise, wie beide in die phänomenologische Erfahrung der Alienation eingehen, soll im folgenden erörtert werden:

I. Im Rahmen der phänomenologischen Aufgabe muß die Erfahrung des Verrückten und seines Verrücktseins, wie sie sich für unser vortheoretisches, in naivem Umgang mit dem Begegnenden lebendes Bewußtsein ergibt, im vollen Umfange ernst genommen werden. Diese Erfahrungsstufe wurde von *Husserl* als lebensweltliche bezeichnet. Sie deckt sich weitgehend mit dem, was im ersten Abschnitt über »Phänomenologie innerhalb der natürlichen Einstellung« ausgeführt wurde. Als vorwissenschaftliche Erfahrungsstufe ist sie zugleich unwissenschaftlich. Sie läßt sich daher auch am leichtesten in Abhebung von derjenigen des positivistischen wissenschaftlichen Bewußtseins charakterisieren.

Dieses letztere stellt Tatsachen fest, versucht das Festgestellte zu erklären und womöglich beherrschbar zu machen. Es projiziert das Begegnende auf jeweils eine durch den apriorischen Entwurf der jeweiligen Wissenschaft vorgegebene und daher weitgehend festliegende Realitätsebene. Alles was sich dieser Prozedur nicht unterwerfen läßt, wird ausgeklammert bzw. als »subjektiv« wissenschaftlich nicht ernst genommen. Dadurch sichert sich die wissenschaftliche Forschung den klaren Zugriff und kann das Vorliegende beherrschbar machen. Die Verschiedenheit unterschiedlicher Seinsweisen wird nicht Thema, sondern begründet lediglich die diversen transzen-

20 Man könnte statt »Lebenswelt« auch »Welt« einsetzen und hätte damit das Problem in einen weiteren Rahmen gestellt. Mit dem Terminus »Lebenswelt« soll aber von vornherein der Akzent auf den vortheoretischen Weltbezug – speziell auf die »Axiome der Alltagswelt« (*Straus*) – gelegt werden.

dentalen Entwürfe einzelner Wissenschaftszweige. Das bedeutet notwendig eine Einschränkung der gesamten Wirklichkeitserfahrung, denn was auf diese Weise ausgeklammert wird, ist keineswegs nur subjektiv, sondern enthält sowohl subjektive als auch objektive Momente – freilich in schwer trennbarer Weise – in sich vereinigt.

Die lebensweltliche Erfahrung kennt diese Einschränkungen der wissenschaftlichen Erfahrung nicht und ist daher die weitere. Aber wenn sie auch für das Begegnende in seinen verschiedenen Seinsweisen offen ist, so erfährt sie letztere doch nicht als solche, sondern vermengt sie unmethodisch und unkontrolliert sowohl mit dinglichen als auch mit subjektiven Erfahrungselementen. Darauf beruht ihre Unwissenschaftlichkeit. Auf der anderen Seite umgreift sie die wissenschaftliche Erfahrung und enthält die »vergessenen Sinnesfundamente« (*Husserl*) der selben. *Mit* dem wissenschaftlichen Erkennen orientiere ich mich in einer Welt. Welt in diesem – erst durch die phänomenologische Forschung theoretisch zugänglichen – Sinne unterscheidet sich prinzipiell von allem, was als »Welt« (= Innerweltliches i. S. von *Heidegger*) Gegenstand naturwissenschaftlicher Forschung werden kann. Insofern jedes theoretische wissenschaftliche Vorgehen zugleich ein *Tun* ist und damit eine unter anderen möglichen Weisen der Weltbewältigung darstellt, setzt es neben der theoretischen immer zugleich auch eine praktische Orientierung voraus, welche Sache der lebensweltlichen Erfahrung[21] ist.

Die phänomenologische Erfahrung im Sinne *Husserls* ist, wie schon betont, nicht etwa identisch mit dieser lebensweltlichen Erfahrung. Sie beschäftigt sich nur bevorzugt mit ihr *als* einer solchen und untersucht ihr intentionales Korrelat: die Lebenswelt[22]. Sie vollzieht also keineswegs deren naive Setzungen einfach mit – täte sie das, wäre sie nicht weniger unwissenschaftlich –, klammert sie aber auch nicht einfach *aus* wie die gegenständliche Forschung, sondern *ein*. Diese *Ein*klammerung ermöglicht allein eine Untersuchung ihrer konstitutiven Momente, auf die auch jede naturwissenschaftliche Forschung trotz aller Ausklammerungsbemühungen auf eine nicht leicht durchschaubare Weise angewiesen bleibt[23].

21 Erfahrung in diesem lebensweltlichen Sinne meint niemals ausschließlich Erfahrung *von* etwas, sondern stets zugleich die Erfahrung, die wir *mit* etwas oder jemandem gemacht haben (*Szilasi* 1965). Sie gründet letztlich in der Praxis.

22 Hinsichtlich des erkenntnistheoretischen Stellenwerts der ›Lebenswelt‹ bei *Husserl* vgl. unter anderen *Tugendhat* (1967), *Pazanin* (1969).

23 Dies für unser Fachgebiet nachzuweisen, diente ein beträchtlicher Teil des Lebenswerkes von *E. Straus*.

Ein Beispiel mag das verdeutlichen: Das einen unreflektierten Eindruck wiedergebende vorwissenschaftliche Urteil »X. hat sich daneben benommen – ist verrückt« wird im Rahmen einer phänomenologischen Fragestellung nicht einfach als unwissenschaftlich beiseite gelassen, noch weniger ohne weiteres übernommen. Es wird vielmehr nach den Bedingungen der Möglichkeit gefragt, unter denen ein bestimmtes Benehmen den Eindruck »daneben«, »ver-rückt« hervorrufen kann, und welche Möglichkeiten es gibt, diesen Eindruck zu differenzieren und auf seine subjektiven und objektiven Momente hin zu untersuchen. Man wird sich nicht damit begnügen festzustellen, daß dieser Ausdruck hier nur metaphorisch benutzt wird, sondern wird den Bedingungen der Möglichkeit für die Übertragung einer sonst nur für Räumliches verwendeten Bezeichnung auf die Eigenart eines Benehmens nachgehen. Hier könnte alles genannt werden, was uns in irgend einer Weise vom Patienten ausgehend beeindruckt, also z. B. Blick, Mimik, Gestik, Verhalten sowie vieles, was nicht schon im passiven Aufsichwirkenlassen, sondern erst im tätigen Umgang mit ihm sich geltend macht.

Das bedeutet: Die phänomenologische Erfahrung versucht einerseits, sich noch entschieden offener zu halten für alle Seinsweisen des Begegnenden – d. h. unmittelbarer, »natürlicher« zu sein – als die natürliche, naive vorwissenschaftliche Erfahrung. Andererseits bemüht sie sich, insofern wissenschaftlicher als die geläufige wissenschaftliche Erfahrung zu sein, als sie sich nicht auf jeweils nur *einen* – stets vorausgesetzten – transzendentalen Entwurf festlegt, sondern verschiedene Realitätskonzeptionen in Betracht zieht und auf ihre verborgenen »Sinnesfundamente« (*Husserl*) hin untersucht.

Sie fragt unter anderem nach den unterschiedlichen Seinsweisen des Begegnenden und ihrer Konstitution im phänomenologischen Sinne dieses Wortes. Auf dem Wege dorthin gilt es, die beweglichere, nuancenempfänglichere Beeindruckbarkeit des vorwissenschaftlichen Bewußtseins zunächst noch zu steigern, sodann aber systematisch zum Objekt und d. h. zugleich zum Organon einer neuartigen Erfahrung zu machen. Es geht also keineswegs *nur* um eine unverstelltere Begegnung mit dem Kranken und seinem Ver-rücktsein als einem aus der uns gemeinsamen Lebenswelt herausfallenden Vorkommnis – das allein hätte, so wichtig es ist, noch nichts mit Wissenschaft zu tun –, sondern zugleich um die phänomenologische Bearbeitung, d. h. Durchleuchtung dieser Erfahrung. Das subjektive Erlebnis einer Befremdung soll durchsichtig gemacht werden in Richtung auf eine objektive

Erfahrung der Seinsweise des durch dieses Erlebnis hindurch faßbaren Befremdlichen.

II. Ist der unter I. gekennzeichnete Zugang zur Seinsweise des Kranken und seines Krankseins schon nicht einfach, so ist der zu den »Weisen jener Erfahrung, welche für den Verrückten eine besondere Lebenswelt konstituiert« (*Kisker*) noch schwieriger. Die Konstitutionsanalysen *Husserls* fragen zunächst – wenn auch in Wesensallgemeinheit – nach der Konstitution von etwas in je meinem Bewußtsein. Wie ist eine Erfahrung vom Transzendieren des andern möglich? *Straus* (1963) weist mit Recht darauf hin, daß *Jaspers'* Forderung nach anschaulicher Vergegenwärtigung dessen, was im Kranken vorgeht, die Fragen nach der Möglichkeit der Verständigung und des Verstehens und damit ein Grundproblem der Psychiatrie überhaupt überspringt. Es ist bis heute nicht hinreichend gelöst. Wichtige Hinweise finden sich bei *Kunz, Binswanger, Szilasi, Kuhn, Straus,* u. a. Angesichts der Vieldeutigkeit des Verstehensbegriffes muß in Abhebung von der Phänomenologie *Jaspers'* betont werden, daß das Ziel nicht allein in einer anschaulichen Vergegenwärtigung dessen, was im Kranken vorgeht, liegt. Es geht nicht darum, gleichsam in die Haut des Kranken zu schlüpfen, um das mitzuerleben, was er erlebt. Bis zu welchem Grade derartiges möglich ist, hängt von subjektiven Bedingungen ab, die von Untersucher zu Untersucher wechseln. In Abhebung davon versucht die hier gemeinte phänomenologische Betrachtungsweise durch die Selbstschilderungen des Kranken *hindurch* seine Seinsweise zu erfassen. Der Zugang ist ein doppelter: einmal über die Selbstexplikation des Kranken, zum anderen über die hermeneutische Kommunikation. *Binswanger* hat, *Szilasi* folgend, diese »verdoppelte Kommunikation« klar herausgearbeitet (deutlich erstmals 1958 im Rahmen einer Auseinandersetzung mit *H. Kunz*). Was wir auf diese Weise erfassen, die Seinsweise des Kranken, des näheren seine *Befindlichkeit*, ist nichts anderes, als was auf dem unter I. beschriebenen ganz anderen, in vieler Hinsicht entgegengesetzten Weg zugänglich wird. Das Ziel ist beide Male dasselbe: die Erfassung der stets leibbezogenen Selbst- und Weltkonstitution beim Kranken.

IV. Die klinische Erfahrung

Welche empirische Basis bietet sich uns an als Ausgangspunkt zur Bearbeitung des Problems der schizophrenen *Alienation*? Es sind zunächst die Eindrücke, die wir im alltäglichen klinischen Umgang mit Schizophrenen gewinnen. Patienten, die das mit diesem Terminus Gemeinte nicht wenigstens flüchtig zeigen, gibt es kaum, und dennoch ist es schwer, mit dem Finger darauf zu weisen und zu sagen: hier ist es. So allgemein wir die Alienation über alles Schizophrene ausgebreitet finden, so schwer läßt sie sich als solche isolieren. Teils ist sie überdeckt von gröberen Symptomen, teils scheint sie unexplizierbar Sache der Anmutung des Untersuchers.

Auf die Problematik des sog. »Praecoxgefühls« (*Rümke*) wurde schon oft hingewiesen. In ihr sehen wir eine letzte Zuspitzung der durch *Jaspers* eingeleiteten subjektivistischen Wendung innerhalb der Psychiatrie (*Häfner* 1963). Daß nach einer Umfrage von *Irle* (1962) 54% der befragten Psychiater das Praecoxgefühl als diagnostisches Kriterium für verläßlich halten und nicht missen möchten, gibt jedoch zu denken und weist auf die Notwendigkeit hin, keine Anstrengung zu scheuen, das objektive Korrelat des subjektiven Eindrucks, welcher das »Praecoxgefühl« oder besser »Praecoxerlebnis« bedeutet, gegenständlich faßbar zu machen und auf seine Grundlagen hin zu untersuchen. An dieser Stelle muß auf die in diese Richtung zielenden Bemühungen von *Wyrsch, Müller-Suur, Spoerri* und *Heimann* hingewiesen werden.

Vorerst bleibt nichts anderes übrig, als von einer möglichst breiten Erfahrungsbasis ausgehend, nach Fällen zu suchen, die dasjenige differenzierter erkennen lassen, was bei der Mehrzahl der Schizophrenen nur als allgemeiner verschwommener Eindruck zurückbleibt. Dies gilt es für die phänomenologische Analyse aus einem Material von nuancierten und zugleich verläßlichen Selbstaussagen heraus zu isolieren und begrifflich faßbar zu machen. Hat man erst einmal die Kenntnis der gemeinten Strukturabwandlungen durch phänomenologische Analysen von Selbstschilderungen einzelner introspektiv befähigter Patienten vertieft, wird man diese Strukturabwandlung sodann um so leichter auch bei anderen Kranken wiederentdecken können, bei denen sie infolge eines Mangels an Reflexions- und Selbstexplikationsmöglichkeiten oder unter einer Überfülle von vordergründigen Symptomen kaum oder gar nicht zutage treten.

Angesichts dieser Sachlage kommt nach wie vor dem, was sich über einzelne, besonders geeignete Patienten in Erfahrung bringen läßt, größte Bedeutung zu. Da die Mehrzahl der Kranken den eigenen Zustand kaum erfassen oder wiedergeben kann, sind die wenigen guten Selbstschilderungen, die wir bekommen, um so wertvoller. Die phänomenologischen Analysen derselben machen uns auf bislang unbeachtete Kategorien aufmerksam und schärfen den Blick für Unterschiede, die dann auch bei anderen Patienten deutlich werden können, die zu keiner introspektiven Einstellung in der Lage sind.

Die folgende Tabelle gibt einen Überblick über ein unausgelesenes Krankengut von 405 schizophrenen Patienten aus dem weiteren Erfahrungsumkreis des Verfassers. Es sind Kranke, die in den Jahren zwischen 1955 und 1967 in der Psychiatrischen- und Nervenklinik der Univ. Freiburg aufgenommen wurden. Die unterschiedliche Zahl von Männern und Frauen ist zufällig; sie hängt von dem Umstand ab, daß der Verf. längere Zeit auf einer Männer- als auf einer Frauenabteilung gearbeitet hat.

		Gesamtanzahl	Männer	Frauen
Hebephrene	(Heb.)	153	130	23
Paranoide	(Par.)	168	116	52
Katatone	(Kat.)	59	47	12
Residualzustände	(Res.)	25	22	3
Gesamtanzahl der Schizophrenen	(Ges.)	405	315	90

Unter diesen 405 Patienten fanden sich insgesamt nur 23, die auf ihr Verändertsein soweit reflektieren[24] konnten, daß ihr Zustandsbild über längere Zeit durch diese Reflektiertheit geprägt war (Gruppe A). Weitere 36 Patienten konnten einer deutlichen Wahrnehmung ihres Verändertseins Ausdruck geben (Gruppe B). Bei dem Rest von 346 war dies nur vorübergehend, sehr unvollkommen oder gar nicht der Fall (Gruppe C).

	Gesamtanzahl	A	B	C	Männer	A	B	C	Frauen	A	B	C
Heb.	153	12	20	121	130	9	17	104	23	3	3	17
Par.	168	8	11	149	116	6	8	102	52	2	3	47
Kat.	59	1	2	56	47	1	2	44	12	0	0	12
Res.	25	2	3	20	22	1	3	18	3	1	0	2
Ges.	405	23	36	346	315	17	30	268	90	6	6	78

Gruppe A = Patienten, die auf ihr Verändertsein soweit reflektieren konnten, daß ihr Zustandsbild über längere Zeit durch diese Reflektiertheit geprägt war.

Gruppe B = Patienten, die einer sehr deutlichen Wahrnehmung ihres Verändertseins Ausdruck geben konnten.

Gruppe C = Patienten, die dazu *nicht* – oder nur vorübergehend und sehr unvollkommen – in der Lage waren.

24 Berücksichtigt wurde nur die Wahrnehmungsfähigkeit für das gegenwärtige Verändertsein, nicht aber die Stellungnahme zu vergangenen Schüben.

Zahlenangaben sind in diesem Bereich allerdings nur begrenzt vergleichbar. Sie geben lediglich grobe Anhaltspunkte. Dies deshalb, weil 1. sich keine scharfen Grenzen zwischen »reflektiert« und »unreflektiert« ziehen lassen, 2. der Grad der Reflektiertheit bzw. Unreflektiertheit oder die Fähigkeit, das eigene Verändertsein wahrzunehmen und in Worte zu kleiden, bei ein und demselben Patienten im Verlauf der Erkrankung erheblichen Schwankungen unterworfen sein kann und 3. nicht unabhängig ist von der Art, wie der Arzt sich mit ihm befaßt. Es ist bekannt, daß im Rahmen psychotherapeutischer Behandlungen Schizophrener Äußerungen (im Sinne einer Selbsterhellung) an der Tagesordnung sind, die bei Spontanverläufen zu den großen Seltenheiten gehören – ohne daß sie deshalb als Kunstprodukte anzusehen wären oder die Diagnose ihretwegen in Zweifel gezogen werden müßte.

Unter diesen Vorbehalten wurde für unser Krankengut die Tabelle aufgestellt.

Nach dieser Übersicht verfügten – wenn man die Gruppen A und B zusammennimmt – 14,5 % aller Schizophrenen (59 von 405) über eine deutliche Krankheitswahrnehmung. Unter den Hebephrenen waren es über 20% (32 von 153), unter den restlichen Schizophrenen dagegen nur etwas über 10% (27 von 252). Ein ausgeprägtes Reflektieren fand sich bei 5,6% der Gesamtzahl, bei knapp 8% der Hebephrenen und lediglich bei 4% der übrigen Schizophrenen. Es sind also nur wenige. Rein eindrucksmäßig würde man die Zahl höher schätzen. Das mag daher rühren, daß reflektierende Schizophrene den Arzt im allgemeinen mehr beschäftigen, besser in seinem Gedächtnis haften und darin einen relativ größeren Raum einnehmen als nichtreflektierende.

Die Unterschiede zwischen den einzelnen Unterformen hinsichtlich der Fähigkeit, das eigene Verändertsein wahrzunehmen und zum Ausdruck zu bringen, entsprechen den allgemeinen Erfahrungen (vgl. *Wyrsch* u. a.). Danach wird diese Fähigkeit bei Hebephrenen häufiger gefunden als bei anderen Schizophrenen. Die diesbezüglichen Unterschiede zwischen Männern und Frauen können zufällig sein, sie sind jedenfalls nicht sicher verwertbar.

Unser Hauptinteresse gilt in erster Linie den Hebephrenen und daneben den Residualzuständen, da sich unter ihnen vor allem jene Basissyndrome finden lassen müssen, nach denen wir suchen. Der Hebephreniebegriff, der obiger Tabelle zugrunde gelegt wurde, ist sehr weit. Er umfaßt alle Syndrome, bei denen nicht eindeutig paranoide oder katatone Symptome im Vordergrund standen, mit Ausnahme der Residualzustände, die sich nicht ohne Willkür einem der drei Formenkreise zuordnen lassen. Dieser Hebephreniebegriff ist noch weiter als der von *M. Bleuler*, insofern die Zahl von 153 die von *M. Bleuler* und anderen gemäß der Tradition gesondert aufgeführten Simplexformen mitumfaßt. Es handelt sich unter unseren Patienten um 9 Fälle (6 Männer, 3 Frauen), die man zu letzteren zählen kann, wobei zu betonen ist, daß die Grenzziehung zwischen Hebephrenie und Schizophrenia simplex[25] noch mehr der Willkür unterliegt als die zwischen den übrigen Unterformen der Schizophrenie. Ob eine Abgrenzung der Schizophrenia simplex unter nosologischen Gesichtspunkten überhaupt sinnvoll ist, sei dahingestellt. Viele psychiatrische Schulen begnügen sich heute mit einer Dreiteilung der Schizophrenie. Im Hinblick auf unsere Fragestellung sind diese Fälle jedoch wichtig. Wir kommen daher auf das Problem der Schizophrenia simplex – insbesondere auf die seltene reflektierte Form derselben – noch einmal zurück (S. 68 ff.).

Der Hebephreniebegriff hat seit seiner klaren und einfachen Umreißung durch *Hecker* und *Kahlbaum* bekanntlich eine erhebliche Ausweitung und Akzentverlagerung erfahren. Statt des Erkrankungsalters (»Jugendirresein«) wurde immer mehr das Zustandsbild und in zweiter Linie der Verlaufstypus maßgebend. Man bezeichnet heute meist unabhängig vom Manifestationsbeginn alle schizophrenen Zustandsbilder als hebephren, bei denen nicht wahnhafte Vorstellungsinhalte oder katatone Antriebsanomalien, sondern allgemeine Gemütsveränderungen – meist mit Antriebs- und Denkstörungen verbunden – im Vordergrund stehen. Affektive Veränderungen im Sinne des Läppischen oder Stumpf-gleichgültigen sowie flegelhaftes Verhalten werden als besonders typisch, jedoch nicht als conditio sine qua non angesehen. Dem Erkrankungsalter wurde so wenig Bedeutung mehr beigemessen, daß z. B. in der Kasuistik von *Wyrsch* (1949) das Durchschnittsalter der Hebephrenen zum Zeitpunkt des ersten Auftretens von Symptomen (bei Männern und Frauen übereinstimmend) um 31 Jahre liegt[26]. Unter unseren 153 Hebephrenen beträgt es dagegen 22 Jahre[27]. Einigermaßen typische Hebephrenien in dem engeren Sinne *Heckers* fan-

25 Wenn man genauer hinsieht, zeigen allerdings manche der als Schizophrenia simplex diagnostizierten Krankheitsfälle mehr angedeutet katatone als hebephrene Züge. Man könnte sie demnach ebensogut als blande Katatonien bezeichnen. Daß dies meist nicht geschieht, mag daran liegen, daß geringe katatone Symptome sich leichter der Aufmerksamkeit des Psychiaters entziehen als hebephrene oder gar paranoide.

26 Diese Häufung von Späthebephrenien, unter den überwiegend chronisch anstaltsbedürftigen Patienten von *Wyrsch*, hängt vermutlich mit einer schlechteren Längsschnittsprognose von Späterkrankten gegenüber Früherkrankten zusammen (s. u.).

27 Bei den Angaben hinsichtlich des Erkrankungsalters ist zu berücksichtigen, daß der Manifestationsbeginn bei extrem schleichend verlaufenden Prozessen sich nicht ohne Willkür festlegen läßt. Der von den Angehörigen genannte Zeitpunkt ist oft bezeichnender für deren Toleranzbreite bzw. Beobachtungs(un)vermögen als für den wahren Beginn der Veränderungen beim Patienten.

den sich in 97 Fällen (82 Männer, 15 Frauen). Bei ihnen lag der durchschnittliche Manifestationsbeginn im 20. Lebensjahr.

Über die *Heredität* läßt sich aufgrund unseres Materials wenig sagen. Bei 68 (von 153) Patienten wurde eine familiäre Belastung mit Schizophrenie angegeben. Da negative Angaben in vielen Fällen nicht als zuverlässig gelten können, liegt die wahre Ziffer vermutlich wesentlich höher. In welchem Umfang andererseits von familiärer Belastung auf Heredität geschlossen werden darf, ist unsicher geworden, seitdem zunehmend die Möglichkeit prägender Einflüsse seitens der sozialen Umwelt in der frühen Kindheit diskutiert wird.

Die *Verläufe* waren – soweit sie sich übersehen ließen – nicht einheitlich. Übergänge in andere Unterformen der Schizophrenie kamen öfters[28] vor, wie man überhaupt heute weiß, daß vom Verlauf her sich »die statisch gedachten schizophrenen Typen als eine an die Querschnittsbetrachtung gebundene Illusion« erweisen (*Janzarik*). Besonders häufig ist der Übergang von hebephrenen zu paranoiden Syndromen, wobei eine gewisse »Bindung an das Lebensalter« (*Schulte* 1963) sich nicht übersehen läßt (vgl. auch *Kleist* et al. 1950, 1951, 1960). Nur in 23 Fällen war der Verlauf von vornherein chronisch-progredient. Alle übrigen zeigten mehr oder weniger deutliche Schübe, wenn auch mitunter erst nach Jahren eines schleichenden »stillen Wesenswandels«.

Im Gegensatz zu den katatonen und paranoiden Schizophrenien konnten wir bei den hebephrenen während des stationären Aufenthaltes kaum Vollremissionen beobachten[29]. Das entspricht den von jeher gemachten Erfahrungen, wonach die Hebephrenien eine schlechtere Prognose[30] zu haben scheinen als andere Formen der Schizophrenie. Zwischen Zustandsbild und Verlaufsform herrscht zwar keine absolut strenge Korrelation, jedoch nach unseren Erfahrungen eine wesentlich deutlichere als zwischen Erkrankungs- bzw. Manifestationsbeginn einerseits, Zustandsbild und Verlaufsform andererseits. Darin liegt der sachlich berechtigte Grund für den oben erwähnten Bedeutungswandel, den der Hebephreniebegriff durchgemacht hat.

28 Zahlen anzugeben ist nicht sinnvoll, weil wir nur bei einem Teil der Patienten einen längeren Verlauf überblicken.

29 Wohl aber fanden sich solche bei katamnestischen Nachuntersuchungen, weswegen wir die unten referierten Untersuchungen von *Dreves* veranlaßten.

30 Neben den Abwandlungen der Affektivität und des Antriebs wird dabei den häufig vorhandenen Denkstörungen eine besondere Bedeutung zugemessen. Unter unseren 153 Hebephrenen ließen sie sich bei 98 (82 Männern, 16 Frauen) nachweisen. Doch sind auch sie – wie Nachuntersuchungen zeigen – besser reversibel, als gemeinhin angenommen wird.

Trotzdem ist die *Prognose* der Hebephrenen nicht so schlecht, wie früher[31] allgemein angenommen wurde. Wir müssen unser diesbezügliches Urteil ein Stück weit revidieren. Dies betrifft zunächst einmal ihre Hospitalisierungsbedürftigkeit. Unter den Dauerpatienten der Psychiatrischen Landeskrankenhäuser finden sie sich – wie überhaupt früherkrankte Schizophrene – in auffallend geringer Zahl[32]. Dies beweist, für sich genommen, allerdings noch keineswegs, daß sie besser remittieren, sondern nur, daß diese Patienten für sich oder andere seltener gefährlich sind und leichter familiär betreut werden können als andere, bei denen paranoid-halluzinatorische und katatone Symptome im Vordergrund stehen.

Nachuntersuchungen im häuslichen Milieu, die wir durch *Dreves* durchführen ließen, bestätigten aber darüber hinaus unseren Eindruck, daß die Prognose der nicht anstaltsbetreuten Hebephrenen besser ist, als man nach traditioneller Auffassung und nach ihrer Therapieresistenz während der stationären Behandlung meist annimmt. Von 87 ehemals wegen einer Hebephrenie klinisch behandelten Patienten, bei denen ein Hausbesuch durchgeführt wurde, waren 57 seit mindestens 5 Jahren nicht mehr in stationärer Behandlung gewesen. Die durchschnittliche Katamnesendauer betrug 10,9 Jahre. Die genauere Aufschlüsselung ergab folgende Übersicht:

vollremittiert	15	8 Männer	7 Frauen
teilremittiert	16	10 Männer	6 Frauen
gebessert	10	5 Männer	5 Frauen
ungebessert	16	5 Männer	11 Frauen
insgesamt	57	28 Männer	29 Frauen

Von den 41 voll-, teilremittierten und gebesserten Patienten hatten 21 in der Zwischenzeit geheiratet (zwei von den übrigen waren schon vorher verheiratet gewesen) und sechs hatten sich, ohne eine eigene Familie zu gründen, inzwischen selbständig gemacht. Nur 8 Patienten wohnten noch bei ihren Eltern. Auch in ihrer beruflichen Laufbahn waren sie keineswegs alle abgesunken; ein Teil von ihnen hatte sogar einen erfreulichen Aufstieg erlebt. Dies zeigt, daß die gängigen Anschauungen über die besonders schlechte Prognose der Hebephrenen nur eingeschränkte Gültigkeit besitzen. Das relativ günstige Ergebnis ist sicher nur zu einem Teil mit den neueren (pharmako)therapeutischen Möglichkeiten in der Schizophreniebehandlung in

31 *Hecker* (1871), *Mauz* (1930), *Kleist*, *Faust* und *Schürmann* (1960).
32 *Mohs* (1966), *J. E. Meyer* (1967), *Janzarik* (1967, 1968).

Zusammenhang zu bringen. Man muß vielmehr daraus den Schluß ziehen: So wie der Beginn der Hebephrenien oft schleichenden Charakter trägt, so ebenfalls das Einsetzen der auch bei ihnen vorkommenden Remissionen. Die »Schübe« verlaufen meist flacher und zugleich protrahierter. Der am unbefriedigenden stationären Behandlungsverlauf und Entlassungsbefund sich orientierende Kliniker unterliegt daher leicht Täuschungen. Bei der Überprüfung von in alten Krankenblättern gestellten Prognosen fanden wir, daß im Gegensatz zu paranoiden Schizophrenien Hebephrenien wesentlich häufiger zu ungünstig als zu günstig beurteilt worden waren.

Wonach wir suchen – die das vorprädikative Weltverhältnis prägende schizophrene Alienation –, kann man an den schleichenden Hebephrenien besonders gut studieren, aber keineswegs ausschließlich an ihnen. Auch in blanden Residualzuständen beherrscht sie gelegentlich fast ausschließlich das Feld. Als mehr oder weniger flüchtige Übergangserscheinung ist sie bei paranoiden und katatonen Schizophrenien ebenfalls geläufig. Vermutlich gibt es keine Schizophrenie, bei der sie nicht irgendwann zu beobachten wäre. Ob sie andererseits ausschließlich bei Schizophrenien vorkommt, läßt sich auf der Basis unserer Untersuchung nicht entscheiden. Das bedeutet, daß wir uns hinsichtlich der *nosologischen* (oder gar prognostischen) *Bedeutung* phänomenologischer Analysen der Alienation – im Gegensatz etwa zu der Bewertung, die *Rümke* dem von ihm herausgestellten Praecoxerlebnis zuteil werden ließ[33], die *Langfeldt* den (von ihm sehr weit gefaßten) »Derealisations- und Depersonalisationssymptomen« beimaß – *skeptisch* abwartend verhalten. Die zu enge Koppelung von Psychopathologie und Nosologie, welche die psychiatrische Tradition seit *Kahlbaum* und *Kraepelin* kennzeichnet, hat sich für beide Forschungsrichtungen nicht durchgehend zu ihrem Vorteil ausgewirkt. Nach *Weitbrecht* (1957b) bleibt es »für die Idee der Psychopathologie als Wissenschaft ... von untergeordneter Bedeutung, ob ihre Erkenntnisse der Psychiatrie als diagnostische Hilfsmittel dienen können oder nicht«. Das heißt natürlich keineswegs, daß die Psychopathologie etwa auf eine enge Bindung an die klinische Erfahrung verzichten könnte.

Für uns wird es darauf ankommen, unter der Fülle von Krankheitsverläufen solche ausfindig zu machen, die das in den meisten Fällen Verschlossene oder Überdeckte oder nur in Anmutungserlebnissen Faßbare offen zutage

33 Aufgrund von Erfahrungen an alten Schizophrenen hat *Rümke* seine Auffassung später (1967) z. T. revidiert.

treten lassen. Daraus ergibt sich als Maßstab für das der Untersuchung zugrunde zu legende Material nicht derjenige quantitativer Fülle, sondern der eines rein qualitativen Optimums. Aus der Aufgabenstellung resultiert die Forderung nach einem *Maximum an Selbstexplikation* bei einem *Minimum an produktiver*, die basale Abwandlung überlagernder *Symptomatik*. Sie bedingt durch sich selbst die Zuspitzung auf den *Einzelfall*, der diesen Bedingungen am meisten genügt. Bei der Auswahl des Falles wird allerdings die ganze Breite der klinischen Erfahrung Pate stehen müssen, damit gewährleistet ist, daß nicht ein beliebiger Sonderfall herangezogen wird, sondern eine Ausnahme, die als Ausnahme das einer Vielzahl klinischer Syndrome zugrunde liegende Allgemeine womöglich einmalig rein zur Darstellung zu bringen vermag.

Um der Übersicht willen fassen wir noch einmal schematisch alle Bedingungen zusammen, die ein solcher Fall erfüllen muß:

1. Es gilt einen Fall zu finden, bei dem die gesuchten *basalen* Veränderungen ganz im Vordergrund stehen.

2. Er soll eine möglichst differenzierte, reichhaltige Selbstexplikation bieten. Das, was bei anderen Fällen in den Bereich subjektiver Anmutungserlebnisse des Untersuchers fällt, muß so weit vom Kranken versprachlicht werden können, daß es der phänomenologischen Analyse gelingt – gleichsam ohne eigenes Zutun –, die wesentlichen Strukturmomente den Aussagen des Patienten selbst zu entnehmen[34].

3. Die Aussagen müssen verläßlich sein, d. h. weitgehend unbeeinflußt von Angelesenem und Gehörtem, insbesondere von solchem psychologischer Provenienz; unbeeinflußt ferner von Geltungsbedürfnissen, die etwa dahin zielen, dem Arzt etwas möglichst Tiefschürfendes oder Imponierendes zu unterbreiten, unbeeinflußt schließlich auch von dem etwaigen Interesse des Arztes. Alle diese Gefahren sind bei Schizophrenen im Gegensatz zu hysterischen Patienten nicht allzuhoch zu veranschlagen, da sie im allgemeinen wenig suggestibel sind, gemessen am Gesunden sogar meist ein beträchtliches Minus an Suggestibilität aufweisen. (Es gibt allerdings Ausnahmen. Es sind das vor allem jene Fälle, bei denen die Differentialdiagnose zwischen pseudopsychopathischer Schizophrenie und pseudoschizo-

34 »Die phänomenologische Interpretation muß dem Dasein selbst die Möglichkeit des ursprünglichen Erschließens geben und es sich gleichsam selbst auslegen lassen. Sie geht in diesem Erschließen nur mit, um den phänomenalen Gehalt des Erschlossenen ... in den Begriff zu heben« (*Heidegger* 1927, 140).

phrener Psychopathie lange Zeit schwanken kann; sie schieden hier von vornherein aus.)

4. In die Auswahl des Falles muß die gesamte klinische Schizophrenie-Erfahrung des Alltags eingehen, wenn das, was bei einer Vielzahl von Psychosen als deutlicher, aber nicht isolierbarer Unterton vernehmbar ist, sich an ihm einigermaßen rein darstellen soll. Selbstverständlich wird man nicht den Anspruch erheben dürfen, die »Grundstörung« schlechthin zu finden. Es ist schon viel gewonnen, wenn es gelingt, *eine* der wesentlichen Konstitutientien des bei Schizophrenen zu beobachtenden Wesenswandels herauszuarbeiten.

Daß im Rahmen einer solchen Fragestellung der Einzelfall nichts Verbindliches aussagen könne, ist ein Vorurteil. So unwissenschaftlich es wäre, hinsichtlich rein *empirischer* Fragen von einem Einzelfall her verallgemeinern zu wollen, so unwissenschaftlich wäre es, wenn man an *Wesens*analysen, was die Belege betrifft, einen quantitativen Maßstab anlegen wollte.

Daß das, was unter rein empirischen Gesichtspunkten eine Ausnahme darstellt, sonst verborgene bzw. verdeckte Gesetzmäßigkeiten in Reinheit zur Anschauung bringen kann, ist in den exakten Naturwissenschaften geläufig. So lassen sich die Gravitationsgesetze unmittelbar nur am freien Fall im nahezu luftleeren Raum ablesen, wie er in unserer natürlichen Erfahrungsumwelt nicht vorkommt, sondern allein im Rahmen besonderer Versuchsbedingungen. In der Psychopathologie sind Experimente bis heute nur in einzelnen umschriebenen Bereichen (Pharmakopsychiatrie) möglich. Im übrigen sind wir darauf angewiesen, daß die Natur selbst uns die Ausnahmen vorführt, in denen das Allgemeine anschaulich faßbar wird.

In diesem Zusammenhang sind zwei Begriffe von »paradigmatisch« wichtig, die *E. Straus* (1960, 191) gegeneinander abgegrenzt hat (uns kommt es auf den zweiten an): »Paradigmatisch nennen wir einen Fall dann, wenn die Symptome, die wir sonst in kasuistischer Verstreuung antreffen, in diesem einen Fall möglichst vollständig vorhanden und möglichst vollständig ausgeprägt sind. In einer psychologischen Analyse kann aber ein Fall noch in einem anderen Sinn paradigmatisch sein, dann nämlich, wenn er es durch eine besondere Gestaltung ermöglicht, einen Zugang von den manifesten Symptomen zu dem verborgenen tragenden Grund der Erscheinungen zu finden, wenn er es erlaubt, ... von dem Eigentümlichen zum Eigentlichen fortzuschreiten. Ob ein Fall in diesem Sinn als paradigmatisch genommen werden darf, darüber entscheidet allein der Erfolg der Untersuchung.«

Trotzdem muß es selbstverständlich das Ziel sein, nicht bei Einzelfallanalysen stehenzubleiben. Wir haben, soweit es ohne allzu große Überfrachtung des Textes möglich schien, überall Beispiele verschiedener anderer Patienten eingefügt, um zu unterstreichen, daß es – zumal lebensgeschichtliche Probleme weitgehend ausgeklammert wurden – nicht um die Erfassung eines individuellen einzelnen Falles geht, sondern um die Klärung basaler Strukturabwandlungen im schizophrenen bzw. hebephrenen Da-Sein. Es wäre aber im Rahmen der Aufgabenstellung nicht gerechtfertigt, d. h. unsachgemäß, ein in dieser Form sicher seltenes Optimum an Selbstexplikation zugunsten einer großen Kasuistik unausgeschöpft zu lassen. Manches ist einfach eine Frage des äußeren Umfanges. Schon aus diesem Grund ist *Matussek* (1963) beizupflichten, wenn er formuliert: »Der Nachweis der Abwandlung des schizophrenen In-der-Welt-Seins im Hinblick auf die Störung des Miteinanderseins läßt sich daher vorläufig nur an Einzelfällen durchführen, deren Befunde für spätere Formulierungen abstrakter Gesetzmäßigkeiten unerläßlich sind.«

Immerhin bietet sich zwischen der phänomenologischen Einzelanalyse und der statistischen Verarbeitung eines großen, individuell gar nicht mehr überschaubaren Krankengutes ein breites Spektrum von Zwischenlösungen an. Ein der vorliegenden Schrift in mancher Hinsicht nahestehender, in der Methode jedoch entwicklungspsychologisch ausgerichteter Versuch stellt die Studie über die »Jugendentwicklung von neun Hebephrenen« von *Hüllemann* (1965) dar. Doch, wo das Ziel eine Differenzierung der Fragestellungen und kategorialen Maßstäbe ist, empfiehlt es sich in der gegenwärtigen wissenschaftlichen Situation, nicht zu früh Kompromißlösungen anzustreben. – Wir gehen daher von einem Einzelfall aus. Als Ausgangsbasis der folgenden Analysen dienen die Aussagen einer hebephrenen Patientin. Obwohl lebensgeschichtliche Zusammenhänge nicht zur Diskussion stehen, ist zunächst eine Wiedergabe der Krankengeschichte erforderlich, um den Leser ins Bild zu setzen.

V. Krankengeschichte und Explorationen

Am 14.10.1964 wurde die 20jährige kaufmännische Angestellte, Anne Rau (A.)[35], nach einem Suizidversuch mit 70 frei verkäuflichen Schlaftabletten in unserer Klinik aufgenommen. Sie hatte zuvor 5 Tage – davon 4 Tage bewußtlos – auf der Anästhesieabteilung der Chirurgischen Universitätsklinik gelegen und war dann über die Medizinische Klinik zu uns verlegt worden. Hirnorganische Symptome als Folgeerscheinungen der Intoxikation ließen sich zu diesem Zeitpunkt nicht mehr nachweisen. Die *von der Mutter* erhobene *Anamnese* ergab folgendes:

Über Nervenkrankheiten in der Familie war nichts bekannt. Der Großvater väterlicherseits soll getrunken haben und früh gestorben sein. – Beide Eltern lebten früher in Ostdeutschland. Der Vater war von Beruf Werkmeister. Die Mutter, aus einer höheren Bildungsschicht stammend, hatte nach dem Abitur einige Semester Philologie studiert, mußte dann aber wegen finanzieller Schwierigkeiten aufhören. 1941 heirateten die Eltern. Die Patientin wurde als zweites von drei Kindern geboren. Ihre beiden Brüder entwickelten sich nach Angaben der Mutter normal. Der zwei Jahre ältere studierte Naturwissenschaften, der drei Jähre jüngere ging zu diesem Zeitpunkt noch aufs Gymnasium. Sie seien, wie ihre Schwester, ernst, dabei aber lebenszugewandt, tüchtig und intelligent. Letzteres war der Mutter besonders wichtig. Als später der jüngere beim schriftlichen Abitur »nur« auf der Note 1-2 stand, bemerkte sie ein wenig mißbilligend, das werde er beim mündlichen doch hoffentlich noch aufholen.

Der Vater habe nach der Umsiedlung in den Westen sich zunehmend der Familie entzogen und später ein intimes Verhältnis zu einer älteren »primitiven« Frau aufgenommen. Die Ehe sei nur aus Rücksichten auf die heranwachsenden Kinder aufrechterhalten worden. Jetzt lebten sie seit einem halben Jahr getrennt. Ein Scheidungsprozeß lief. (Die Ehe wurde bald darauf tatsächlich geschieden.)

Zur Anamnese der Patientin war zu erfahren:

Anne sei als Säugling vorübergehend wegen Pylorospasmus in einem Krankenhaus (konservativ) behandelt worden. Auffallend spät, erst mit 2-3 Jahren, lernte sie laufen und sprechen. Die weitere Kindheitsentwicklung soll normal verlaufen sein. Außer einem Scharlach mit 9 Jahren machte sie keine ernsteren Erkrankungen durch. – A. sei von früh auf ein ernstes und stilles Kind gewesen, sie hätte eigentlich nie Freude gezeigt und kaum Anschluß bei Gleichaltrigen gefunden.

Erst in späteren Gesprächen gab die Mutter zögernd Einzelheiten preis, wie sehr die ganze Familie, besonders aber A., unter ihrem Mann gelitten hätte. Er habe von vornherein sie am wenigsten leiden können. Ein Daumenlutschen mit 2 1/2 Jahren hätte er ihr durch rohes Prügeln ausgetrieben. Sie selbst habe die Tochter nur wenig vor ihm in Schutz nehmen können. Nie habe er an ihr etwas gutgeheißen. Später, am stärksten zwischen dem 14. und 18. Lebensjahr, aber noch bis in die letzte Zeit hin-

35 Deckname.

ein, habe sie an den Nägeln gekaut. – Auffallend war die eigentümliche Sachlichkeit, mit der die Mutter dies alles berichtete.

Nach ihren Aussagen reagierten die Kinder ganz verschieden auf die »Brutalität des Vaters«: Der älteste Sohn hätte sich schon früh aufgrund seiner Gescheitheit unter den Schulkameraden eine angesehene Stellung erwerben und – von deren Eltern häufig eingeladen – sich von den häuslichen Auseinandersetzungen etwas fernhalten können. Er zeige denn auch von allen dreien noch am ehesten eine gewisse Bindung an den Vater. Der jüngere Bruder sei ihm dagegen von Anfang an mit heftiger Abneigung begegnet. A. allein habe alles mit einer gewissen »Schafigkeit und Blödigkeit an sich runter gehen lassen«. Ihr wäre denn auch nichts erspart geblieben. Der Vater hätte sie schlimmer als einen Putzlumpen behandelt, während er auf die Söhne »doch noch etwas gab«. Sie hätte sich nie zurückgezogen, sich wegen der engen Wohnverhältnisse aber auch nicht zurückziehen können, sondern alles in einer Art Schlafhaltung über sich ergehen lassen. Sie, die Mutter, hätte alle Mühe gehabt, A. auch nur einigermaßen zu schützen. Es wäre ihnen klar gewesen, daß sie so bald wie möglich aus dem Hause gemußt habe.

Wie die Mutter schilderte, stürzte sich A. mit furchtbarer Verbissenheit auf das Lernen. Ohne sich von ihr dabei helfen zu lassen, wollte sie immer alles allein herausbekommen. Stets saß sie in ihrer »Lernecke«. Es sei ihr zwar nicht zugefallen, aber schließlich habe sie doch ein gutes und sehr sicheres Wissen gehabt. Bis zur Quarta wäre sie gut mitgekommen. Erst in der Tertia, als die Mathematik schwieriger wurde, sei sie etwas abgefallen. Die Mutter glaubte dann schon zu sehen, daß es keinen Zweck haben würde, sie über das Einjährige hinaus in der Schule zu belassen. Vor allem hätten die familiären Verhältnisse auch keine andere Wahl erlaubt.

Anne sei schon vorzeitig auf sich selbst gestellt und immer sehr isoliert gewesen, dabei aber ein »richtiges Kind« geblieben, »brav und ohne Komplikationen«. Da der Vater kaum Geld für den Haushalt ausgab, habe sie (die Mutter) tagsüber in einem Büro arbeiten müssen, ohne sich recht um die Kinder kümmern zu können. Sie hätte versucht, den Schein einer guten Ehe aufrechtzuerhalten, was den Kindern gegenüber natürlich nicht gelungen sei. Unangenehme häusliche Szenen seien an der Tagesordnung gewesen.

Nach der Schule hätte Anne eine kaufmännische Lehre am Ort durchgemacht und viel Freude und Interesse daran gezeigt. Damals sei ihr noch nichts anzumerken gewesen. Vom Leiden unter den häuslichen Verhältnissen einmal abgesehen – schien sie ganz zufrieden zu sein. Besondere Interessen habe sie neben dem Beruf nicht gepflegt, wenig gelesen, nur mit 15-16 Jahren vorübergehend einmal etwas mehr Illustrierte, wohl um auf diese Weise ein wenig mit der Welt in Kontakt zu kommen. Sie hätte sich vermutlich immer schon anders als andere Mädchen gefühlt, gelegentlich auch darüber geklagt, sich aber im übrigen noch ganz unauffällig verhalten.

1962 trat A. nach Abschluß der Lehre eine Stelle in X. an, weil dort zu gleicher Zeit ihr älterer Bruder sein Studium begann. Wenn sie von dort nach Hause kam, hätte sie schon gelegentlich geklagt, sie müsse noch »alles nachholen«, sie sei noch ein »richtiges Kind« usw. Sie habe auch tatsächlich auffallend kindlich gewirkt und manchmal so seltsame Fragen gestellt – dann wieder krampfhaft versucht, es den andern gleichzutun und sich betont »keß« zu geben, was ihr aber gar nicht gelungen sei; sie habe sich hinterher nur um so mehr gehemmt gefühlt. Anne hätte gern akzeptiert werden wollen, sich wohl auch gesehnt, andere Menschen kennenzulernen, aber zugleich Angst davor gehabt. Immer wieder sei sie mit Klagen gekommen, keine Familie zu haben, in der sie geborgen wäre: »Ich will endlich ein Zuhause haben.« Das hätte sie (die Mutter) ihr ja tatsächlich nicht geben können. Wenn sie am Wochenende heimgekommen wäre, hätte sie von »so vielen Fragen und Problemen« gesprochen, die sie nicht bewältigen könne. Man sei aber eigentlich nie richtig an diese Fragen herangekommen. All ihr Reden sei ganz unverständlich geblieben. Die Mutter meinte, ihre Tochter wäre wohl in Konflikte geraten, weil sie in ihrer Naivität und Kindlichkeit unter den durchschnittlichen und oberflächlichen Mädchen im Betrieb sich nicht hätte behaupten können. Vielleicht habe unbewußt auch das Bedürfnis nach einem Freund mitgespielt, wofür sie aber keine konkreten Anhaltspunkte angeben konnte. Interesse für Jungens ihres Alters hätte sie nie gezeigt.

Im Frühjahr 1964 mußte der ältere Bruder den Studienort wechseln. A. habe sich ganz allein aufgemacht und mit größter Energie und Geschicklichkeit für die Familie in Y. eine Wohnung gesucht. Bald wäre sie (die Mutter) mit dem jüngeren Bruder nachgekommen. Unter dem Druck (!) ihrer Kinder, aber auch unter dem ihres Mannes, hätte sie schließlich die Scheidung eingereicht.

A. habe am neuen Wohnort 4 Wochen in einer chemischen Fabrik gearbeitet. Dann sei es unerträglich für sie geworden. Beim Nachhausekommen habe sie ständig davon gesprochen, daß sie es »menschlich« nicht schaffe, sie könne alle diese Probleme nicht bewältigen, die ständig auf sie zukämen. Es fehle ihr ein »Standpunkt«. Für einen solchen Posten müsse man »reif« sein usw.

Die Mutter kündigte auf Drängen der Patientin den Arbeitsplatz. In gemeinsamen Überlegungen entschieden sie sich für ein diakonisches Jahr. A. sollte bis zum Beginn als Praktikantin in einem Krankenhaus arbeiten. Aber schon nach ein paar Wochen hätte sie wieder aufgehört, sei ständig verzweifelt und nicht recht ansprechbar gewesen. Man habe nur immer wieder von ihr zu hören bekommen, daß sie es »als Ganzes menschlich nicht schaffe«. Von konkreten Schwierigkeiten sei nie die Rede gewesen. A. selbst hätte gemeint, vielleicht würde es gehen, wenn sie in einem Haushalt mit Familienanschluß arbeite. Das Arbeitsamt empfahl jedoch ein Kinderheim. Nach der Vorstellung dort äußerte sie, es habe ihr gut gefallen. Anfang Oktober sollte sie beginnen. Unmittelbar zuvor kam es, für die Familie völlig überraschend, zu dem Suizidversuch. Am Vorabend sei sie eigentlich noch ganz unauffällig gewesen. Die Familie habe wie sonst zusammengesessen. Nachher sei sie, die Mutter, mit ihr noch in die Stadt gegangen. Am nächsten Vormittag habe A. ihre Kleider gebügelt und alles für das Kinderheim gerichtet. Am Mittag ging einer der beiden Brüder in die Küche, um eine Tasse Kaffee von ihr zu erbitten. Sie sei so abweisend gewesen, daß er sich zurückzog. Am Nachmittag, etwa 2-3 Stunden später, wurde sie bewußtlos im verschlossenen Schlafzimmer gefunden und sofort in die Klinik gebracht.

Die *Mutter* meinte rückblickend, ihre Tochter habe in den letzten Monaten wohl versucht, ihre innere Entwicklung nachzuholen. Vorher hätte sie immer unter den familiären Spannungen gelitten und sich nach einem richtigen Familienleben gesehnt. »In dem Moment, wo alles gut war und sie hätte aufatmen können, da setzte es bei ihr aus. Da kam der Zusammenbruch.« – Die Mutter selbst wirkte mit ihren außerordentlich festen Vorstellungen von »Bildung« und bürgerlicher Moral eigentümlich penetrant und wenig flexibel. Dominierende überprotektive Fürsorge verband sich bei ihr mit einer jedes wirkliche Verständnis abwehrenden Sachlichkeit. Doch erschien sie bei weitem nicht so abnorm, wie man es nach dem Bild, das A. von ihr entwarf, hätte erwarten können.

Subjektive Anamnese

Von der Patientin selbst war zu erfahren: Sie sei in Ostdeutschland geboren. Noch bevor sie ein Jahr alt war, mußten die Eltern in den Westen fliehen. Die Flucht soll ohne Zwischenfälle erfolgt sein. Zunächst seien sie über ein Sammellager nach Niedersachsen gekommen. Dort wären sie geblieben, bis der Vater eine Stelle in Süddeutschland gefunden habe. Aus der frühen Kindheit ragten nur spärliche Erinnerungsinseln heraus.

Es war schwer, nähere Einzelheiten über die häuslichen Verhältnisse von der Patientin zu erfahren. Im Bezug auf das Verhalten des Vaters meinte A. nur: »Das klingt so richtig nach Mob, wenn ich das erzähle. Wie's eigentlich sein sollte, hab ich gar nicht mitbekommen.« An Schläge, die sie nach Aussagen der Mutter als kleines Kind von ihrem Vater bekommen hat, konnte sie sich nicht erinnern. Aber er habe nur selten ein gutes Wort für sie übrig gehabt. Wenn er einmal etwas zärtlich habe werden wollen, hätte sie ihn abgewehrt. Darauf wäre es natürlich nur um so schlimmer geworden. Aber die Mutter hätte ihnen ja auch von früh auf immer erklärt, was alles an dem Vater nicht recht sei.

A. besuchte die Volksschule des Ortes, später das Gymnasium bis zur mittleren Reife, anschließend die Handelsschule. Im Volksschulalter wäre sie sehr schwierig gewesen, hätte Süßigkeiten und Geld gestohlen. Die Lehrerin soll einmal zur Mutter gesagt haben, sie hätte einen schlechten Charakter, weil sie Schadenfreude bei der Bestrafung anderer Kinder zeigte. Ihre eigene Puppe habe sie mit Vorliebe verprügelt. – Immer sei sie eine Einzelgängerin gewesen, ohne Anschluß zu finden. Gelernt hätte sie gern. In der Schule wäre sie furchtbar fleißig gewesen, hätte viel auswendig gelernt, um dadurch das Interesse und die Aufmerksamkeit der Lehrer auf sich zu lenken. »Wandelndes Wörterbuch« habe man ihr nachgerufen. – Nach dem Einjährigen sei sie wegen der häuslichen Verhältnisse von der Schule abgegangen. Dann »auf der Handelsschule war es schon so, daß ich menschlich nicht mehr mitkam«. Eigentlich hätten es die Lehrer merken müssen, daß mit ihr etwas nicht stimme, meinte sie. Statt dessen wäre sie sogar häufig gelobt worden: »Es ist eine solche Herabwürdigung, wenn man auf alle Fragen antworten kann und doch menschlich unterliegt.«

Zur sexuellen Entwicklung war wenig von A. zu erfahren. Die erste Periode sei – wie die Mutter gemeint habe – zur rechten Zeit eingetreten, mit etwa 12 Jahren. Vorher schon sei sie von der Mutter aufgeklärt worden. An den Gesprächen der Klassenkameradinnen über diese Dinge hätte sie sich nie beteiligt. Dazu wäre ihr Kontakt zu ihnen viel zu schlecht gewesen. Sie hätte sich auch nie für Jungens interessiert wie die anderen Mädchen. Das käme ja erst in Frage, wenn man reifer sei, wenn man nicht fortwährend unterliege. Sie hätte immer alle Kraft aufbringen müssen, um sich gegen die anderen zu behaupten. Gelegenheiten, Jungens ihres Alters kennenzulernen, sei sie bewußt aus dem Wege gegangen. An Tanzereien oder ähnliches sei gar nicht zu denken gewesen. Sie hätte immer das Gefühl gehabt, dazu müsse sie erst einmal richtig erwachsen sein.

Im übrigen sei es ihr während der Lehrzeit noch einigermaßen gut gegangen. Die Lehre selbst habe ihr Spaß gemacht. Das Abschlußzeugnis war auch keineswegs schlecht. Um wegen des Vaters von zu Hause wegzukommen, nahm sie eine Stelle in X. an, wo sie neben ihrem Bruder wohnte, der dort sein Studium begann. In Abendkursen bildete sie sich in Englisch und Französisch weiter. Sonst blieb sie völlig isoliert. Zwar lernte sie die Freunde ihres Bruders kennen, fand aber keinen rechten Anschluß. Oft habe sie Sehnsucht nach einem Zuhause gehabt, auf der anderen Seite aber auch das Gefühl, zu sehr an die Mutter gebunden zu sein. Nach ihren Schilderungen konnte sie sich zunehmend weniger mit ihr abfinden, sie nehmen, wie sie war. Alles schien ihr völlig unverständlich an der Mutter. Das ging so weit, daß sie in der Klinik später spontan äußerte: »Mutti denkt anders, daran bin ich zerbrochen.« – Im Unterschied dazu verurteilte sie das Verhalten des Vaters, ohne sich weiter Gedanken darüber zu machen.

Als der Bruder den Studienort wechseln mußte, habe sie es übernommen, in Y. für die Familie eine Wohnung zu suchen. Nach den Schilderungen der Patientin zu schließen, leitete sie das nicht nur mit außerordentlicher Energie und Geschicklichkeit in die Wege, sondern geradezu mit einem letzten Effort. – Inzwischen lief der Scheidungsprozeß der Eltern: »Meine Mutter wäre *noch* nicht geschieden, wenn mein Bruder das nicht in die Hand genommen hätte. Die wäre darüber gestorben. Und als es dann soweit war, war es das Schwierigste, sie hinzukriegen, daß sie das einmal einsah, daß das nicht so weiterging.« Auf die Frage, ob die Scheidung ihr nahegegangen sei, meinte sie ein wenig hektisch auflachend: »Nein, nicht im geringsten, das kratzt mich doch gar nicht.«

Nachdem die Mutter und der jüngere Bruder nachgekommen waren, wohnten sie zu viert zusammen in der neuen Wohnung. In der ersten Zeit tauchte noch gelegentlich der Vater auf und stiftete Unruhe. Die Mutter ging wieder in ein Büro. Die Patientin fand eine Stelle in einem größeren Betrieb. Sie sei dort aber nie glücklich gewesen. Arbeitsmäßig hätte es ihr wohl Spaß gemacht, »aber menschlich fiel es so schwer«. Sie habe es nicht ausgehalten. Die anderen hätten sie oft so eigenartig angeschaut und wohl gemerkt, daß mit ihr etwas nicht stimme. Da seien ihr die Gedanken gekommen, daß sie ihre ganze geistige Entwicklung nachholen müsse. Eigentlich sei sie noch ein Kind. »Und in diesem Beruf, in dieser Stellung bin ich doch nicht irgendwer ... Das müssen ganze Menschen sein.« Schließlich ging ihr auch die rein sachliche Arbeit nicht mehr von der Hand, so daß sie aufhören mußte. Nach der von ihr selbst gewünschten Kündigung hätte sie, um nur irgend etwas zu tun, ein Praktikum im Krankenhaus begonnen. Sie habe sich aber gar nicht in die Tätigkeit hineinfinden können. Es sei vielmehr der gleiche Zustand wie zuvor gewesen: ein ständiges »Denkenmüssen«. Die Gedanken und Probleme seien fortwährend »bei ihr« gewesen.

Die »Selbstverständlichkeit« sei ihr verloren gegangen. Sie hätte gar nicht mehr fühlen können, wie »die anderen Menschen auch so *sind*«. Die Frage, wie man erwachsen wird, hätte sie nicht mehr losgelassen. Auch habe sie so viel Gedanken auf einmal gehabt, so unnatürlich, so ganz komisch. Überhaupt hätte sie nichts mehr verstanden und überall versagt. Sie habe an allem gezweifelt, auch an Gott, habe »keine Beziehung«, »keinen Standpunkt« mehr gehabt, kein Vertrauen, nicht einmal zur Mutter, keinerlei Kontakt, öfters hätte sie, wenn ihr auf der Straße eine Gruppe von Menschen begegnet sei, so ein komisches Gefühl verspürt: »Ich wußte sofort, daß sie es mir ansehen, mir anmerken, daß ich diese Fragen habe. Das ist doch ganz natürlich, so etwas sieht man doch!« Ein »komisches Gefühl« habe sie oft auch gegenüber der Mutter gehabt: »Auch die Mutti manchmal – die Augen. Ich kann sie einfach nicht verstehen.« – Das wäre schon einige Monate früher so schlimm gewesen. Damals sei sie wegen »seelischer Erschöpfung« drei Wochen krank geschrieben worden. Seit dem Sommer hätte sie immer wieder daran gedacht, sich das Leben zu nehmen. Sie habe schon das Messer in der Hand gehabt (lacht), sei dann aber doch zu feige gewesen. Zu dem Selbstmordversuch mit Schlafmitteln habe sie sich erst kurz vor der Tat entschlossen. (Wann?) »Ach so, ich glaube am Tag zuvor, ich weiß nicht – vielleicht.« Am andern Morgen sei sie in die Stadt gegangen, zunächst ohne Ziel, um sich dann aber doch in verschiedenen Apotheken mehrere Packungen mit insgesamt 70 frei erhältlichen Schlaftabletten zu kaufen. Mittags habe sie diese Tabletten alle zusammen auf einmal genommen. Sie sei dann rasch müde geworden und eingeschlafen.

Die Stellungnahme der Patientin war zunächst äußerst dürftig. Sie werde den Versuch vielleicht nicht sogleich wiederholen, sagte sie, aber der Tod sei ihr »eigentlich genau so lieb« gewesen. Es dauerte auch nicht lange, bis sie wieder hochsuizidal war. Ein weiterer Suizidversuch konnte rechtzeitig vereitelt werden. Die pflegerische Betreuung gestaltete sich jedoch allein aus diesem Grunde außerordentlich schwierig. Ständig drohte der auf psychiatrischen Stationen so gefürchtete Zirkel: hartnäckige Selbstmordtendenz – deswegen notwendig werdende schärfere Überwachung und Freiheitsbeschränkung – weitere Zuspitzung der Situation mit sich steigernder Suizidgefahr.

Untersuchungsbefund

Die körperliche incl. neurologische Untersuchung ergab bei dem 20jährigen, stämmig gebauten Mädchen pyknischer Konstitution keinen pathologischen Befund.

In psychischer Hinsicht konnte man nach dem äußeren Habitus zunächst den Typus eines unkomplizierten, gemütsbetonten Mädchens aus dem Osten erwarten. Dieser Eindruck täuschte. Hinter dem fast robust wirkenden unauffälligen Äußeren verbarg sich eine sensible, außerordentlich brüchige seelische Struktur. Es bestand eine deutliche Teilretardierung. Nicht in körperlicher, auch nicht in intellektueller Hinsicht, wohl aber in ihrer seelischen Entwicklung und Ich-Entfaltung wirkte die Patientin erstaunlich unausgereift. In ihrer Emotionalität glich sie einer 11-12jährigen, in ihrer Bedürftigkeit nach vital-affektiver Zuwendung manchmal fast einem Kleinkind. Durch ihr ganzes Wesen schien sie bei ihrer Umgebung eine überfürsorgliche, bemutternde Haltung herauszufordern, diese aber zugleich von vornherein zum Scheitern zu verurteilen. Bei aller Hilfsbedürftigkeit auf der einen Seite erwies sie sich zugleich anspruchsvoll, anmaßend und unzugänglich auf der anderen Seite, ohne daß dabei der Eindruck eines Arrangements entstanden wäre. Es herrschte vielmehr jenes Zugleich bzw. Nebeneinander von autistischer Selbstbezogenheit und schutzlosem Offensein, von äußerster Selbstverschlossenheit und hautlosem Preisgegebensein an die Umwelt, welches gerade in seiner Widersprüchlichkeit so außerordentlich charakteristisch ist. Mußte man auch angesichts des Bildes von einer massiven Entwicklungsretardierung, wenn nicht Regression sprechen, so fehlten doch die demonstrativen Züge eines hysteriformen Infantilismus, an den manche der schriftlich fixierten Aussagen ohne weitere Kenntnis der Patientin vielleicht denken lassen könnten.

Affektiv war A. äußerst labil und unausgeglichen. Ohne daß je eine durchgehende depressive Grundstimmung zu beobachten gewesen wäre, kam es immer wieder zu abrupten, »inadäquat« wirkenden, plötzlich einschießenden Verstimmungszuständen äußerster Verzweiflung. Die Anlässe waren stets höchst banaler Art: beliebige Konfrontationen mit den kleinen Dingen des Alltags, an denen sich aber das Verwurzeltsein in den Selbstverständlichkeiten des alltäglichen Lebens unmittelbar ablesen läßt. Angeschuldigt wurden von ihr nie diese Ereignisse selbst, sondern nur, daß ihr *an* ihnen ihre »Störung« erneut zum Bewußtsein gekommen sei. Zwischendurch überraschte immer wieder ein helles jungmädchenhaftes, nicht enden wollendes Gelächter, mit dem sie alles ins Lächerliche zu ziehen schien. Nur ein greller oder hektischer Unterton ließ den Abwehrcharakter desselben ahnen. Im übrigen konnte man bei diesem Lachen wegen einer nicht ganz fehlenden affektiven Wärme anfangs noch im Zweifel sein, ob man es schon als »hebephren« ansprechen sollte. Diese »Wärme« hielt sich jedoch nicht durch; sie wurde immer häufiger durchbrochen von abrupt einbrechender Kälte und zugleich Leere.

Antriebsmäßig wirkte A. – von plötzlich einschießenden Suizidimpulsen und aggressiven Regungen (irgend etwas zu zerschlagen) abgesehen – verlangsamt, manchmal auch leicht gesperrt.

Bei Gesprächen erging sie sich in endlosen Monologen. Mit ermüdender Langatmigkeit und Monotonie brachte sie über Monate hin immer wieder die gleichen Klagen und Fragen vor, wobei es ihr in der ersten Zeit nur selten gelang, zusammenhängende Sätze zu formulieren. Es waren in erster Linie Klagen über den »Verlust der natürlichen Selbstverständlichkeit«, wie sie es selber nannte, über ein Nichtverstehenkönnen der Mutter und aller anderen Menschen, über ein »Unterliegen« von Grund auf. Deutlich war ein immer erneutes verzweifeltes Bemühen, ihren eigenen Zustand so exakt wie nur möglich zu erfassen, ihn sich selber und dem Arzt begreiflich zu machen.

Stets wollte sie »Fragen« beantwortet haben, so etwa die nach dem Erwachsenwerden, nach der Art ihrer Störung, aber auch, wie man mit den ganz gewöhnlichen Begriffen und kleinen Selbstverständlichkeiten des alltäglichen Lebens zurechtkomme. Meist blieb sie dabei im Abstrakt-Allgemeinen. Jeden Versuch, die Fragen auf ihre konkrete lebensgeschichtliche Situation zu beziehen, wehrte sie ab. Deren Problematik sah sie, doch lebensgeschichtlicher Konflikt und basales Gestörtsein fielen – nicht nur für sie selbst, sondern auch für den Betrachter – in einer eigentümlichen Weise auseinander.

Rein formal gesehen, war ihr Reden häufig nur ein stammelndes Ringen um Worte, teils perseveratorisch, teils eine Diskontinuität aufweisend, die an Zerfahrenheit grenzte. Bei bestimmten Themen war sie nicht fähig, auch nur einen zusammenhängenden Satz zu formulieren. – Auch sonst kam es häufig vor, daß sie den Faden verlor. Die Patientin klagte selbst über Gedankenabreißen und darüber, daß immer wieder plötzlich »alles weg« sei. Ein echter Gedankenentzug ließ sich dagegen nicht explorieren. Vereinzelt wurden Neologismen beobachtet. Durchgehend bestand eine Tendenz zu gesuchter, betont überakzentuierter hochdeutscher Sprechweise. Auch sonst fielen leicht manierierte Züge auf.

Eindeutig psychotische Erlebnisqualitäten und -inhalte schienen zunächst nicht greifbar zu sein. Die Patientin berichtete anfangs nur andeutungsweise über quälendes Gedankendrängen, ohne sich zu genaueren Angaben, was sie damit meine, bewegen zu lassen. Sie stammelte stets herum, wenn sie danach gefragt wurde. Erst sehr viel später, als sie von ihrer veränderten Erlebnisweise etwas Abstand gewonnen hatte, ließ sie sich näher darüber aus. Sie sprach von einem »Träumen« oder »Phantasieren« am hellichten Tage bei wachem Bewußtsein. Es seien aber keine richtigen Träume oder Phantasien gewesen. Immer wieder lautete ihr Kommentar: »Das kann man schlechter beschreiben als Phantasien. Das ist so herausgelöst!« (Inhalt?) »Zum Beispiel Reaktionen, die ich bei anderen erlebt habe ... Das ist ohne Hand und Fuß ... so ganz unvernünftig!« – »Es waren eben Gedanken, die mir aufgezwungen wurden. Dagegen war alles machtlos.« Dafür, daß sie als von irgend jemanden aufgezwungen erlebt worden wären, oder für ein Hypnosegefühl u. ä., ergab sich kein Anhalt. Auffällig war beim Anschneiden dieses Themas eine sonst nicht beobachtete, an Grimassieren grenzende Paramimik und eine Erregung, welche an der Bedrohlichkeit dieses Erlebens keinen Zweifel ließ. Diese Bedrohlichkeit lag offenbar nicht im Inhaltlichen, dessen Banalität sie immer wieder hervorhob, sondern in der Art des Auftretens, d. h. im formalen Charakter des Erlebnisvollzugs. Soweit man darüber Klarheit gewinnen konnte, handelte es sich um Gesten oder Reaktionsweisen anderer Menschen – oder sogar um Bruchstücke ganzer Szenen –, die sie innerlich nachzuahmen sich gezwungen fühlte. Auf die Unterschiede gegenüber einer reinen Zwangssymptomatik werden wir noch zurückkommen.

Bei der Leistungsprüfung zeigte sich – nicht beim Rechnen und im Allgemeinwissen, wohl aber bei der Prüfung des physiognomischen Ausdrucks- und Symbolverstehens sowie des ›comrnon sense‹[36], d. h. beim Deuten von Vater- und Sohn-Bildern, von Sprichwörtern, Fabeln usw. ein deutliches, z. T. sogar massives Versagen. Produktive Entgleisungen wurden dagegen kaum beobachtet.

Erst zu einem sehr viel späteren Zeitpunkt, als die Symptomatik zwar qualitativ kaum verändert, in ihrer Intensität aber wesentlich zurückgegangen war, konnte eine testpsychologische Untersuchung durchgeführt werden.[37]

Im Hamburg-Wechsler-Intelligenztest für Erwachsene erzielte A. einen Gesamt-IQ von 103; der Teil-IQ betrug für die verbalen Aufgaben 107, für die praktischen Aufgaben 98. Das entspricht einer altersgemäß durchschnittlichen geistigen Leistungsfähigkeit. Man hatte jedoch den Eindruck, daß dieses Testergebnis nicht der eigentlichen Begabung der Patientin entsprach. Durch einen Mangel an Eingehenkönnen auf die Situation, an Umstellungsfähigkeit und affektiver Unbefangenheit sowie dadurch bedingte Verlangsamung wurde das Leistungsniveau erheblich beeinträchtigt. Bei dem Vergleich der einzelnen Unteraufgaben fiel nur ein besonders schlechtes Ergebnis beim Bilderergänzen auf.

Beim Rorschach-Test war das Deutebewußtsein herabgesetzt. Die Patientin blieb zwar rein verbal beim »dies könnte ... sein« (sagte im allgemeinen nicht: »dies ist«), verlor sich jedoch derart in die vorgelegten Bilder, daß sie wie aus einem Traum aufschreckte, wenn man sie nach einer Fülle von Antworten fragte, ob das nun alles sei. Mit einem tiefen Aufseufzer legte sie dann abrupt die Tafel weg, fast unfähig, sich innerlich von dem Geschauten zu lösen. – Erstaunlich war die überdurchschnittlich hohe Zahl von 115 Antworten. Dabei ist allerdings eine deutliche perseveratorische Tendenz zu berücksichtigen. Bemerkenswerterweise fanden sich kaum typische Komplexantworten. Hinsichtlich der Diagnose ließ der Rorschach-Test, wie nicht selten, im Stich. Ob er zu einem früheren Zeitpunkt charakteristischere Hinweise geliefert hätte, müssen wir offenlassen.

---

36 Wenn gesagt wird, daß in den geläufigen klinischen Tests mit dem Ausdrucks- und Symbolerfassen zugleich der ›common sense‹ geprüft wird, so bedarf das einer ausführlichen Begründung (vgl. *Blankenburg* 1969). Vor allem muß auf den inneren Zusammenhang zwischen diesen Fähigkeiten eingegangen werden. Wir werden dem Problem im Rahmen der phänomenologischen Erörterung von (transzendentaler) Einbildungs- und Urteilskraft wiederbegegnen. – Ganz allgemein wird heute bei Testverfahren ein größerer Wert auf die exakte Bestimmung der Validität gelegt als auf die genaue Analyse, was im einzelnen mit ihnen erfaßt wird. Für die genannten klinischen Tests fehlt es bislang an beidem.

37 Die folgenden testpsychologischen Befunde verdanke ich der Unterstützung von Dipl. psych. M. Friedrich.

Zusammenfassend kann man sagen: Klinische Beobachtung, Explorationen und psychodiagnostischer Befund ergaben übereinstimmend ein Bild, wonach sich die Patientin ständig Situationen ausgesetzt erlebte, denen sie nicht gewachsen war. Von allem, was ihr begegnete, stark affiziert und überfordert, erschien sie gänzlich wehrlos, so als ob jedes unvorhergesehene Ereignis einen bleibenden Einbruch in die Integration ihres Persönlichkeitsgefüges nach sich ziehe. Eine anankastisch anmutende Reglementierung aller Lebens- und Persönlichkeitsbereiche imponierte ebenso wie die oft maskenhafte Starre im Ausdrucksverhalten als Reaktion auf die ständige Überforderung durch das Alltäglichste, und gerade durch dieses.

Psychodynamisch konnte man in der Schrumpfung aller lebenspraktischen Konfrontationsmöglichkeiten – trotz guter geistiger Leistungsfähigkeit und Phantasie – und in der Einengung des gesamten Erlebnisbereiches auf einen oberflächlichen, unpersönlichen Rapport zur Umwelt die Hauptabwehrmechanismen gegen andrängende, nicht zu steuernde Erlebnisinhalte sehen. Das Bild einer weitgehenden Verarmung aller Lebensbezüge – mit Ausnahme des reflektierenden Selbstbezugs – wäre dann das Resultat dieser dynamischen Konstellation. Doch handelt es sich dabei bereits um Deutung, nicht mehr um schlichten Befund.

Explorationen und weiterer Verlauf

Bevor wir in eine Erörterung der diagnostischen, psychopathologischen und klinischen Fragen eintreten, seien einige charakteristische Auszüge aus den Explorationen bzw. Gesprächen mitgeteilt. Sie wurden zum Teil auf Band aufgenommen, im übrigen so wörtlich wie möglich mitgeschrieben. Bei dem im folgenden Wiedergegebenen handelt es sich um Ausschnitte aus einem großen Material. Sie wurden hier zur vorläufigen Orientierung des Lesers en bloc zusammengestellt. Die Auswahl erfolgte nicht beliebig; andernfalls hätten die Auszüge, um den rechten Eindruck zu vermitteln, sehr viel umfangreicher sein müssen. Die Zusammenstellung bevorzugt charakteristische Partien. Es sind Aussagen, die nicht nur hin und wieder geäußert wurden, sondern die sich in unzähligen Variationen wiederholten. Weiteres Material findet sich im Rahmen der phänomenologischen Analysen mitgeteilt und verarbeitet.

Einige Bemerkungen sind vorauszuschicken:

1. Manches, was beim Lesen vielleicht zunächst wie psychologisierendes oder altkluges Gerede anmutet, wurde völlig ungekünstelt und mit einer großen Unmittelbarkeit vorgebracht. Irgendwelche psychologischen Kenntnisse konnten bei der Patientin nicht vorausgesetzt werden. Sie war diesbezüglich ohne jede Vorbildung, was der Authentizität des Mitgeteilten zugute kommt. Man hatte oft den Eindruck, als ob nicht die Patientin über ihr Verändertsein, sondern dieses sich selbst im stammelnden Ringen um Worte aussprechen wollte. Im übrigen gilt alles, was *Wyrsch* schon 1940 im Hinblick auf prinzipiell ähnlich geartete Kranke über die Verwertbarkeit ihrer Aussagen geschrieben hat.

2. Es könnte der Verdacht entstehen, als ob die Aussagen bewußt oder unbewußt durch das Interesse des Verfassers beeinflußt worden wären. Dem ist nicht so. Bevor der Verf. A. erstmals sah, hatte sie bereits spontan in aller Ausführlichkeit von dem Verlust der natürlichen Selbstverständlichkeit gesprochen[38]. Dieses Thema hielt sich durch; es wurde von ihr nur im Verlauf der über lange Zeit hin sich erstreckenden Gespräche beträchtlich differenziert und vertieft. Im übrigen ist an das bei diesen Patienten geläufige Minus an Suggestibilität zu erinnern.

3. Das Lesen der niedergeschriebenen Aussagen vermittelt nicht ganz den rechten Eindruck von der Art, in der sie geäußert wurden. Sie waren – jedenfalls in der ersten Zeit – durch Satzabbrüche und durch nicht enden wollende, ermüdende Wiederholungen von Satzbruchstücken gekennzeichnet, die überall wiederzugeben ein Vielfaches an Platz beansprucht hätte. Vor allem ließen sich die oft sehr langen Pausen zwischen den einzelnen Worten nicht genügend kenntlich machen. Das Charakteristische von A.'s Redeweise bestand darin, daß ständig viel Ungesagtes im Raume stehen blieb. Dazu verhalfen ihr Mimik und Gestik. Vor allem wird man erst bei solchen Aufzeichnungen gewahr, wie sehr nuancierte Betonungen den Sinngehalt der Umgangssprache artikulieren können, besonders wenn sie sich wie hier an der Grenze zum Unsagbaren bewegt.

Aus all dem ist ersichtlich, daß der niedergeschriebene Text bei aller Worttreue nur eine Abstraktion des wirklich Gesprochenen wiedergibt. Der Leser wird zwischen den Zeilen, ja häufig zwischen den einzelnen Worten lesen müssen, um sich ins rechte Bild zu setzen.

»Was fehlt mir eigentlich? So etwas *Kleines*, so komisch, etwas *Wichtiges*, ohne das man aber nicht leben kann. Zu Hause bei Mutti war ich menschlich nicht dabei. Ich war nicht gewachsen. Ich war einfach da, nur hingehört, aber nicht dabei. Ich brauche ein Führungsverhältnis – wenn ich nicht klar bin, kann ich sonst nicht ..., ein Führungsverhältnis z. B. zu einer Familie, zu einer Frau – eine Bindung, die führt, ohne daß alles *künstlich* ... jetzt muß ich immer sehen, daß ich nicht alles verliere ... Dasein ist Vertrauen zu ihrer Art (offenbar zu der der Mutter oder eines Menschen, der sie vertreten kann), die anspornt, daß ich annehmen kann ... Ich müßte auch durch Vertrauen gebundener und verpflichtet sein. Ich finde einfach, daß ich noch den Halt brauche. Bei den allereinfachsten alltäglichen Sachen brauche ich Halt. Bin zu kindlich, noch nicht ..., klein im Glauben. Von mir aus kann ich das nicht.« – »Das ist wohl die *natürliche Selbstverständlichkeit*, die mir fehlt.« Gelegentlich sprach sie auch von der »gefühlsmäßigen Selbstverständlichkeit«.

(Was sie darunter verstehe?) »Jeder Mensch muß wissen, wie er sich verhält, – hat eine Bahn, eine Denkweise. Sein Handeln, seine Menschlichkeit, seine Gesellschaftlichkeit, alle diese Spielregeln, die er ausführt: ich konnte sie bis jetzt noch nicht so klar erkennen. Mir haben die *Grundlagen* gefehlt. Da ging es nicht, denn alles baut

38 An dieser Stelle sei der erstbehandelnden Ärztin, Dr. B. Zschaege, deren Aufzeichnungen mitverwendet wurden, für ihre Unterstützung gedankt.

eins aufs andere auf ...« »Mir fehlt eben, daß, was ich weiß, daß ich das auch im Verkehr mit anderen Menschen – so selbstverständlich und so – weiß. Das kann ich dann eben nicht. Da ist mir so vieles fremd. So fremd – ich weiß nicht ... Wenn die anderen so handeln, und jeder ist eigentlich so irgendwie groß geworden: danach denkt man, danach ist das Handeln ausgerichtet, danach verhält man sich. Ein Kind – man kann es doch nicht einfach so hinstellen: ohne Beziehung. Ich meine, da gehören gerade so Gefühle (her), die einen z. B. an einen anderen Menschen binden, die man braucht, um menschlich überhaupt erst ein Mensch – um menschlich zu *werden*. Und auch ebenso die Denkarten, so das Einfache, das *Einfachste*. Jeder Mensch ist doch etwas. Jeder Mensch spiegelt es eben dann so wider, so wie er sich gibt, so wie das Elternhaus ist und so. Demnach bewegt sich doch jeder in einer Bahn. Und an dem allen bin ich *vorbei*gegangen. Das ist eben bei mir nicht der Fall. Das ist die Schwierigkeit darin ... Einfach um das Leben geht es, um ein richtiges Leben-Führen, daß man nicht so außerhalb, so außerhalb der Gesellschaft, so ausgestoßen ist und so.«

(Ausgestoßen?) »... Natürlich bin ich ausgestoßen, denn ich kann mich ja nicht behaupten. Dadurch kommt dann Selbstmord und so ... Das habe ich der Mutti ja alles gesagt. Es ist nur so, weil ich mich nicht behaupten konnte, – weil sie sittlich so streng war und mich lieb gehabt hat. Ich hab manches *schon* mitweggekriegt, so Gut und Böse. Ich weiß nicht ...« (Wissen Sie nicht mehr was Gut und Böse ist?) »Doch, doch. Ich habe so manches *schon* mitweggekriegt. Aber das reicht nicht. Da fehlt was. Aber was, das kann ich nicht benennen, das kann ich nicht beim Namen nennen, was da eigentlich fehlt. Ich kann das nicht benennen, ich fühle es so ... Ich weiß nicht – wie soll ich sagen – ich bin so gedrückt und geduckt. Ich kann niemals so richtig *dabei* sein und *mit*machen. Ich weiß nicht, es ist eigentlich immer dasselbe. Ich weiß nicht, wie ich das benennen soll. Ich nenne es einfach ... Das ist einfach ... Ich weiß nicht, kein Wissen, das ist so ... Das weiß jedes Kind! Das kriegt man doch sonst so *selbstverständlich* mit. Das kann ich gar nicht richtig benennen. Das empfinde ich so ... ich weiß nicht – das Gefühlsmäßige – ich weiß nicht. Ich führe alles zurück ..., eben wahrscheinlich. Das braucht man einfach. Man braucht einfach das Zuhause und so eine Führung ... von den Eltern. Entweder müssen sie es richtig *vor*leben, und man muß sich auseinandersetzen mit den Sachen und selber einen richtigen Weg finden und auch verstandesmäßig – das habe ich nicht gemacht, das ist bei mir alles flachgefallen, auch verstandesmäßig. Das habe ich erst jetzt gemerkt.

Gucken Sie mal, wie schwer das war: ich kam hier in die Klinik rein, und jeden Tag – wie sich das abgespielt hat hier im Raum – mußte ich das einfach aufnehmen, so wie die andern sich verhalten haben, so die Menschen. Und sich immer so verdrücken, wie ein Kind – das ist ja kein normaler Zustand. Die Seele ist krank – oder was?

Und das war für mich alles neu, das war für mich ganz neu. Genauso war es im Geschäft. Wie die Leute sich so gegeben haben, und wie sie richtig gelebt haben! Es ist kein Wissen. Man kann es nicht einfach sehen und verstehen. Wahrscheinlich, man muß eben erst die Eltern – das sind wahrscheinlich die Eltern –, zu denen muß man erst eine Bindung –, eine Bindung an einen Menschen haben, was man versteht. Das soll aber nicht heißen, daß man nicht über die Eltern hinauskommt. Das sind die *einfachen* Sachen, die ein Mensch einfach braucht, um leben zu können ...«

(Und früher?) »Ja früher, da war ich ein Kind. Da habe ich das einfach *gekonnt*. Da habe ich einfach gelernt, und dann wurde ich eben einfach als Kind behandelt; da fällt das gar nicht auf. Aber jetzt ...« – »Wenn jetzt nichts geschieht, schaffe ich es gar nicht mehr. Die wenigen Begriffe, die ich habe, verliere ich sonst noch und werde kriminell ...«

»Wenn ich jetzt – allein wenn wir eine Arbeit zusammen verrichten sollen, dann halte ich das nicht lange aus; ich schaff' das nicht. – Zum Beispiel Abwaschen: die Schwierigkeit dabei, ja was für mich dabei die Schwierigkeit wäre, wie soll ich sagen, ich mache es nicht mit einer *Selbstverständlichkeit*: das befremdet irgendwie. Ich muß mich dazu zwingen. Innerlich gehe ich dabei kaputt. Das strengt mich *so* an. Deshalb wasche ich nicht mehr ab. Das ist bei jeder Arbeit so. Zum Beispiel, wenn die Visite morgens kommt, wenn ich sticke und so: ich führe nur Arbeit aus. Es ist nur so Sache – und ich bin nicht ganz dabei. Und wenn ich keine körperliche Kraft habe, keine Kraft, dann falle ich ab. Dann kann ich das nicht mehr machen.« (Die einzelnen Stiche beim Sticken?) »Ja, *das* ist eine gewisse oberflächliche Selbstverständlichkeit – das geht. Sonst, da fehlt einfach – wie soll ich sagen? – einfach *das*, was ein Kind richtig braucht, was ein *Mensch* richtig braucht ...«

»Bitte lassen Sie mich hier heraus! Es ist mir alles zu erwachsen! In der Arbeitstherapie und so: etwas selbständig arbeiten, das kann ich nicht. Das ist eine Qual!« – Am besten wäre es, wenn sie mit der Mutti den ganzen Tag zusammenwäre und auch nachts mit ihr zusammen schliefe. Sie brauche einfach Eltern oder auch »Adoptiveltern«, die *nur für sie* da wären. »Es ist doch viel wichtiger, daß ich lebensfähig bin und nicht so dahindarbe.«

Über die psychotherapeutischen Probleme soll hier nicht gesprochen werden. A. beanspruchte sowohl zeitlich als auch der Intensität nach ein hohes Maß an Zuwendung, verbrauchte diese aber gleichsam substantiell, ohne darüber hinaus sich in einen Prozeß echter, d. h. mehr als rationaler Auseinandersetzung bringen zu lassen. – Über Monate blieb sie hochsuizidal. Ihre Klagen über den Verlust der natürlichen Selbstverständlichkeit standen ganz im Vordergrund. Eine über viele Wochen sich erstreckende Insulinkur, Psychopharmaka verschiedenster Art (darunter auch Thymoleptika) ließen keinen nachhaltigen Einfluß auf den Verlauf erkennen. – Nach einer Elektroschockserie verschwand erstmals die Suizidalität für mehrere Wochen und machte – über eine Schockeuphorie hinaus, die ähnliche Züge aufweisen kann (*v. Baeyer* 1951) – einem nun typisch hebephren wirkenden, läppischen Gebaren Platz, das auch später immer wieder zum Durchbruch kam.

Im weiteren Verlauf änderte sich zunächst wenig, immerhin aber doch so viel, daß die Denkstörung und die vorübergehend noch einmal sehr ernste Suizidgefahr allmählich unter vielen Schwankungen zurückgingen. In den Aussprachen klagte die

Patientin nach wie vor, wenn auch in vermindertem Ausmaß, darüber, daß sie an den selbstverständlichen Fragen und Problemen »hängen« bleibe, über die gesunde Menschen einfach hinweggingen: Warum man zum Beispiel dies oder jenes so und nicht anders mache. Sie lasse sich das alles erneut von der Mutti sagen. Aber was die Mutter *jetzt* sage, helfe ihr eigentlich nicht; es sei denn, sie sage es in genau demselben Wortlaut und Tonfall, wie sie es ihr vielleicht als kleines Kind gesagt hätte oder hätte sagen sollen:

»Ich weiß ja, wie ich handeln muß; das hilft mir nicht. Wenn ich aber erinnere, wie es früher war, wie es früher gesagt wurde, dann bin ich befriedigt ... Ich konnte mich bisher nicht *gehen*lassen. Jetzt, wo ich einiges wieder erinnere, habe ich mehr Ruhe.«

Es seien eben nicht die Fragen, die man mit dem Verstand beantworten könne, sondern die »ganz einfachen Sachen«, die jeder von selbst wisse, nur sie nicht. »Die einfachen Sachen – zum Beispiel, wie man sich bedankt, wäscht usw. –, die muß ich doch von jemandem haben, von dem ich das annehmen kann.« Aber auch das sei es eigentlich nicht, sondern die noch viel einfacheren Dinge. Alles, was die Patientin aufzählte, war ihr offenbar nicht einfach, nicht elementar genug, um das zu bezeichnen, was sie vermißte. – Ähnlich erging es ihr mit den einfachen Begriffen: »Es ist so, wie wenn ich etwas nicht verstanden hätte, aber doch weiter darüber mitreden sollte. Um überhaupt mit anderen Leuten Kontakt zu haben, muß ich gewisse Dinge wissen, verstanden *haben*. Ich fühle mich sonst bloßgestellt, bin mit mir uneins. Ich brauchte gar nicht alles zu wissen, ich brauchte nur das *Grundsätzliche* verstanden zu haben.«

A. plagte ihre Mutter mit einer Fülle möglicher und unmöglicher Fragen: Zum Beispiel, wozu diese oder jene Stoffqualität bei Kleidern gut wäre, welches Kleid man zu welcher Gelegenheit anziehe und warum usw. Sie begnügte sich nie, nur einmal danach zu fragen, sondern ließ es sich immer wieder von neuem erklären. In einer Zeit, in der sich ihr Zustand schon soweit gebessert hatte, daß sie freien Ausgang bekam, ging sie abends an den Schaufenstern entlang und probierte aus, wie lange sie brauchte, um zu sagen: dieser Stoff gefällt mir, jener nicht; dieses Kleid könnte zu jenem bestimmten Anlaß passen, zu einem anderen weniger usw. Glaubte sie zu bemerken, daß es nicht mehr »so abgehackt« ging, sondern daß es ihr »sofort richtig aufgegangen« war, fühlte sie sich »federleicht«, froh und »so getragen«. »Dann beim Rückweg war plötzlich alles wieder weg. Da konnte ich das gar nicht mehr so begründen.« Erneute Verzweiflung war die Folge.

Am 8.10.65 berichtete sie: »Das Zurechtfinden ist es jetzt nicht mehr –, sondern was Neues. Vielleicht ist es aber doch nur das Alte, ich weiß es nicht: Ich muß mich immer vor anderen verkrampfen. Es ist immer so, als wenn ich was versäumte. Ich kann keine Meinung abschließen ... Ich habe dann keine Ruhe. Es ist so ein Gefühl, als ob mir immer noch etwas fehle. Jetzt sind es keine Fragen (wie früher), die ich nicht beantworten kann, sondern ganz persönlich find' ich keine Ruhe, so als hätt' ich keinen Standpunkt. Ich kann mich auf mich selbst nicht verlassen, habe keinen festen *Stand* gegenüber der Sache. Bei Flechtarbeiten – das ist ja nur die eine Seite – da mach' ich mit. Das *Gegengewicht*, das die anderen haben, weil sie auch persönlich dabei sind und daran wachsen – so in sich eine Ruhe haben, sich behaupten und durchsetzen können – das hab ich nicht. Ich hab immer das Gefühl, daß ich was versäume. Alles ist dann so *offen*. Ich bin den Sachen gar nicht gewachsen.« (Den Dingen mehr ausgesetzt?) »Ja, *viel* mehr als die anderen. Die Sachen sind dann nicht eingeordnet. Ich kann mich nicht danach richten.«

»Jeder Mensch muß doch erkennen, wo seine Grenzen sind, damit er sich damit abfindet und in sich Ruhe findet.« (Ihre Grenzen spüren Sie nicht?) »Nein! deswegen, was ich auch mache, immer muß ich mich verkrampfen und kann nur so mitmachen. – Töpfern. ... Hab auch Freude, viel Freude daran. Aber das andere ist ja viel wichtiger: Daß man sich auf sein Urteil stützen kann und Ruhe findet! Die Grenzen finden: das ist ja das Erwachsenwerden ... Ich nehme die Dinge immer auf wie die anderen, könnte mich aber nie gegen die anderen behaupten – könnte mich nie auf mein Urteil verlassen. Es genügt mir nie. Das Bild, das ich von der Welt habe, wie sich das Leben so abspielt und so, das reicht mir einfach nicht. Da müßte man doch eigentlich stiller werden und einhalten. Daß mir alles aus den Händen fällt, ist ganz komisch.«

Nachdem die Besserung eine Zeitlang angehalten hatte und die stationäre Behandlung keine weiteren Fortschritte mehr versprach, wurde die Patientin zu Weihnachten 1965 entlassen. Sie kam danach noch einige Monate als Tag-Klinik-Patientin in unsere Werktherapie, bis sie eine halbtägige Tätigkeit in einem Haushalt unter therapeutischen Bedingungen aufnehmen konnte. Letzterer bedurfte es, da die Patientin in ihrer Leistungsfähigkeit zunächst noch erheblich beeinträchtigt und auch geringsten Anforderungen kaum gewachsen blieb. Nicht nur, daß sie in allen Handreichungen und Verrichtungen außerordentlich verlangsamt war, sie überraschte darüber hinaus weiterhin immer wieder durch die erstaunlichsten Fehlleistungen. Ihr Zustand unterlag weiterhin beträchtlichen Schwankungen, wenn auch eine allmähliche Besserung nicht zu übersehen war.

Am 20.4.66: »Die Eindrücke tun mir wieder zur Zeit so fest *weh* ... Es kommen so viele Fragen ... Ich möchte die feinen Grenzen abspüren können ... Ich möchte das wie ein Gesunder gefühlsmäßig einsehen und dann beiseite legen können. Und das ist so wichtig! (Verzweifelt:) Das wirft einen richtig um, wenn man nicht weiß, wie man Menschen beurteilt, wie man eine Sache feststellt und sie dann beiseite legt usw. Ich werde auf diese Weise nie fertig mit den Dingen.« (Sie wurde es tatsächlich auch rein äußerlich nicht. Haushaltsarbeiten, die ihr nach Aussagen der Mutter vor der Erkrankung leicht von der Hand gegangen waren, gelangen nicht, falsch oder nur sehr langsam. Etwa beim Würzen der Speisen war sie nicht nur extrem unsicher, sondern es passierte häufig, daß sie zuviel Salz oder Zucker ins Essen tat oder es auf irgend eine andere Weise ungenießbar machte.)

»Jetzt ist es eigentlich nur noch, daß die Eindrücke so weh tun. Am Anfang, als es anfing, so weh zu tun, habe ich immer *gefragt*; zum Beispiel: Was ist das Altsein?

usw., und all solche Begriffe mußte ich denken. Das hat sehr weh getan. Da fehlt einem einfach ein Gefühl für bestimmte Begriffe ... Es ist das Gefühl für die Dinge, das mir fehlt, zum Beispiel die Begriffe Kranksein, Leiden, Alltag.« (Es seien aber keineswegs nur bedrückende, sondern geradezu »alle Begriffe, die überhaupt so vorkommen«.) »Diese Begriffe tun mir erst einmal *weh*, bis sie mir aufgehen ...«

»Als die Hemmungen noch so stark waren, da hatte ich noch keine solche Schmerzen.« (Richtig physische Schmerzen? Oder sind es seelische Schmerzen?) Sehr zögernd und unsicher meinte die Patientin: »Wohl mehr seelische Schmerzen«, wobei es ihr aber offensichtlich schwerfiel, sich für das eine oder andere zu entscheiden. »Wenn diese Schmerzen da sind, so lange kann ich mich nicht richtig freilassen und auf die anderen eingehen. – Zum Beispiel in der Firma: die fanden mich einfach komisch. Das ist doch *so* eine Belastung, nie zuhören zu können. Die Worte hör ich. Nur daß ich nicht so innerlich eingehen kann auf die andern.«

Auf die provokativ gemeinte Frage, ob sie nicht überhaupt zuviel an sich selbst denke: »Das ist es nicht! Das, was ich meine, braucht jeder andere Mensch auch. Ohne das kann man gar nicht leben – oder auch ein Verhältnis zum andern haben. Ich könnte *schon* jemanden lieben und gerne haben. Aber damit wäre *das* noch nicht weg.«

Bald darauf: »Es geht mir fast gut. Aber es ist noch nicht so ganz so –, alles ist noch so fremd. Ich möchte die Sachen so sehen, wie sie sind. Dadurch hat man dann seelisch eine Sicherheit. Und das gelingt nicht – weil es mir nicht reicht, was ich sehe und was ich denke und was ich darüber höre. Das reicht einfach nicht aus!« (Vielleicht reicht es bei den anderen Menschen auch nicht; nur daß sie nicht danach fragen?) »Ja (sehr lebhaft), deshalb habe ich immer das Gefühl, daß ich es nicht verstehe, weil immer so viele Fragen offen bleiben – immer *so* viele Fragen.« (Vielleicht ein täuschendes Gefühl?) »Ja, das ist wohl eine Täuschung. Aber die Fragen *sind* da. Es bleibt eben alles *offen*, und ich quäle mich mit diesen Fragen herum. Ich kann eben nichts nehmen, wie es einfach ist ... Die andern sehen nur die richtigen Fragen, die natürlichen Probleme. Das berührt sie nicht so persönlich. Deshalb können sie gelassener sein, natürlicher.«

(Ob sie sich diese Grübeleien nicht einfach verbieten könne?) »Unmöglich, daß ich mir verbiete, darüber nachzudenken ... Daß ich mich immer beurteilen muß, wie Sie sagen, das kommt automatisch, wenn das Gefühl nicht da ist, dann muß ich das irgendwie hintenherum machen« (lacht hektisch); mit »hintenherum« meine sie, daß sie, was ihr fehle, mit bewußter Überlegung auszugleichen versuche. – »Ich wirke auf andere etwas gehemmt und traurig, aber dann ist da *noch* eine Störung, die die natürliche Hemmung noch viel mehr unterstreicht ... Nur so diese Schwäche. Die anderen wirken dadurch, daß sie *die* nicht haben, ungestörter. Mir fällt es dadurch so schwer, das Gesicht zu wahren. Dann bleibt mir nichts, als mich auf Vernunftsgründe zu verlassen.«

Ein andermal: »Heute war das rechte Gefühl wieder da. Als ich hierher ging, war ich richtig froh, so als ob ich hochgetragen würde. Aber manchmal habe ich noch diese Gefühlsstörung. Ich versuche wohl, mich nicht so viel mit mir selbst zu befassen. Aber ich habe ja noch gar keine Interessen ... Die allgemeinen Werte sind mir wieder klar, in der Familie und so. Aber ich weiß nicht – wie soll ich das alles sagen – wie ich wohl fertig werden kann mit den anderen Menschen und diesem Defekt.«

Bezüglich des *weiteren Verlaufs* müssen wir uns hier auf wenige Andeutungen beschränken. Ein nennenswerter Symptomwandel fand nicht statt. Von einzelnen Akzentverlagerungen abgesehen, blieb das Zustandsbild qualitativ unverändert. Was das Ausmaß der objektiven Störung und den Grad des subjektiven Gequältseins betrifft, war zunächst über 3 Jahre hinweg eine allmähliche leichte Besserung zu verzeichnen, allerdings immer wieder durchbrochen von mehr oder weniger lange anhaltenden Rückschlägen. Die medikamentöse und somatische (ES- und Insulin-)Behandlung brachte keinen anhaltenden Erfolg. Von einem gewissen Einfluß waren die psychagogischen Bemühungen. Versuchen aufdeckender Psychotherapie begegnete die Patientin mit heftigem Widerstand in Form rapid ansteigender Suizidtendenzen solchen Ausmaßes, daß sie jeweils rasch aufgegeben werden mußten unter Rückzug auf eine mehr substituierende Gesprächstherapie und sozialpsychiatrische Maßnahmen. Eine Familientherapie war leider nicht möglich. Die Patientin wurde nach einem Jahr aus der stationären in eine tagesklinische (im wesentlichen beschäftigungstherapeutische) Behandlung übernommen, später unter entlastenden Bedingungen im Haushalt beschäftigt. Nach einer längeren Zeit allmählicher, wenn auch immer wieder unterbrochener Besserung kam es Ende 1967 zu einer deutlichen Verschlechterung. Zeitlich zusammenfallend mit einer situationsbedingten Ablösung des Therapeuten bei gleichzeitig wachsender Überzeugung, daß eine grundlegende Änderung noch nicht eingetreten sei, nahmen die Suizidtendenzen offenbar wieder überhand. Anfang 1968 machte A. (wiederum wie beim ersten Suizidversuch unmittelbar vor dem geplanten Antritt einer neuen Stelle) in einem unbewachten Augenblick ihrem Leben ein Ende.

VI. Zur Psychopathologie und Nosologie

Bevor wir auf die phänomenologischen Probleme eingehen, denen das Hauptinteresse der Arbeit gilt, muß die nosologische Stellung von Syndromen wie dem hier vorliegenden erörtert werden.

Hierzu sind einige allgemeine Bemerkungen über den gegenwärtigen Stand der Schizophreniediagnostik vorauszuschicken. Wenn differentialdiagnostische Schwierigkeiten im Hinblick auf diese Erkrankung auftreten, stellt sich stets die Frage: inwieweit gründen sie tatsächlich in einem Mangel an faktischer Kenntnis des Einzelfalles – sei es nun seiner Vorgeschichte, dessen, was in dem Kranken zur Zeit der Untersuchung vorgeht, oder auch des weiteren Verlaufs –, oder aber inwieweit gehen sie zu Lasten von Unklarheiten, welche die begriffliche Bestimmung und Umgrenzung desjenigen, was wir Schizophrenie nennen, betreffen. Wir haben es mit einer Gleichung zu tun, die zwei Unbekannte enthält: die des faktisch vorliegenden Tatbestandes auf der einen Seite, jene eines eindeutigen – allgemein verbindlichen, weil in der Sache gegründeten – Schizophreniebegriffs auf der anderen Seite. Die Diagnose kann im Einzelfall infolge akzidenteller, wenn auch manchmal unüberwindlicher Umstände unbestimmt bleiben. Das kommt in anderen Bereichen der Medizin ebenfalls vor und hat keine prinzipielle Bedeutung. Die zweite Unbekannte ist jedoch grundsätzlicherer Natur. Sie beruht darauf, daß wir nicht immer wissen, ob wir etwas schon oder noch als schizophren bezeichnen sollen, weil der Begriff »Schizophrenie« nicht einheitlich festliegt. Es gibt Grenzfälle, bei denen die Diagnose »schizophren« weniger Licht auf den Patienten wirft als auf die schulische Ausrichtung des die Diagnose stellenden Psychiaters. Gegenüber solchen Grenzfällen schleicht sich bei der Frage »Hat dieser Patient eine Schizophrenie oder nicht?« nur allzu leicht die Selbsttäuschung ein, es läge nur an faktischen und nicht an begrifflichen Unklarheiten, warum Zweifel oder Meinungsverschiedenheiten auftauchen. Wissen wir doch heute weniger denn je, ob es überhaupt »die« Schizophrenie gibt als eine symptomatologisch und ätiologisch fest umrissene Krankheitseinheit. Bekanntlich hegte *E. Bleuler* bereits daran Zweifel. Wenn er betont von der »Gruppe« der Schizophrenien sprach, war dabei offensichtlich nicht so sehr die positive Überzeugung von einer Mehrzahl leitend als vielmehr die Sorge, die Annahme einer Einheitlichkeit könne ohne weitere Klärung zur stillschweigenden Voraussetzung werden. Sind wir auch heute im einzelnen sehr viel weiter als *E. Bleuler,* so doch nicht im Grundsätzlichen dieser Frage.

Eine gewisse Kerngruppe chronisch verlaufender Psychosen wird zwar in den meisten Kliniken der Welt als Schizophrenie einheitlich eingeordnet. Darüber darf aber nicht vergessen werden, daß es eine breite Randzone gibt, in der erhebliche Diskrepanzen der diagnostischen Beurteilung herrschen; Diskrepanzen, die ihren letzten Grund nicht so sehr in den Eigenwilligkeiten einzelner Psychiater als in der Mehrdimensionalität der Sache haben.

Bei A. wurde – wie es vielleicht zunächst auch der Leser getan haben wird – in den ersten Tagen des stationären Aufenthaltes nur an das Vorliegen einer schweren abnormen Erlebnisreaktion im Rahmen einer retardierten Persönlichkeitsentwicklung gedacht. Alles schien noch in einer neurotischen Reifungskrise aufzugehen. Was dann aber doch bald zur Annahme einer Schizophrenie führte, waren neben der sprunghaften, häufig inadäquat wirkenden Affektivität, der Unberechenbarkeit ihres Verhaltens und den Zügen leichter Manieriertheit vor allem eine erhebliche Denkstörung und der schon einige Zeit zurückliegende massive Leistungsknick. Die weitere Verlaufsbeobachtung zeigte, daß mit diesem Leistungsknick zugleich ein deutlicher Knick der gesamten Persönlichkeitsentwicklung eingetreten war, der sich nicht mehr als normalpsychologisch verständliche Krise in der Entwicklung eines heranwachsenden jungen Mädchens deuten ließ.

Was die Denkstörung betrifft, so konnte man anfangs vielleicht noch meinen, das stammelnde Ringen um Worte rühre nur daher, daß es für das, was die Patientin ausdrücken wollte – den Verlust der natürlichen Selbstverständlichkeit – tatsächlich an gehörigen Worten und Begriffen fehlt. (Die Sprache als Umgangssprache hat nicht die Möglichkeit, dasjenige, worauf sie selbst basiert – das vorprädikative, namenlose Verstehen und Verständigtsein –, ins Wort zu bannen.) Doch reichte die Störung tiefer. Der Verlust der natürlichen Selbstverständlichkeit bestimmte nicht nur den Inhalt des Vorstellungslebens der Kranken, sondern vorab unmittelbar den formalen Vollzug desselben, was im Zerbrechen des natürlichen Folgezusammenhanges der Rede seinen Ausdruck fand. Wenn auch gröbere produktive Entgleisungen aus der Folgerichtigkeit des Denkens nicht beobachtet wurden, so kam es im Verlauf der Explorationen doch immer wieder zu jenem flüchtigen Danebenreden, das beim Untersucher ein Gefühl hervorzurufen pflegt, das entfernt dem beim Anhören von »Play-Bach« ähnelt, wenn der Rhythmus sich – in den ersten

Momenten noch kaum merklich – in die »Schräge« neigt. Bevor man es recht gewahr wurde, hatte sich die Patientin freilich erneut gefangen und befand sich dann wieder im logischen Kontext.

Nicht leicht zu klärenden Charakter trug A.'s Gedanken- oder Vorstellungsdrängen, das mit diesem Namen nur ungenau bezeichnet ist. Ihre mit Grimassieren einhergehende tiefe Betroffenheit, als die Rede darauf kam, zeigte deutlich, daß hier ein der adäquaten Versprachlichung sich entziehender Kern der psychotischen Symptomatik lag. Unfähig, eine konkrete Schilderung zu geben, betonte die Patientin nur immer wieder, wie »herausgelöst«, »so ganz unvernünftig«, »ungewöhnlich« und »komisch« das gewesen sei, nicht zu vergleichen mit anderen Erlebnissen des normalen seelischen Lebens oder mit Zwangsvorstellungen, deren Eigenart ihr zum Vergleich geschildert worden war. Sie fühlte sich zu Echopraxie-ähnlichen – freilich nicht äußerlich sichtbaren, sondern nur innerlich vollzogenen – Nachahmungen gezwungen; Nachahmungen von Reaktionen und Verhaltensweisen anderer Menschen. Bruchstücke zwischenmenschlicher Kommunikationsakte ichfremder Herkunft hatten sich verselbständigt. Aus den Explorationen ging deutlich hervor, daß sie nicht nur als zwangsartig sich aufdrängend, sondern von der Spontaneität ihres Ichs Besitz ergreifend erlebt wurden. Man wird sie nach allem, was darüber zu erfahren war, dem Umkreis beginnender Ichstörungen zurechnen müssen[39].

Neben den Abwandlungen der Affektivität, des Antriebs (Sperrungen sowie Zustände der Gespanntheit mit aggressiven und autoaggressiven Impulsen) und des Denkens wäre noch der (mit den oben genannten Erlebnissen verbundene) Autismus zu nennen, der von A. selbst aufs deutlichste empfunden und zum Ausdruck gebracht wurde: »Es ist so schwer für mich, in der Wirklichkeit zu bleiben.« Sie erlebe sich »gefühlsmäßig wie in einer anderen Welt«. Auf den Unterschied gegenüber den Entfremdungserlebnissen (*Haug, J. E. Meyer*) von Gesunden, Neurotikern und Depressiven werden wir noch zu sprechen kommen.

Hiernach läßt sich der Fall *diagnostisch* am ehesten in jene kleine Gruppe symptomarmer Schizophrenien einreihen, die mit relativ deutlicher Krankheitswahrnehmung einhergehen. Wenn man, was heute nicht mehr in allen

39 Bei eingehender Exploration findet man derartige Veränderungen, wenn man sie erst einmal genau kennt, häufiger als das bisherige Schrifttum vermuten läßt. Man kann sie als eine Vorform paranoid-halluzinatorischen Lebens auffassen, insofern es sich offenbar um Surrogate mitmenschlicher Begegnung handelt, die nur noch nicht externalisiert, d. h. paranoid-halluzinatorisch in die Außenwelt projiziert erscheinen, sondern sich lediglich im innerseelischen Leben verselbständigt haben.

Kliniken üblich ist, die Unterscheidung zwischen Hebephrenie und Schizophrenia simplex aufrechterhält, wird man ihn letzterer zuordnen müssen. Man vermißt die buntere Symptomatik der Hebephrenie. Vor allem kann man als Unterscheidungsmerkmal festhalten, daß die dort im Vordergrund stehenden affektiven Veränderungen hier zwar nicht gänzlich fehlen, aber doch stark zurücktreten, jedenfalls nicht mehr hervortreten als gewisse katatone Züge. Neben Denkstörung und Leistungsknick beherrscht die Entwurzelung aus den tragenden Selbstverständlichkeiten des alltäglichen Lebens das Bild.

Im allgemeinen wird als Hauptkennzeichen der einfachen Schizophrenie ein stilles Versanden angesehen. Die typischen Verläufe zeichnen sich – das zeigten schon die klassischen Untersuchungen von *Diem* (1903) – durch einen völligen Mangel an Krankheitswahrnehmung und das Fehlen jeglicher Auseinandersetzung aus. Was das Verhältnis zwischen Krankheitsprozeß und Persönlichkeit betrifft, dominiert der Typus der schleichenden Überwältigung (*Mayer-Gross*). Doch gibt es Ausnahmen. *Wyrsch* hat schon 1940 in seiner Arbeit über die einfachen Schizophrenien darauf hingewiesen. Unsere Patientin A. entspricht in wesentlichen Zügen den dort behandelten Fällen Annemarie St. und Anna K. Wie diese gibt sie eine minutiöse, überexakt klingende Schilderung ihres Verändertseins, ohne daß es zu einer echten Auseinandersetzung käme, die produktiv zu werden vermöchte in dem Sinne therapeutisch fruchtbarer »Einsicht« (*Bräutigam* 1961).

Wenn auch, wie schon *Wyrsch* näher begründete, die Einordnung dieser Fälle unter die Schizophrenien am meisten für sich hat, so wird man ihnen doch eine gewisse Sonderstellung einräumen müssen. Das Charakteristische liegt darin, daß sie einerseits in ihrer Einbettung in die Gesamtlebensgeschichte als relativ neurosennahe imponieren. Auf der anderen Seite erweckt die Symptomatik in ihrer starren Monotonie und Unverrücklichkeit zugleich den Eindruck einer elementaren Defizienz. Oder wie *Wyrsch* formulierte: »Das soziale Versagen ..., ihr Mangel an Konzentration und Ausdauer, ihre Ermüdbarkeit und affektive Verflachung machen oberflächlich gesehen den Eindruck eines beinahe schon organischen Defekts.« Dies gilt sowohl für den äußeren Eindruck, den wir gewinnen, als auch für die Art und Weise, wie solche Patienten aus introspektiver Sicht sich selbst beurteilen. Sie sind ganz von dem Bewußtsein einer tiefgehenden, letztlich unverrücklichen Veränderung, eines Verlustes jeglicher basalen Verankerung im Leben durchdrungen. Charakteristischerweise sprachen sowohl *Wyrschs* Patientin Anna K. als auch unsere Kranke A. spontan von ihrer Störung als von einem »Defekt«. Sie waren verzweifelt bemüht, ihn in seinem Wesen zu beschreiben, gleichzeitig aber zutiefst überzeugt, ihn feststellen, jedoch nicht ändern zu können.

Nach der Selbstauffassung dieser Kranken ist es ein Versagen von Grund auf, was sie seit ihrer Kindheit prägt und ihnen ein Erwachsenwerden unmöglich macht. Bezeichnend ist, daß beide Patientinnen, von denen *Wyrsch* berichtete, ebenso wie die unsrige, über einen Verlust an »Halt« klagten[40]. Sie verstehen es, dieses basale Unvermögen bis zu einem bestimmten Zeitpunkt – am ehesten durch eine gewisse Ehrgeizhaltung – zu kompensieren, bis diese Kompensationsmöglichkeiten eines Tages zusammenbrechen, was den Ausbruch der manifesten Erkrankung bedeutet. Diese Selbstinterpretation deckt sich mit jener Auffassung, wie sie von *W. Kretschmer, Kulenkampff, Bräutigam* und anderen vertreten wird, wonach die mit der Reifungssituation sich ganz von selbst ergebende veränderte Stellung in der Welt mit all ihren Anforderungen von diesen Patienten nicht bewältigt zu werden vermag. Wir brauchen diese Interpretation, für die vieles spricht, im Rahmen unserer Aufgabenstellung nicht auf ihre Berechtigung hin zu prüfen. Das würde in pathogenetische Fragen hineinführen, die wir hier ausgeklammert haben. Die Erwähnung dieser Selbstinterpretation dient uns hier nur zur Charakterisierung des für dieses Krankheitsbild bezeichnenden Reflexionsniveaus.

Das Problem der Schizophrenia simplex, insbesondere dieser reflektierten Form derselben, wurde von *Cornu* (1958, 1960) weiter verfolgt. Bei ihm findet sich eine Katamnese der Patientin Anna K. von *Wyrsch* ebenso wie die Beschreibung eines ähnlichen Falles (Irmgard T.). Auch *Cornu* hebt die sachliche, fast naturwissenschaftliche Analyse des eigenen Verändertseins bei diesen Kranken hervor. Sie setzt einen bestimmten Grad von Selbsterhellungsfähigkeit voraus, der für die gesamte Pathoplastik bestimmend zu sein scheint.

Was die Psychotherapierbarkeit betrifft, betont *Cornu* – in Übereinstimmung mit unseren Erfahrungen – die hartnäckige Abwehr aller psychodynamischen Deutungen und den Mangel an Übertragungsfähigkeit. Im Gegensatz zu anderen Schizophrenen besteht nicht einmal die Tendenz zu wahnhafter Übertragung. Die Zwickmühle, in die der Therapeut nur allzu

40 *Wyrsch* nahm das zum Anlaß, diese »Haltschwäche« als Mangel an Selbstgestaltungsvermögen scharf von jener ganz anderen der »haltlosen« Psychopathen abzugrenzen.

leicht gerät, besteht u. E. darin, daß der Patient etwas von Grund auf anderes als theoretische Informationen braucht, sich aber zugleich aus innerer Angst auf nichts anderes einlassen will oder kann. »Diese behandlungswilligen Simplexfälle lassen sich ... – zum mindesten in der ersten Zeit – nur mit einer Behandlungstechnik angehen, die vorwiegend an den Intellekt appelliert und eine Art emotionaler Hygiene bezweckt«, meint *Cornu.* Er interpretiert die Symptomatik im Sinne von *Federn* als eine Besetzungsschwäche der äußeren Ichgrenze bei weitgehender Intaktheit der inneren. Im Anschluß an *Hill* hebt er eine gestörte Vaterbeziehung als besonders charakteristisch hervor, wie sie auch bei A. nicht zu übersehen ist. Jedoch muß man mit verallgemeinernden Aussagen über die Gewichtigkeit einzelner pathogenetischer Faktoren vorerst zurückhaltend bleiben, solange nicht ein größeres Erfahrungsmaterial über diese im Rahmen der klinischen Psychiatrie seltene Krankheitsform vorliegt. – Die schwierigen therapeutischen Probleme, die solche Patienten wie A. aufgeben, sind nicht Gegenstand dieser Schrift. Die eigenen Erfahrungen decken sich weitgehend mit denen von *Benedetti* (1967).

Was die *Differentialdiagnose* angeht, so ist die Unterscheidung von (bei Heranwachsenden nicht selten protrahiert verlaufenden) endogenen Depressionen relativ leicht. Problemreicher ist dagegen die Abgrenzung von neurotischen, speziell zwangsneurotischen Entwicklungen. Auch die Fälle von *Wyrsch* und *Cornu* zeigten auffällige anankastische Züge. Was bei A. den Verdacht in diese Richtung lenken konnte, waren vor allem die »aufgezwungenen« Gedanken, Phantasien und Fragen. Offenkundig lag eine anankastische Grundhaltung vor mit Überbetonung von Pflichtbewußtsein, Gewissenhaftigkeit und Reinlichkeit. Eine Zwangssymptomatik i. e. S. bestand jedoch nicht. Das ständige Denken- und Fragenmüssen ließ sich nicht mit einem neurotischen Zwangsgrübeln gleichsetzen. Der Charakter des »Müssens« war ein anderer. Während es bei den Zwangskranken im allgemeinen – auch für ihr eigenes Urteil – sinnlose Fragen sind, deren sie sich nicht erwehren können, war das bei A. nicht der Fall. Sie schämte sich zwar ihrer Fragen, fand sie banal; glaubte aber, wenn überhaupt, durch sie allein jene vorprädikative Evidenz und Geborgenheit, von der noch zu sprechen sein wird, wo nicht wiederzugewinnen, so doch ersetzt bekommen zu können. Während beim Zwang die Verselbständigung von Abwehrmaßnahmen im Vordergrund steht (*Freud, Kretschmer, Binder, Straus, v. Gebsattel, Göppert*

u. a.), sehen wir hier eine viel unmittelbarere Auseinandersetzung mit dem dort Abgewehrten, d. h. mit jener ursprünglichen Leere, welche die Selbstverständlichkeiten des alltäglichen Lebens außer Funktion setzt. Den Unterschied kann man sich verdeutlichen, wenn man von der Modellvorstellung eines dialektischen Verhältnisses zwischen Sicherungsbedürfnis und tatsächlicher basaler Verunsicherung ausgeht: Das Schwergewicht liegt dann bei den hier gemeinten Fällen im Gegensatz zu den Zwangskranken ganz einseitig auf letzterer.

Zwischen zwangsneurotischer und schizophrener Symptomatik[41] gibt es mannigfaltige gleitende Übergänge. Wir überblicken eine Kasuistik von 16 Schizophrenen, die teils vor, teils während ihrer Psychose ausgeprägte Zwangssymptome entwickelten. Besonders gut sind diese gleitenden Übergänge an manchen pseudoneurotischen Schizophrenien (*Hoch* et al.) bzw. »borderline cases« (*Schmiedeberg*) zu studieren. Derartige Fälle sind geradezu durch eine Erniedrigung der dynamischen Grenzschwelle zwischen zwangsneurotischen und schizophrenen Abspaltungsmechanismen gekennzeichnet. Am deutlichsten wird dieser Übergang faßbar, wenn das veränderte Verhältnis zum eigenen Ich nicht nur die formale Struktur der Symptomatik, sondern auch deren Inhalt bestimmt. Das ist da der Fall, wo der Inhalt von Zwangsgedanken etwa darin besteht, daß das eigene Ich verlorengehen könne, und dieser Gedanke sich allmählich so weit verselbständigt, daß er nicht mehr als eine aus dem eigenen Inneren stammende, sich dem Ich unsinnigerweise aufdrängende Vorstellung erlebt wird, sondern zur wahnhaften Gewißheit wird, oder – wie wir es einmal sahen – der Kranke sich in Form einer Ichstörung genötigt fühlt, sich mit diesem Gedanken zu identifizieren (z. B. in der Form, daß er als aufoktroyiert erlebt: »Ich will mein Ich verlieren«). Psychodynamisch gesehen, haben wir es mit dem Ineinanderumschlagen verschieden strukturierter Abwehrmechanismen zu tun. Offensichtlich spielt die Reflexivität beim Zustandekommen dieser Symptomatik eine entscheidende Rolle.

Mit der Bedeutung der *Reflexivität* (der »reflexiven Demarkation«) als einem strukturdynamischen Prinzip bei Schizophrenien (genauer mit dem Gestaltwandel zwischen Zwang und Katatonie) hat sich vor allem *Simkó* (1962, 1968) beschäftigt. Er faßt sie als »Auseinandersetzung im Ich-Selbst-Verhältnis« auf und beschreibt Formen »registrierender Selbstbeobachtung« und »aktiver Selbstbeherrschung«. In diesem Sinne stellt er – mit nahezu vollständiger Krankheitseinsicht einhergehende – schizophrene Verbalhalluzinosen und »anankastische Katatonien« einander gegenüber als polare Grenzpfosten schizophrener Symptomatologie, bei denen die anankastische Abwehrstruk-

41 Vgl. *C. Müller* (1953, 1957), *Stengel* (1954, 1957, 1960), *Eggers* (1968); dort auch weitere Literatur.

tur das Bild prägt. »Registrierende Selbstbeobachtung« und »aktive Selbstbeherrschung«[42] dominieren auch bei der von *Wyrsch* erstmals beschriebenen reflektierten Form der Schizophrenia simplex, mit der wir es hier zu tun haben. Zwischen beidem wäre als drittes und vielleicht wichtigstes ein durch und durch reglementiertes Gefühlsleben zu nennen. Bei dieser durch reflexive Dynamik geprägten Gruppe von Schizophrenien imponiert häufig auf den ersten Blick die zwangsneurotische Komponente. Nach *Simkós* Modellvorstellung verbirgt sich bei ihnen der primär krankhafte »hyletische Kern« hinter einer noetischen Deutungsstruktur (»Deck-Noesen«). Diese Deck-Noesen tragen meist das Gepräge forcierter Rationalität, d. h., sie entsprechen einem eher übersteigerten Anspruch an Normalität und Normgerechtigkeit.

Simkó sieht in diesen Syndromen eine Umkehrung der zweigliedrigen Wahnwahrnehmungsstruktur im Sinne von *K. Schneider.* Wie dort nur das zweite Glied pathologisch zu nennen sei, so hier allein das erste. Im Gegensatz zur Wahnwahrnehmung seien die bedeutungsverleihenden Akte nicht pathologisch verändert. – Dieses Vorstellungsmodell einer Strukturumkehr vereinfacht sicher zu stark: Erstens läßt sich *K. Schneiders* These von der Intaktheit des ersten Gliedes der Wahnwahrnehmung nicht durchgehend aufrechterhalten, wenn man gestaltpsychologische Wahrnehmungskriterien einbezieht (*Matussek*), Zweitens gehört die von *Simkó* beschriebene Reflexivität nicht derselben noetischen Stufe an wie das die Wahnwahrnehmung ausmachende abnorme Bedeutungsbewußtsein, sondern einer höheren.

Das entscheidende phänomenologische Problem, auf das diese durch Reflexivität gekennzeichneten Schizophrenien die Aufmerksamkeit lenken, ist: In welcher Weise bleiben die sinn- und bedeutungsverleihenden Akte auf eine fundamentale Rezeptivität (passive Synthesen in der Sprache des späten *Husserls*) angewiesen. Der »Reflexionskrampf« (*Conrad*) ist offensichtlich etwas Sekundäres gegenüber der basalen Gestörtheit, wie sie zum Beispiel A. in ihren Klagen über den Verlust der natürlichen Selbstverständlichkeit zum Ausdruck bringt. Es spricht vieles dafür, daß die gesteigerte »Reflexivität« eine letzte, selbst noch aus dem Bereich des gesunden menschlichen Seelenlebens stammende »Kompensationsmöglichkeit« darstellt, deren Wesen es allerdings erst noch zu erforschen gilt.

Wenn man bei A. eine endogene Depression oder lediglich eine Neurose annehmen wollte, so käme noch am ehesten eine Entfremdungsdepres-

42 Bei der »aktiven Selbstbeherrschung« wäre z. B. an A.'s verzweifelten, erst retrospektiv eingestandenen Kampf gegen einen kaum bezähmbaren, »fürchterlichen Drang, Glastüren und Fenster zu zerschlagen,« oder gegen die noch häufigeren autoaggressiven Impulse zu denken.

sion bzw. Entfremdungsneurose in Betracht. Ihre Klagen über den Verlust der natürlichen Selbstverständlichkeit würde man dann als Ausdruck von depressiver bzw. neurotischer Depersonalisation und Derealisation deuten. Die genauere Untersuchung zeigte aber, daß beides strenggenommen nicht vorlag. Zwar sagte sie gelegentlich: »Ich bin mir irgendwie fremd – bin nicht ich selbst.« Aber wenn man ihr typische Depersonalisations- und Derealisationserlebnisse näher schilderte und zum Vergleich anbot, erwiderte sie mit großer Entschiedenheit: »Nein, das kenne ich nicht.« Auf die Frage, ob sie sich selbst, ob ihr der eigene Körper oder das draußen Begegnende irgendwie unwirklich vorkomme, entgegnete sie ebenfalls stets abwehrend: »Wirklich ist das! Die Wirklichkeit habe ich noch nie angezweifelt ...« Dennoch läßt sich eine gewisse Verwandtschaft mit zwangsneurotischen und depressiven Entfremdungserlebnissen nicht übersehen. Der vorliegende Fall weist durchaus Ähnlichkeiten auf mit dem von *Kimura* (1963) beschriebenen. Den Aktcharakter der Widersprochenheit, wie ihn *P. Schilder* schon 1914 als wesentlich für die Entfremdungserlebnisse herausarbeitete, finden wir auch hier. – In diesem Zusammenhang ist ferner die bei A. so stark ausgeprägte Ratlosigkeit hervorzuheben, ein Symptom, mit dessen Vorkommen bei Schizophrenen sich bereits *Wernicke* (1900, 218 ff.), *Jaspers* ([5]1948), *Gruhle* (1915, 180 f.) und *Störring* (1939) eingehend beschäftigt haben.

Daß auch die Zwangskrankheit etwas mit dem Verlust der natürlichen Selbstverständlichkeit zu tun hat, ist im Anschluß an *v. Gebsattel* am nachdrücklichsten von *Göppert* (1960, 32, 53 ff., 62) gezeigt worden. Allerdings tritt bei Zwangskranken dieser Verlust nicht unmittelbar als solcher hervor, sondern bedarf zu seiner Sichtbarmachung einer besonderen Interpretation. Darin liegt ein wesentlicher Unterschied. Der Beeinträchtigung von Strukturen, welche die Alltäglichkeit des Daseins gewährleisten, kommt zweifellos weit über die Grenzen der Schizophrenieforschung hinaus Bedeutung zu. Wenn *Göppert* (in Zurückweisung der *Jaspersschen* Kritik an *v. Gebsattel*) betont: »Erst wenn wir herausgearbeitet haben, was so verschiedene psychopathologische Erscheinungen, wie etwa der schizophrene Wahn, das Leere-Erlebnis der Depression, ihr Schuld- und Versündigungsgefühl, die Angst vor dem ›Antieidos‹ des Zwangskranken miteinander *verbindet*, besteht auch die Aussicht, daß an die Stelle einer bloß äußerlichen Abgrenzung eine systematisch fundierte Unterscheidung treten kann«, so ist damit eine Maxime auch der vorliegenden Untersuchung ausgesprochen. Nur müssen wir zu dieser Aufzählung die *Leere* bei der symptomarmen Hebephrenie bzw. Schizophrenia simplex hinzufügen. Es erhebt sich die Frage, ob das »bestimmte Unverständliche«, wie es *Müller-Suur* als Kern des schizophrenen Persönlichkeitswandels beschreibt, letztlich überhaupt etwas anderes ist als jenes »Antieidos« dem *v. Gebsattel* nachging. Wenn nicht, wären es nur die Art des Ausgesetztseins und die verfügbaren Abwehrmechanismen, die den Unterschied zwischen Schizophrenie und Zwangskrankheit (sowie vielleicht auch anderen psychopathologischen Syndromen) ausmachten.

VII. Der Verlust der natürlichen Selbstverständlichkeit als psychopathologisches und anthropologisches Problem

Der Verlust der natürlichen Selbstverständlichkeit[43], der das Thema der nachfolgenden phänomenologischen Interpretationen darstellt, wäre als Symptom im Sinne der klinischen Diagnostik genommen nahezu wertlos. Ihm fehlt die Spezifität. Wir finden ihn mehr oder weniger ausgeprägt nicht nur in verschiedenen anderen psychopathologischen Zusammenhängen, sondern in feinerer Dosierung bildet er ein stimulierendes Moment einer jeden gesunden Persönlichkeitsentwicklung. Dementsprechend soll uns der Verlust der natürlichen Selbstverständlichkeit auch nicht als Symptom dienen und schon gar nicht als ein »spezifisches«, sondern als Leitfaden für das Studium von Abwandlungen des menschlichen Daseins, die freilich eine ganz bestimmte – und in gewisser Hinsicht durchaus spezifische – Richtung erkennen lassen. Paradox formuliert: Es geht um die Spezifität des Unspezifischen. *Wyrsch* (1949) hat schon mit einem ähnlichen Paradoxon gerungen, wenn er schrieb, die Wandlung der Person beim Schizophrenen sei zwar kein »Primärsymptom«, sie erscheine sogar nur als eine Folge des akuten Krankheitsgeschehens, sei aber »so kennzeichnend für die Krankheit, wie es kein Symptom ist«. Dies beruht darauf, daß Krankheitssymptome und Daseinsweise faktisch zwar zusammenfallen können, in ihrer Wesensbestimmung jedoch *inkommensurabel* sind[44].

Diese Schwierigkeit haftet schon dem von *E. Bleuler* in den Vordergrund gerückten Begriff des Autismus an. Auch dieser kann keinen Anspruch auf nosologische Spezifität erfüllen. Der Autismus – darin gleicht er dem Unselbstverständlichwerden der Existenz – beruht auf einer grundlegenden, das menschliche Dasein mitkonstituierenden Seinsmöglichkeit, einer Seinsmög-

---

43 Es geht aus unserem gesamten Zusammenhang hervor, daß mit der »natürlichen Selbstverständlichkeit« etwas Spezielleres und Basaleres im Blick ist als mit der von *W. Schulte* akzentuierten »Unbefangenheit zu leben«. Letztere reicht in ihrer Bedeutung weit über den Rahmen des hier Gemeinten hinaus. Ein Verlust der Unbefangenheit zu leben droht bei jeder schweren Krankheit, bei jeder Konfrontation mit dem Tode, nicht aber ein Verlust der natürlichen Selbstverständlichkeit. Ob eine bzw. welche Beziehung zwischen beidem besteht, wäre gesondert zu untersuchen. Als Ausgangspunkt hierfür könnte eine nähere Betrachtung des Verhältnisses zwischen Lebenswelt und Leib dienen. – Wir nehmen den Ausdruck »natürliche Selbstverständlichkeit« hier so auf, wie ihn unsere Pat. uns anbietet (S. 59 ff.). Inwiefern Natürlichkeit und Selbstverständlichkeit zweierlei ist, wird sich später (S. 167) zeigen.

44 Vgl. *L. Binswanger* (1958), *Blankenburg* (1958), *Häfner* (1959, 1961), *Hofer* (1954), *Kuhn* (1963), *Müller-Suur* (1962) u. a.

lichkeit, die erst eine pathologische Bedeutung bekommt, wenn sie sich aus dem lebendigen Zusammenhang mit anderen Seinsmöglichkeiten herauslöst und als verselbständigte das Dasein bestimmt. Dann allerdings konstituiert sie in gerader Konsequenz jenes Zustandsbild, das wir im Rahmen der klinischen Diagnostik als »schizophren« zu bezeichnen gewohnt sind.

Als Symptom unspezifisch mutet uns der Autismus doch in anderer Hinsicht »spezifischer« an als die meisten anderen schizophrenen Symptome, auch die ersten Ranges. Dies macht verständlich, warum der Autismus bei *E. Bleuler* als ein »Grundsymptom« rangieren konnte. Der begriffliche und wissenschaftstheoretische Stellenwert der Grundsymptome blieb allerdings bei *Bleuler* weitgehend ungeklärt. Das hat *K. Schneider* 1957 noch einmal in aller Schärfe herausgestellt. Die Unklarheit liegt u. E. vor allem darin, daß *Bleuler* phänomenologische Einsichten auf die Ebene der klinischen Symptomatologie projizierte. Durch diese Verschränkung verschiedener Problemebenen wurde der Begriff wissenschaftlich zunächst nahezu unbrauchbar[45].

Es ist notwendig, sich klarzumachen, inwiefern es sich hier zugleich um weniger und um mehr als ein Symptom handelt. Auf der Ebene einer symptomatologischen Betrachtung kommt solchen Begriffen wie Autismus oder Verlust der Selbstverständlichkeit kein besonderer Wert zu, weil sich das damit Gemeinte zu tief ins gesunde menschliche Dasein zurückverfolgen läßt. Gerade dies aber, was ihnen den Wert als Symptom nimmt, gibt ihnen ihr Gewicht zur Beantwortung der Frage, welchen Wesensort im Gesamtgefüge des Menschseins die schizophrenen Syndrome einnehmen, in denen diese Seinsmöglichkeiten nur ihre extremste und damit zugleich karikierte Verwirklichung finden.

Ganz Ähnliches ließe sich von den Begriffen Verstiegenheit, Verschrobenheit und Manieriertheit sagen, die *Binswanger* (1956) in einer Monographie als »drei Formen mißglückten Daseins« gesondert beschrieben und analysiert hat. Im Gegensatz zu *E. Bleuler* unterließ er es jedoch nicht, den Unterschied zwischen symptomatologisch-diagnostischer und phänomenologisch-daseinsanalytischer Ebene sorgsam klarzustellen. Sein Ziel war es, den starren Begriff »des Autismus als des schizophrenen Kardinalsymptoms durch seine Rückverwandlung in den Fluß des Geschehens des menschlichen Daseins« aufzulösen. Einen wesentlichen Schritt in dieser Richtung bedeutete die Herausarbeitung des Begriffs der »anthropologischen Proportion« bzw. Dispro-

45 Einen Überblick über die Geschichte des Begriffs ›Autismus‹ gaben *H. Schneider* (1964), *E. Dein* (1966).

portion. Mit dieser eigentümlichen Modellvorstellung wurde eine spezifisch anthropologische Erfahrungs- und Wirklichkeitsdimension freigelegt.

Sie ist bei *Binswanger* allerdings nur angezielt. Die Dimensionalität dieser Dimension harrt noch einer weiteren Differenzierung, Klärung und Begründung. Davon, inwieweit das gelingt, wird abhängen, ob der Terminus »anthropologische Proportion« nur als gelungene Charakterisierung, am Ende gar nur als Bonmot, übernommen wird oder als ein wissenschaftlich fruchtbarer Begriff, der nach vielen Seiten hin ausbaufähig ist. Bei *Binswanger* bezieht er sich ausschließlich auf die Proportion zwischen »Höhe« und »Weite«. *Broekman* und *Müller-Suur* (1964) haben mit Nachdruck gefordert, daß vorerst die spezifische Räumlichkeit geklärt werden müßte, die in den metaphorisch verwendeten Begriffen »Höhe« und »Weite« im Hinblick auf das menschliche Dasein angesprochen ist. Erst wenn das gelingt, kann aus solchen unmittelbar überzeugenden, anschaulichen Metaphern ein Instrument zur Erfassung von spezifisch-anthropologischen Dimensionen werden.

Man kann in dem Postulat dieser oder ähnlicher »Proportionalitäten« den Versuch einer Mathematisierung des strukturanthropologisch verstandenen In-der-Welt-Seins erblicken. Gibt es auch bislang keine Möglichkeit, die hier gemeinte »Höhe« und »Weite« quantitativ zu bestimmen, so erscheint ein solches Bestreben doch nicht gänzlich unsinnig. Man muß sich nur darüber klar sein, daß es nicht darum geht, Mathematik äußerlich auf anthropologische Strukturen anzuwenden, sondern diese soweit aufzuhellen, daß sie etwas von jener Durchsichtigkeit gewinnen, welche der Mathematik ihren besonderen Wissenschaftsrang gibt. – Notwendig ist dazu, daß die Proportion von Höhe und Weite, die aus einem komplizierten Strukturgefüge von *Binswanger* herausgegriffen wurde, nicht isoliert bleibt, sondern hinsichtlich ihrer Stelle im gesamten Daseinszusammenhang geklärt wird. Dazu gehört, daß sie unter anderem auch in Beziehung gesetzt wird zu der Proportion zwischen Geborgenheit und Ungeborgenheit, Selbstverständlichkeit und Unselbstverständlichkeit im menschlichen Dasein.

Ebenso wie dem Autismus und wie Verstiegenheit, Verschrobenheit und Manieriertheit kommt auch dem Verlust der natürlichen Selbstverständlichkeit keine nosologische Spezifität zu. Aber die anthropologische Disproportion von Selbstverständlichkeit und Unselbstverständlichkeit führt ebenso wie die von Höhe und Weite zur Konstitution jener Seinsweisen, die wir in klinisch-diagnostischer Einstellung als »schizophrene Zustandsbilder« einzuordnen gewohnt sind. Allerdings führt die bloße Feststellung einer Disproportion nicht weiter, solange damit nur ein qualitatives Werturteil ausgesprochen wird und es nicht gelingt, zunächst ganz wertungsfrei eine dialektische Stufenfolge verschiedener Proportionen zu differenzieren und deskriptiv darzustellen. Proportion und Disproportion (Glücken und Mißglücken des Daseins, wie *Binswanger* im Anschluß an *Szilasi* auch sagte) dürfen nicht als neue Vokabeln an die Stelle von Norm und Abnormität treten, sondern haben nur Sinn, wenn sie diese weithin ungeklärten, aus dem vorwissenschaftlichen Bewußtsein übernommenen Begriffe tatsächlich differenzieren und klären.

Die Begriffe Selbstverständlichkeit und Unselbstverständlichkeit bieten sich, ebenso wie die von Weite und Höhe, von Man-Sein und Selbst-Sein u. a., gerade deshalb für eine phänomenologisch-anthropologische Untersuchung an, weil sie nicht auf eine Normenskala verweisen, am Ende gar auf die von »gesund – pathologisch«.

Wenn man aus einer Orientierung am Minus, an bloßer Defizienz, herauskommen möchte, um zu einer Beschreibung des Aliter zu gelangen, braucht das nicht unbedingt schon in der Wahl der Termini zum Ausdruck kommen. Negationen sind kaum zu vermeiden. Im Sinne des Satzes »Omnis determinatio est negatio« (Spinoza) ist ohne Negation überhaupt keine präzise Bestimmung möglich. Diese erfolgt im allgemeinen von den uns bekannteren und d. h. in diesem Falle von den Zuständen des Gesunden her. Daher drängen uns schon die sprachlichen Ausdrücke in der Psychopathologie zu einer normativen Auffassung. Negationen lassen sich aber auch im Rahmen unserer Aufgabenstellung unbedenklich verwenden, wenn wir sie *dialektisch* und nicht normativ verstehen. Sie sind dann nicht gleichbedeutend mit Privationen. In diesem Sinne ist der »Verlust« der natürlichen Selbstverständlichkeit, von dem im folgenden viel die Rede sein wird, weniger als Privation denn als dialektisch gemeinte Negation aufzufassen. Ist doch letztlich *Unselbstverständlichkeit nicht weniger, sondern nur anders als Selbstverständlichkeit konstitutiv für menschliches In-der-Welt-Sein*. Solange die phänomenologisch-anthropologische Psychopathologie an Normen orientiert bleibt, d. h. nicht dialektisch denkt, läuft sie ständig Gefahr, nur eine Übersetzung der geläufigen klinisch-diagnostischen Begriffe in eine andere Terminologie, statt echte Erkenntnis zu bieten (*Szilasi* 1951, *Kisker* 1963, *Blankenburg* 1958, 1964).

Wenn Unselbstverständlichkeit nicht weniger als Selbstverständlichkeit konstitutiv ist für menschliches In-der-Welt-Sein, dann kann man das Verhältnis zwischen ihnen als bezeichnend dafür ansehen, *wie* einer in der Welt ist. Damit wird zugleich deutlich, daß es sich nicht um eine statische Proportion handeln kann. Dynamisch ist sie nicht nur, weil sie auch bei ein und demselben Menschen ständig variiert, sondern grundsätzlicher, insofern Selbstverständlichkeit und Unselbstverständlichkeit sich in dialektischer Bewegung wechselseitig potenzieren. Das heißt, jede Aufhebung einer Selbstverständlichkeit muß einer neuen Selbstverständlichkeit den Platz frei machen, wenn die Einheit des Daseinsvollzugs gewahrt bleiben soll. Anthropologische Proportion bedeutet demnach stets dialektische Bezogenheit[46], Disproportion ein Durchbrechen derselben, und »Verlust der natürlichen Selbstverständlichkeit« meint dann nichts anderes als ein Auseinanderbrechen der Dialektik von Selbstverständlichkeit und Unselbstverständlichkeit des Daseins zugunsten letzterer.

Allgemeiner, aber zugleich auch abstrakter und weniger erfahrungsnahe, läßt sich diese Dialektik als die von Unmittelbarkeit und Mittelbarkeit darstellen. *Jaspers* ([7]1959, 109 f.) sprach von einem »Einbau« der Reflexion in die Unmittelbarkeit. Störungen entstünden, wenn dessen *natürlicher* »Ablauf« gestört sei, »der die gegenüber aller Reflektiertheit bleibende Selbstverständlichkeit, Harmlosigkeit, Fraglosigkeit unseres Lebens« gewährleiste. Die »Natürlichkeit«, mit der dieser Einbau erfolgt, erscheint als das entscheidende Problem.

Wenn *Jaspers* in bezug auf diesen Einbau von »Mechanismen« spricht, so deckt er die aufgerissene Frage nach dem Geschehenscharakter dieses Einbaus und seiner »Natürlichkeit« noch im selben Satz wieder zu. Denn ob bzw. wie sich dieser Geschehenscharakter als »Mechanismus« fassen läßt, ist ja gerade ein Problem. Es liegt heute nahe, an kybernetische Vorstellungsmodelle zu denken; doch können diese naturgemäß nicht zu einer Wesensdeutung jener Vorgänge, die sie abbilden, beitragen.

Begriffe wie Mittelbarkeit und Unmittelbarkeit sowie eine darauf aufbauende Dialektik haben den Nachteil, daß sie zu stark im Allgemeinen verbleiben und zu Deduktionen verleiten, welche die Konkretheit des in der Erfahrung Gegebenen nicht zu erreichen vermögen. Demgegenüber schlagen wir einen induktiven Weg ein, indem wir von den theoretisch unvorbelasteten Selbstschilderungen der Patientin ausgehen, um von daher Einblicke in das veränderte Verhältnis von Selbstverständlichkeit und Unselbstverständlichkeit zu gewinnen, welches für nicht-paranoides schizophrenes In-der-Welt-Sein konstitutiv ist. – Wir beabsichtigen, zunächst einmal an dem beschriebenen Einzelfall eine Reihe von Kategorien freizulegen, die sodann auch für andere Fälle aufschlußreich werden können.

46 Vgl. hierzu *Gabel* (1962, 239): »C'est la structure dialectique de son insertion dans le monde qui defende l'homme ... contre le délire.«

VIII. Phänomenologische Interpretation

Einleitung

1. Hintergrund- und Grundlagencharakter der natürlichen Selbstverständlichkeit

Was in den Explorationen, die uns im folgenden beschäftigen, zu Worte kommt, führt in jenen Bereich, in dem die Psychiatrie nach Worten von *Kisker* (1960) an sich selbst die Nötigung, philosophisch zu werden, erfährt. Nicht als ob das in den Explorationen zutage Geförderte etwa metaphysisch gedeutet werden sollte. Dessen bedarf es nicht. Was wir von der Patientin erfahren, verweist unmittelbar durch sich selbst auf bestimmte Bedingungen der Möglichkeit unseres In-der-Welt-Seins, die es lediglich zu explizieren gilt.

Die Patientin sagt, was ihr fehle, sei »so etwas Kleines ... so etwas Wichtiges, ohne das man aber nicht leben kann«. Sie findet es selber »komisch«, daß etwas so Kleines, d. h. Unscheinbares, Banales und daher Verächtliches, sich als so wichtig und lebensnotwendig erweisen soll. Von diesem Staunen, das immer wieder, in eins mit verzweifelter Ratlosigkeit, an ihr zu beobachten war, gehen wir aus. Wir selbst müssen uns in dieses Staunen hereinziehen lassen, wenn wir die anthropologische Dimension nicht verfehlen wollen, in der sich eine solche Alienation abspielt.

Im folgenden ist stets auseinanderzuhalten, was die Kranke an ihrem Anderssein erlebt, und dieses selbst. Jene Befremdung, die bei unreflektierten Schizophrenen allein den Außenstehenden befällt, erscheint hier in die Kranke selbst hineinverlagert, und zwar nicht abgeschwächt, sondern eher noch potenziert. Sie ist zu unterscheiden von der Entfremdung, welche das Krankheitsgeschehen als solches kennzeichnet. Das Verhältnis zwischen Befremdung und Entfremdung wird man für alles Folgende im Auge behalten müssen.

Dieses Kleine, Wichtige, was ihr fehle, meinte A., sei eigentlich nicht so sehr ein bestimmtes Wissen, als daß sie das, was sie wisse, auch »so selbstverständlich und so ...« wisse. Das Was jenes »Wissens«, nach dem sie sucht, fällt demnach weitgehend mit einem bestimmten Wie desselben zusammen.

Das gleiche meinte offenbar ein anderer Schizophrener (Karlheinz Z.), wenn er in seinem Brief »an eine Unbekannte« schrieb: »Ich weiß nicht, ob Sie glücklich sind. Nehmen wir's einmal an. Wem verdanken Sie dieses – na sagen wir einmal – Unbeschwertsein? Ihrer Kindheit, Ihrer Jugend, Ihren

Freunden und Bekannten? Ihrer Familie? Vielleicht! Sie verdanken Ihre Geborgenheit, Ihr Unbeschwertsein oder Glücklichsein einem ›*etwas*‹, dessen Sie sich kaum bewußt sind. Dieses ›etwas‹ ermöglicht erst das Unbeschwertsein usw. Es bildet die erste Grundlage. Dieses geheimnisvolle ›Etwas‹ scheint sich gegen das Bewußtsein hartnäckig zu wehren, ihm großen Widerstand zu leisten – und das hat seinen guten Grund! ...«

Was A., mühsam um Worte ringend, viel unbeholfener, unmittelbarer, deshalb auf den ersten Blick auch überzeugender zum Ausdruck bringt, bekommen wir hier durchreflektiert und mit nicht geringem Selbstbewußtsein vorgetragen. Der Sache nach ist es aber dasselbe. Mit der bewußt herablassenden, gönnerhaften Umschreibung »na sagen wir einmal ...« deutet Z. an, daß er etwas Spezifisches im Auge hat, das mit dem »Unbeschwertsein« nur ungefähr und mißverständlich getroffen ist. Er zielt jene Basis an, jene Bedingung der Möglichkeit für alles Unbeschwertsein, alle Geborgenheit, die den Gesunden auch da noch trägt und hält, wo er sich einmal nicht unbeschwert und geborgen fühlt. A. nennt dieses Etwas die »natürliche Selbstverständlichkeit«. Es war dies keineswegs etwa ein für sie von vornherein feststehender Terminus, sondern die Bezeichnung schälte sich erst allmählich aus ihrem stammelnden, um das Wort »selbstverständlich« kreisenden Monologisieren heraus. Wo Z. von der »ersten Grundlage« spricht, da redet A. von den »grundlegenden Sachen«, von den »einfachen Beziehungen« oder vom »Grundsätzlichen«. Andere Patienten bevorzugen statt dessen den Ausdruck »Geborgenheit« – z. B. Elisabeth H.: »Solange man nur auf einer verzweifelten Suche nach Geborgenheit ist, kann man sich nicht lösen« –, meinen aber in Wahrheit ebenfalls jenes Etwas, das die elementare Voraussetzung eines jeden natürlichen Geborgenheitsgefühls darstellt, ohne mit diesem identisch zu sein.

Wenn unsere Patientin von »etwas so Kleinem« spricht, meint sie offenbar, daß es etwas ganz Unscheinbares und im Grunde Verächtliches sei, was sie vermißt. Sie wehrt sich dagegen, dem eine solche Bedeutung beizumessen: »Das ist so wenig! Das hat man so nebenbei. Da ist doch überhaupt nicht viel dabei. Das ist doch eigentlich selbstverständlich! Andere Dinge sind doch eigentlich viel wichtiger ...« Oder in anderem Zusammenhang: »Es ist kein Wissen, man kann es nicht einfach sehen und verstehen ...«, und ein wenig abfällig: »Das sind so gefühlsmäßige Sachen«, »das hat man einfach von Natur aus«. (Das heißt: Man hat es zu haben; die anderen haben es, nur sie nicht.)

Es ist die Maske des Banalen, Verächtlichen, hinter der sich die Selbstverständlichkeit des Selbstverständlichen der Beachtung des Gesunden entzieht und »sich gegen das Bewußtwerden hartnäckig wehrt«, wie Z. formuliert. Nach der landläufigen Auffassung ist es die Sache des gesunden Menschenverstandes, des ›common sense‹: »Der *gemeine* Menschenverstand, den man als bloß gesunden ... Verstand für das Geringste ansieht ... hat daher auch die kränkende Ehre, mit dem Namen des Gemeinsinnes (sensus communis) belegt zu werden: und zwar so, daß man unter dem Wort gemein ..., so viel als das vulgare, was man allenthalben antrifft, versteht, welches zu besitzen schlechterdings kein Verdienst oder Vorzug ist« (*Kant* 1793, 156/157).

Immer wieder betonte A., daß es das Allereinfachste und Allerbanalste sei, was ihr fehle. Auf der anderen Seite mußte sie es zugleich für etwas außerordentlich Wichtiges, ja für *das* Wichtigste und Grundlegendste halten: »Das ist doch ein ganz komisches Gefühl, wenn man nicht einmal die *einfachsten* Sachen weiß«, diejenigen, die man »einfach braucht, um leben«, um es »menschlich schaffen« zu können. Dies erinnert an eine Kranke von *E. Kahn,* die darüber klagte, sie habe »das Menschenurteil verloren«. *Wyrsch,* der unter den klinischen Psychopathologen bisher am meisten zu diesem Fragenkreis beigetragen hat, erwähnte (1960, 21) eine Patientin, die ebenso wie A. davon sprach, daß es die Selbstverständlichkeit sei, die ihr verlorengegangen sei; doch zeichnete sich bei ihr offenbar bereits eine Wahnstimmung ab. Uns ist es dagegen um nichtparanoide, subapophäne Erlebnisweisen zu tun, um Abwandlungen der Grundbefindlichkeit, die hinter das paranoide Syndrom zurück-, in ihrer Allgemeinbedeutung aber über dasselbe hinausreichen.

Was A. mit dem »Kleinen«, »Wichtigen«, »Grundsätzlichen« anspricht, trägt demnach *basalen* Charakter. Basal: einmal, weil es sich von dem Boden des gewöhnlichen alltäglichen Bewußtseins nicht abhebt und deshalb meist übersehen wird; zum anderen, weil es – mit diesem Boden identisch – als Basis die Alltäglichkeit des menschlichen In-der-Welt-Seins trägt. Ihm eignet also ein Hintergrund- und zugleich Grundlagencharakter. Im gesunden Dasein läßt es sich in seiner konstitutiven Bedeutung nicht so leicht isoliert sichtbar machen. »Der normale Bewußtseinsgang ist dicht verknüpft«, schreibt *Szilasi* (1961, 111). »Der Erforschung der Bewußtseinsvorgänge überhaupt kommt die Natur mit den anormalen Fällen zur Hilfe; sie bietet gleichsam Experimente, die der Mensch nicht machen kann ...« Was angesichts dieser Sachlage der Psychiater eher als der Philosoph oder gar der Psychologe in Erfahrung zu bringen vermag, sind die »naturbestimmten Störungsstellen« (1961, 107). Sie zeigen zweierlei: »Erstens die Bedeutung der Stelle für das Gefüge, zweitens die Weise der Störung und aus ihr: die Weise der ungestörten Verfügung« (1961, 111).

Dabei muß man sich allerdings hüten, die Worte »Natur« und »naturbestimmt« ohne weiteres im Sinne der Naturwissenschaften zu verstehen. Das würde eine Metabasis eis allo genos bedeuten und verdiente berechtigte Kritik (*Häfner* 1961, 25; 1962, 200; *Kisker* 1962, 145). Ebenso ist der Ausdruck »Störung« auf dieser Betrachtungsebene nicht im Sinne statischer Defizienz, sondern streng dialektisch (s. S. 79 f.) zu verstehen.

Es geht jedoch nicht nur um die Isolierung der natürlichen Selbstverständlichkeit bzw. ihres Verlustes als eines besonderen Phänomens – das besorgt schon die Krankheit –, sondern zugleich um einen angemessenen Zugang zu demselben. Wenn Bedeutung, Tragweite und Wesenseigenart der natürlichen Selbstverständlichkeit unseres Alltagslebens sich der gewöhnlichen Aufmerksamkeit entziehen, eben weil ihr normales Fungieren uns *zu* selbstverständlich erscheint, fragt es sich, woher wir die Methode nehmen, mit deren Hilfe wir sie zu fassen bekommen. Nur wenn sich eine solche – spezifische – Methode finden läßt, können wir hoffen, statt bei einem bloßen Störungstheorem nach dem Muster »Störung von ...« stehen zu bleiben, zu differenzierteren (positiven) Wesensbestimmungen zu gelangen.

2. Der methodische Zugang

Die klassische Psychopathologie hat sich in der Nachfolge von *K. Jaspers* im wesentlichen mit negativen Bestimmungen der »Alienation« des Schizophrenen begnügt. Was sich bei den Kranken subjektiv etwa als Verlust der natürlichen Selbstverständlichkeit darstellt, findet auf der objektiven Seite sein Korrelat in einem Versagen des von außen kommenden Verstehens[47]. Die Befremdung des Psychiaters entspricht der Entfremdung des Kranken. In der Psychopathologie wurde die Frustrierung des Verstehens zu einem letzten Kriterium. Eine äußerste subjektivistische Zuspitzung erfuhr dieses Prinzip im »Präcoxgefühl« von *Rümke*. Für differentialdiagnostische Zwe-

47 In unserem Falle ist allerdings auch das Selbstverständnis der Kranken ein solches von außen kommendes Verstehen, das sein Versagen, d. h. seine Befremdung, in solchen Ausdrücken wie »ganz komisch« u. ä. bekundet; es verschlägt der Patientin buchstäblich die Sprache.

cke hat das seinen – umstrittenen – Wert. Was einen Menschen als »schizophren« erscheinen läßt, wird dabei aber gar nicht erst Thema. Es handelt sich nur um eine *Aus*grenzung. Das Bewußtsein des Psychiaters (des »alienist«, wie *Straus* hervorhebt) gestaltet sich gleichsam zu einem »empfindlichen Reagens« und erlangt auf diese Weise eine Art Überempfindlichkeit für »Unverständliches«. Infolge dieser Überempfindlichkeit kann er Schizophrenes um so leichter heraussondern. Die Art dieses Vorgehens führt aber aus rein methodologischen Gründen heraus notwendig zu jener Einengung des Verstehens und des Verstehensbegriffs, welche die klassische Psychopathologie charakterisiert. Die Konsequenzen, die daraus für das Verhalten zum Patienten erwachsen mußten, sind begreiflich. Einer der ersten, der dies sah, war *L. Binswanger;* für die neuere Zeit wären *v. Baeyer, Benedetti, Bräutigam, Häfner, Kisker, C. Müller* und viele andere zu nennen.

Bei einem phänomenologischen Vorgehen dürfen wir uns jedoch – auch abgesehen von den praktischen Konsequenzen – schon aus rein wissenschaftstheoretischen Überlegungen heraus nicht mit einem Ausgrenzen begnügen. Es stellt sich vielmehr die Aufgabe, angesichts des Neu- oder Andersartigen, das uns beim Schizophrenen aufstößt, für eine Erweiterung unserer kategorialen Möglichkeiten Sorge zu tragen, um das Abnorme nicht ausgrenzen zu müssen, sondern in ein umfassenderes Wesensverständnis *hinein*nehmen zu können. Einem solchen »Verstehen« kommt dann freilich ein grundlegend anderer Bedeutungsgehalt zu als dem Verstehensbegriff[48] der klassischen Psychopathologie. Das muß im Auge behalten werden.

Auf welche Weise gewinnen wir nun einen wissenschaftlich fundierten Boden für die Erörterung der »natürlichen Selbstverständlichkeit« und ihres Verlustes? Jenes Verstehen, welches das Befremdende nicht auszuschließen, sondern einzuschließen und dadurch aufzuschließen bestrebt ist, muß sich in einer ganz bestimmten Richtung erweitern. Der Verlust der natürlichen Selbstverständlichkeit läßt sich nicht im Rahmen eines Erkennens erfassen, das selbst innerhalb der natürlichen Selbstverständlichkeit gefangen bleibt. Ein wirkliches Erfassen des Befremdenden erfordert notwendig einige Schritte der Selbstentfremdung des psychiatrischen Bewußtseins, eine gewisse Lösung aus seiner Verankerung im Boden der gesunden Gewöhnlichkeit des alltäglichen Bewußtseins. Es bedarf eines Standortes – gleichsam eines Archimedischen

48 Auf diesen Verstehensbegriff kann die Psychopathologie u. E. nicht verzichten; er ist nicht überholt, sondern nur in seinen engen Grenzen, die ihm gesteckt sind, deutlich geworden.

Punktes –, der außerhalb der natürlichen Selbstverständlichkeit gelegen ist. Um sie adäquat zu erfassen, müssen wir hinter sie zurückgehen.

Als Organ für eine Konstitutionsanalyse bietet sich fast wie von selbst die transzendental-phänomenologische *Epoché*[49] i. S. *E. Husserls* an. Sie versetzt uns gleichsam in jenen Archimedischen Punkt, von dem her das Problem der natürlichen Selbstverständlichkeit und ihres Verlustes in Angriff genommen werden kann. Bedeutet doch die Epoché selbst nichts anderes als eine radikale – methodisch sicher geleitete und methodologisch durchreflektierte – Herauslösung aus den Selbstverständlichkeiten des alltäglichen Daseins, aus dem schlicht setzenden naiven Dahinleben, -handeln und -meinen, wodurch wir in der Lebenswelt verwurzelt sind. Die »naiv-natürliche Geradehineinstellung«, wie *Husserl* (VI, 146) sie nennt, wird ersetzt durch eine »reflexive Einstellung«. Beide Einstellungen kann man als »lebensweltliche« bezeichnen, aber in entgegengesetztem Sinne. Die erstere trägt selbst unmittelbar lebensweltlichen Charakter, die letztere hat dagegen die Erfahrung von Lebenswelt und Lebensweltlichkeit zum Gegenstand, richtet sich »auf das Wie der subjektiven Gegebenheitsweise der Lebenswelt und der lebensweltlichen Objekte« und muß daher selbst der Befangenheit innerhalb der Lebenswelt *relativ* enthoben sein.

Zwar bezieht sich die Epoché gemäß dem theoretischen Anliegen *Husserls* vorwiegend auf die Urteilssphäre. Doch darf man sich diese Einstellungsänderung auch nicht zu theoretisch vorstellen. Ihr kommt durchaus eine Lebensbedeutung zu. Darauf haben *Fink, Broekman* und andere immer wieder hingewiesen. *Husserl* ging in seinen späten Schriften so weit zu sagen, die totale phänomenologische Einstellung und die ihr zugehörige Epoché seien berufen, »eine völlige personale Wandlung zu erwirken« (VI, 140). Gefordert wird nicht nur die Aufgabe der natürlichen Erkenntniseinstellung, sondern zugleich eine »Umkehrung der natürlichen Lebenshaltung« (VI, 204). – Freilich bleibt für ihn die Epoché auf der anderen Seite doch »habituelle Vollzugsepoché ..., die ihre Zeiten hat ... und ... an dem in der personalen Subjektivität fortwerdenden und fortgeltenden Interesse ... nichts ändert« (VI, 140), womit vorwegnehmend schon einer der wesentlichen Unterschiede gegenüber der ganz andersartigen, unfreiwilligen (d. h. pathologisch bedingten) »Epoché« unserer Patientin angedeutet ist.

49 Deren philosophische Problematik zu entfalten, kann hier ebensowenig Aufgabe sein wie die Bestimmung ihres geistesgeschichtlichen Ortes.

Wir ziehen hier also die Epoché nicht nur ganz allgemein als Kunstgriff eines jeden phänomenologischen Vorgehens heran, sondern vertreten die These, daß darüber hinaus eine speziellere, sachliche Beziehung zur Alienation der Schizophrenen besteht. Dabei interessiert nicht so sehr, was die Epoché als vollzogene leistet. Wichtiger sind uns die Erfahrungen, die der Phänomenologe auf dem Wege dorthin macht. Sie betreffen Veränderungen der lebensweltlichen Verankerung des Bewußtseins. Der Phänomenologe begegnet spezifischen Widerständen, deren nähere Kenntnis für die Erforschung der Verankerung des menschlichen Da-Seins in der Lebenswelt, seiner Endlichkeit und damit zugleich Leibverhaftung außerordentlich aufschlußreich ist. Es sind Widerstände, die zugleich vor bestimmten Gefahren schützen, welche dieser Weg mit sich bringt.

Diese Gefahren und damit zugleich der anthropologische Ort derjenigen Vollzugsausschaltung, die *Husserl* Epoché nannte, lassen sich – wenn auch indirekt aus der Abwehr – deutlicher bei *Descartes* ablesen. *Descartes* schildert im »Discours de la méthode« auffallend breit und ausführlich die lebensgeschichtlichen Voraussetzungen, deren er sich vor Beginn seines berühmten Zweifelversuches versicherte. Was auf den ersten Blick wie beiläufig erzählt anmutet, stellt sich bei näherem Hinsehen als Aufzählung sorgfältig erwogener – gleichsam zur Versuchsanordnung gehöriger – Vorbedingungen dieses Experimentes heraus; eines Experimentes, bei dem Versuchsperson und Versuchsleiter in eines zusammenfielen. Auf die anthropologische Bedeutung dieser Darstellung machte *H. Wein* aufmerksam. Sie verdient auch psychopathologisches Interesse. *Descartes* sah in den umständlich geschilderten Vorbereitungen offenbar so etwas wie Vorkehrungsmaßregeln zum Schutz seiner durch den Versuch gefährdeten Verankerung im Leben, gleichsam eine die philosophische Problemführung übergreifende ›Hygiene‹.

Er berichtet, wie er vor Anstellung des Zweifelversuchs, mit dem die neuzeitliche Philosophie beginnt, zunächst die ganze Breite des Wissens seiner Zeit sich anzueignen strebte. Nach den ersten Zweifeln an der Gültigkeit der überkommenen Lehren stürzte er sich auch nicht sofort in das Experiment. Trotz aller Skepsis vervollständigte er erst seine Bildung und ging sodann auf Reisen, um sich zur ganzen Breite seines theoretischen Wissens auch noch eine größtmögliche Breite der natürlichen (Lebens-)Erfahrung hinzuzuerwerben; er wurde das, was man einen »Mann von Welt« nennt. Erst dann mutete er sich die für seinen Versuch notwendige extreme Isolierung zu. Zuvor hatte er noch eine weitere wichtige Vorkehrungsmaßnahme getroffen: Der Entschluß, sich im Sinne einer radikalen Urteilsenthaltung aller Meinungen zu begeben, bringt erhebliche Gefahren mit sich. Er kann das gesamte praktische Leben blockieren. *Descartes* verglich diese Situation mit dem Niederreißen einer alten Wohnung vor dem Bau einer neuen. Darin liegt mehr als nur ein Vergleich. Mit dem radikalen Zweifel ist das Wohnen in den vertrauten Gewohnheiten und Gepflogenheiten der gesunden Gewöhnlichkeit, oder auch der »Wohnordnung« (*Zutt*), als ein Konstituens des menschlichen Daseins gefährdet. Deshalb versicherte sich *Descartes* gleichsam einer Ersatzwohnung, die als »provisorische Moral« bekannt geworden ist. Dazu gehörte der Entschluß, unabhängig von der eigenen, zunächst außer Kurs gesetzten Urteilsbildung, der Lebensführung der Verständigsten und Gemäßigsten seiner Landsleute zu folgen. An die Stelle des in die Experimentalsituation eingehenden und damit vorübergehend funktionsuntüchtig gemachten Ichs setzte er für die Belange des täglichen Lebens ganz bewußt und willkürlich, gleichsam als ein Phantom-Ich, das »man« des gebildeten Franzosen seiner Zeit als Verwalter ein. Er entlastete damit sein Ich, um es – bildlich gesprochen – für diesen »Sondereinsatz« freizustellen[50]. Ein Vorgang, an dem die ich-entlastende und -ersetzende Funktion des »man« gut zu studieren ist.

In diesen Überlegungen und Maßnahmen steckt eine latente Anthropologie, die uns heute weit mehr interessiert als jene zur Genüge kritisierte, die *Descartes* selbst später entwickelte. Insbesondere nimmt sie ein Wissen um mögliche Gefährdungen der »anthropologischen Proportion« (*Binswanger*) vorweg. Diese ist bestimmt durch das Verhältnis von Höhe und Weite im menschlichen Dasein. In bezug auf *Descartes* kann man sagen: um den in isolierende Höhen führenden Aufstieg zum Cogito, der die gesunde Gewöhnlichkeit der natürlichen Erfahrung radikal aufhebt, ohne Gefahr antreten zu können, sorgte er zuvor für die gehörige Breite der Lebensbasis, von der aus er diesen Aufstieg unternehmen wollte. Seine Sorge kommt deutlich zum Ausdruck in der Art, wie er immer wieder das rechte Maß betonte, das den Menschen in die Mitte des Lebens stellt. Nicht zufällig beschwört er gleich zu Beginn des Discours den »gesunden Menschenverstand« (bon sens); kein anderes Ding in der Welt sei besser verteilt als er.

Gerade die Umsicht, mit der *Descartes* vorging, zeigt ein Wissen um die Lebensbedeutung jener Vollzugsausschaltung, die *Husserl* dann in einer anderen Richtung, methodologisch weit fundierter, zur phänomenologischen Epoché fortentwickelte. Die Unterschiede in der Art und Weise, wie bei *Descartes* und *Husserl* den Selbstverständlichkeiten des natürlichen Daseins der Boden entzogen wird, brauchen uns nicht zu beschäftigen, wohl aber, welche Erfahrungen auf diesem Wege hinsichtlich der Lebensbedeutung dieses »Bodens« gemacht werden und welchem Wandel das menschliche In-der-Welt-Sein dabei unterliegt. Das allgemeine Wissen um die Lebensbedeutung des Bodens, auf dem die natürliche Selbstverständlichkeit erwächst, gibt den Anstoß zu einer konkreteren phänomenologischen Erforschung der Verankerung des menschlichen Daseins in der Welt, und das heißt zunächst einmal zu einer Erforschung der »Axiome der Alltagswelt«, wie sie *E. Straus* und *Natanson* gefordert haben. Diese Axiome begründen das System der Selbstverständlichkeiten,

50 Daß es sich bei *Descartes* nicht nur um ein intellektuelles Manöver, sondern um eine lebensgeschichtliche Krise gehandelt hat, wurde unter anderen von *J. Rittmeister* und *A. Storch* (1961) deutlich gemacht; vgl. auch *H. Rombach* (1965, 363 ff.)

innerhalb derer wir uns bewegen[51]. Sie bergen das in seiner Banalität stets Vergessene. Erst im Entzug – sei er willkürlich bewerkstelligt oder im Krankheitsgeschehen unwillkürlich hereinbrechend – treten sie in ihrer die Normalität der gesunden Gewöhnlichkeit tragenden und verbürgenden Lebensbedeutung hervor.

Dieser nur scheinbar abwegige Exkurs diente dazu, die Vergleichbarkeit von pathologischer und phänomenologischer Vollzugsausschaltung basaler Selbstverständlichkeit ins rechte Licht zu rücken, auf die Gefahr hin, sie damit überzubelichten. Wenn Gleiches nur durch (relativ) Gleiches erkannt werden kann, dann ist – trotz aller sonstigen grundlegenden Andersartigkeit – eine solche Vergleichbarkeit wichtig, mag sie sich auch nur auf wenige Punkte beschränken. Die bei aller Gegensätzlichkeit bestehende Vergleichbarkeit ist die Bedingung für ein Erkennen, welches das Vorliegende nicht nur negativ ab- und auszugrenzen, sondern positiv zu bestimmen strebt. Nur auf dem Boden des Vergleichbaren kann sich das Unvergleichliche als solches abheben. In diesem Sinne hilft die Betrachtung einzelner Stadien der phänomenologischen Reduktion, einem Wesensverständnis der schizophrenen Alienation näher zu kommen, als es auf dem Boden der – in naiv-natürlicher Geradehineinstellung verbleibenden – klassischen Psychopathologie möglich war. Um jenen Abwandlungen des Selbst- und Weltverhältnisses zu folgen, die wir klinisch vor Augen haben, ist eine Beweglichkeit im Wechsel zwischen verschiedenen Einstellungen (*Broekman*) notwendig. Daß das dadurch möglich werdende Wesensverständnis scharf von dem Verstehensbegriff der Verstehenspsychologie und insbesondere von dem *Jaspers'* zu trennen ist, wurde bereits gesagt.

3. *Schizophrene Alienation und Epoché*

Die Vergleichbarkeit zwischen dem, was die Kranke und was der Phänomenologe erfährt, liegt bereits in dem Staunen, daß etwas so »Kleines« wie die Selbstverständlichkeit des Selbstverständlichen sich als tragende Lebensmacht, als Konstituens des In-der-Welt-Seins, erweist. Der den Übergang von *Husserl* zu *Heidegger* scharf markierende Aufsatz von *Fink* »Philosophie

51 Für das gewöhnliche Leben gilt: die Selbstverständlichkeiten sind selbstverständlich – passé sous silence. *Sartre* charakterisiert mit diesem Ausdruck die Gegebenheitsweise des Leibes. In demselben Sinne bezeichnet *Natanson* (1963) als die wesentlichste Eigenschaft der Lebenswelt »ihre stillschweigend hingenommene Vertrautheit«. In welchem Verhältnis Lebenswelt und Leiblichkeit zueinander stehen, ist ein brennendes Problem der phänomenologischen Forschung, das hier nicht näher behandelt werden kann.

als Überwindung der ›Naivität‹« (1948) beschreibt einiges, worauf hierbei das Augenmerk zu richten ist. Wie beim Phänomenologen, so finden wir auch bei A. jene »Verwunderung über das Selbstverständlichste«[52], die den Menschen der Geläufigkeit des Geläufigen enthebt, ihn aus dem Umtrieb des Lebens »ent-setzt«. In beiden Fällen ist die »tiefe Vergessenheit, in der das Selbstverständliche da ist«, aufgehoben und damit zugleich die »Weltbefangenheit«, in der wir uns gewöhnlich immer schon an die Dinge verloren haben[53]. Daß »die uns umfangende und in allem Verhalten zu den Dingen tragende *Selbstverständlichkeit zur Fragwürdigkeit* wird«, drängt sich als etwas unübersehbar Gemeinsames auf. Ein allen möglichen Einzelinteressen erst den Boden bereitendes, grundlegendes Inter-esse wird aufgehoben zugunsten eines Draußenseins, das bei A. als eine einzige »Qual« erlitten (»es ist, als ob ich das ganze Weltgetriebe so von außen anschaue«), vom Phänomenologen dagegen mühsam erkämpft wird als Voraussetzung, um das transzendental »leistende Leben« (*Husserl*) beschreiben zu können.

Man könnte einwenden, daß die Selbstverständlichkeiten, um deren Einklammerung es dem Phänomenologen zu tun ist, andere seien als die, deren Aufhebung bzw. Verlust unsere Patienten aus der Bahn wirft. Tatsächlich richtete sich die Epoché bei *Husserl* zunächst auf die Wirklichkeitssetzungen des gegenständlichen und zumal des wissenschaftlichen Bewußtseins; also auf einen Bereich, der bei Patienten wie A. keinerlei Beeinträchtigung erfahren hat. Bei ihnen sind es nicht gegenständliche oder gar theoretische Setzungen, die in Frage gestellt sind, sondern solche, die – in der Sprache *Heideggers* – die Zuhandenheit des umweltlichen Zeugs und damit zugleich die Alltäglichkeit des Daseins konstituieren. Es ist jener Bereich, dem sich *Husserl* (transzendental-phänomenologisch, nicht fundamentalontologisch fragend) erst in seinem Spätwerk unter dem Titel »Lebenswelt« zuwandte. Das Problem der vorprädikativen Erfahrung, der passiven Genesis, ist in diesem Zusammenhang von besonderer Bedeutung (*Drüe, Hohl, Szilasi* u. a.). Die erst jetzt in vollem Umfange möglich werdende Kenntnis der Ansätze des späten *Husserl* nötigt, deren Bedeutung für die Psychologie und Psychopathologie ganz neu zu durchdenken (*Binswanger* 1960-1965, *Broekman* und *Müller-Suur, Buytendijk, Kuhn, Natanson, Straus* u. a.).

Nachdem die Vergleichbarkeit von phänomenologischer Epoché und pathologischem Verlust der natürlichen Selbstverständlichkeit absichtlich überpointiert hervorgekehrt wurde, heben sich von der damit geschaffenen

52 Dieses und die folgenden Zitate entstammen dem gen. Aufsatz von *Fink*.

53 Doch zeigen gerade die Erfahrungen an den Kranken, daß ein solches Sichverlieren*können* ein echtes Positivum ist, das allererst den Boden abgibt für eine jede reale Selbstfindung. Dieses Sichverlieren*können*, nicht -müssen garantiert die Beheimatung des Menschen in der Welt.

Vergleichsbasis die entscheidenden Unterschiede nur um so plastischer ab:

1. Die Aufhebung der natürlichen Selbstverständlichkeit des Daseins ist beim Phänomenologen durch die *theoretische* Fragestellung bestimmt. Mögen auch lebensgeschichtliche Entwicklungen mit ihren Krisen, ja sogar leiblich fundierte Besonderheiten der Befindlichkeit (bzw. des »Untergrundes« i. S. von *K. Schneider*) hineinspielen, so behalten sie doch im Vergleich zum Kranken untergeordnete Bedeutung. Bei letzterem ist dagegen der endogene Grund bestimmend; das ist einsichtig, ohne daß an dieser Stelle die bis heute ungelösten (psychosomatischen) Probleme dieser Endogenität erörtert werden müßten.

2. Damit hängt die unvergleichlich stärkere Intensität der Aufhebung der natürlichen Selbstverständlichkeit beim Kranken zusammen. Die Unmittelbarkeit des Betroffenseins ist eine andere. Unterschiede bestehen nicht nur in quantitativer, sondern auch in qualitativer Hinsicht.

3. Das Problem kann sich daher beim Phänomenologen auf einer höheren Abstraktionsstufe halten. In Frage steht für ihn die Selbstverständlichkeit des Selbstverständlichen, nicht dieses selbst. »Die existenziale Analytik der Alltäglichkeit will nicht beschreiben, wie wir mit Messer und Gabel umgehen«, bemerkt *Heidegger* polemisch (1929, 212). Sie befragt das Sich-Verstehen-auf-etwas hinsichtlich seines ontologischen Stellenwertes, nicht daraufhin, ob und wie es faktisch geleistet zu werden vermag. Sie hebt die tragenden Selbstverständlichkeiten nur soweit auf, wie es notwendig ist, um ihrer transzendentalen Ermöglichung ansichtig zu werden; der transzendentalen Ermöglichung des immer schon mehr oder weniger Gekonnten. Der Schwerpunkt liegt dabei auf dem »immer schon«, nicht auf dem »mehr oder weniger«. Unsere Patienten werden dagegen auf das Rätsel dieser Ermöglichung nur gestoßen, weil ihnen dieses »Immer-schon-Können« radikal entgleitet. Ihr Fragen entspringt nicht einem philosophischen (d. h. mehr oder weniger freien) Interesse, sondern einer elementareren[54] Frage-Not. Diese Frage-Not resultiert aus dem Bruch im faktischen Verhältnis zu den alltäglichen Dingen, deren Bewältigung fragwürdig und schließlich sogar unmöglich wird. A. »weiß«, wie man mit Messer und Gabel umgeht, wie man sich anzieht, wie

54 Gradabstufungen der Not, die jeweils zu Infragestellungen nötigt, sind zweifellos problematisch. Man wird aber innerhalb der phänomenologischen Forschung nicht ohne gründliche Differenzierungen der – von ihr lange vernachlässigten – pathischen Seite unserer Existenz (*von Weizsäcker*) auskommen können. Die bisherigen Ansätze in dieser Richtung sind noch nicht befriedigend.

man sich bedankt usw., und weiß es doch nicht. Ihr Wissen bleibt abstrakt; es vermag nicht in die Praxis einzutauchen. Differenzierend könnte man sagen: A. »weiß«, was sie zu tun hat, aber weiß es nicht zu tun, insofern sie es versteht, ohne sich darauf zu verstehen. Und sie versteht sich nicht darauf, weil sie sich auf dieses Sich-Verstehen-auf-etwas als solches nicht versteht oder zu verstehen glaubt: »Ich brauche jemanden, von dem ich das annehmen kann«, sagt sie. Dieses Annehmen bedeutet für sie Übernahme des In-der-Welt-Seins, das sie aus sich selbst her nicht leisten zu können vermeint. Wir müssen also zwischen einem Vorstellungs-Wissen und einem Tat-Wissen unterscheiden, wobei dieses jenes umgreift[55]. Die deutsche Sprache kennt diesen Unterschied, indem sie Worte wie »wissen« und »verstehen« sowohl als Verb wie auch als Hilfsverb (statt: können) zu verwenden erlaubt. In anderen Sprachen ist es ähnlich. So formuliert *P. Ricoeur* (1948): »Je ne sais comment je fais ce que je *sais* faire.« Es handelt sich dabei nicht um beliebige sprachabhängige Wortspiele, sondern um den Aufweis unterschiedlicher Stufen im Weltverhältnis, die notwendigerweise auch in der Sprache ihren Niederschlag finden müssen.

4. Bei der Aufhebung der Selbstverständlichkeit des Selbstverständlichen durch den Phänomenologen handelt es sich stets um Einklammerung. Die natürlichen Selbstverständlichkeiten des Daseinsvollzuges werden als eingeklammerte behalten. *Husserl* betont, »daß die Vollzugsausschaltung an dem in der personalen Subjektivität fortwerdenden und fortgeltenden Interesse ... nichts ändert«. Beim Schizophrenen handelt es sich dagegen nicht um willkürliche Einklammerung, sondern um einen basalen Entzug. Er kann die natürliche Selbstverständlichkeit nicht einklammern, weil er zuvor gar nicht erst voll in sie eingelassen ist. Von der dreifachen Bedeutung des Wortes Aufhebung (*Hegel*): negatio, conservatio und elevatio, fallen bei der schizophrenen Aufhebung der natürlichen Selbstverständlichkeit – im Gegensatz zu der, welche die vollmenschliche Entwicklung kennzeichnet – die beiden zuletzt genannten Bedeutungen weg. Damit ist zugleich der anthropologische Ort des schizophrenen Prozesses angedeutet. Von hier aus wird verständlich, warum eine Patientin wie A. auf die Selbstverständlichkeiten des Lebens nicht als transzendierte zurückschauen kann, sondern sie immer als

55 Die Fundierungsverhältnisse zwischen beiden sind – trotz des breiten Anlaufs in »Sein und Zeit« – bislang ungenügend geklärt. Aus der Tradition überkommene Alternativeinstellungen, wie Rationalismus und Irrationalismus, Intellektualismus und Voluntarismus, die den unvoreingenommenen Blick trüben, können noch nicht als überwunden gelten.

nicht erreichbare vor sich hat. Zugleich, warum sie nicht auf eine neue *nach*-reflexive Selbstverständlichkeit vorauszuschauen oder gar zu ihr durchzustoßen vermag, die im Akt des Transzendierens selbst gründen würde[56].

5. Der Phänomenologe ist in seinem Selbst- und Weltverhältnis, d. h. in seinen Freiheitsgraden, nicht eingeschränkt. Die Epoché kann jederzeit rückgängig gemacht werden. – Im Gegenteil, sie läßt sich sogar nur gegen einen erheblichen Widerstand[57] aufrechterhalten.

6. Daraus ergibt sich als wichtigster Unterschied: Die Dynamik ist eine andere. Kämpfen manche unserer Patienten mit verzweifelter Anstrengung um ein zum Weiterleben notwendiges Minimum von Selbstverständlichkeit im Daseinsvollzug, so kämpft der Phänomenologe in entgegengesetzter Frontstellung gegen einen erheblichen Widerstand, um den Vollzug einer – nicht viel mehr als das theoretische Weltverhältnis betreffenden – Epoché. *Fink* spricht von einem »natürlichen Lebensgefälle«, das der phänomenologischen Reduktion entgegensteht. Dem Phänomenologen begegnet dieses Lebensgefälle im Rahmen seines methodischen Vorgehens als Widerstand. Es interessiert ihn zunächst nur ganz allgemein als ein Signum für die Macht der Generalthesis der natürlichen Einstellung, des naiven Weltglaubens, der Doxa i. S. *Husserls*. Der Philosoph neigt verständlicherweise aus seiner Fragestellung heraus zu recht pauschalen Aussagen über diese sich ihm in Form eines Widerstandes bekundende Generalthesis. Er interessiert sich weniger für empirische Differenzierungen, die dem phänomenologischen Psycho(patho)logen wichtig sein müssen. Wenn *Fink* (1948) schreibt: »Die Generalthesis ist ein weltweiter Vorentwurf der Wirklichkeit ... Gemeinhin wird sie überhaupt nie modalisiert, – außer vielleicht in der Philosophie«, so muß dem entgegengehalten werden, daß bei allen Menschen fortwährend sehr wohl mannigfal-

56 Um durch die Nacht der existenziellen Reflexion *hindurch*zugehen, bedarf es offenbar eines starken Ichs, und dieses bedarf wiederum vorgängig einer starken Verwurzelung im Präreflexiven. Deshalb bietet der Verlust der natürlichen Selbstverständlichkeit diesen Kranken – im Gegensatz zur Entwicklungskrise etwa eines Initianten – nicht die Chance einer neuen und höheren Selbstfindung. Die Voraussetzungen für einen dialektischen Pro-zess sind nicht da. Doch ist die Frage, ob hier tatsächlich eine absolute qualitative (somatisch fundierte) Differenz vorliegt oder nur eine solche der Kräfterelationen, bis heute nicht endgültig entschieden.

57 *Natanson* (1963, 924) hat offenbar diesen Widerstand im Auge, wenn er von einer der phänomenologischen Epoché entgegengesetzten »Epoché der natürlichen Einstellung« spricht. Diese Bezeichnung ist als Terminus mißverständlich. Sie verhilft jedoch zu einem unbefangenen Blick auf eine grundlegende dialektische Antinomik, die das menschliche Weltverhältnis charakterisiert. Die »Epoché der natürlichen Einstellung« behält innerhalb dieser Dialektik, solange der Mensch gesund bleibt, also *letztlich* auch beim Phänomenologen, die Oberhand. Wie – ist vorerst noch ein Rätsel. Die Leistungsstruktur dieser »Epoché der natürlichen Einstellung« aufzuhellen scheint am Ende noch schwieriger zu sein, als ihr Versagen zu erklären.

tige Modalisierungen der Generalthesis vorkommen. Sie werden freilich im allgemeinen nur gelebt, nicht aber *als solche* erlebt oder gar durchreflektiert. Zu letzterem bedarf es einer bewußten Einstellungsänderung. Auch diese ist wohl kaum ausschließlich dem Philosophen vorbehalten. Sie wird nur von ihm allein zum Mittel und zugleich zum Gegenstand wissenschaftlicher Forschung gemacht.

Modalisierungen der Generalthesis sind lediglich in begrenztem Rahmen der Willkür, im übrigen den verschiedensten psycho(patho)logischen Bedingungen unterworfen. Muß doch auch der Phänomenologe feststellen, daß der Widerstand gegen die Vollzugsausschaltung (»Epoché«) schon unter normalpsychologischen Umständen, nämlich bei ihm selbst, zu verschiedenen Zeiten und in verschiedenen Situationen sich in ganz verschiedener Stärke geltend macht. Für den Philosophen, dem es nur ganz generell um das Wesen dieser Widerständigkeit als solcher geht, sind derartige Unterschiede akzidentell. Ihn interessiert in erster Linie, *daß* überhaupt, weniger wie und in welchen Schattierungen, die Generalthesis in Funktion tritt.

Von *Husserl* wurde zu wenig berücksichtigt, daß die Widerstände beim Vollzug der Epoché eine phänomenologische Erfahrungsquelle eigener Art darstellen. Dabei handelt es sich sowohl um Widerstände, die in dem die Epoché Vollziehenden begründet sind, als auch um solche, die – sachspezifisch – für das Einzuklammernde charakteristisch sind. Können wir auch letztere hier außer acht lassen, so sind erstere doch für uns wichtig. Es sind jene Widerstände, die bei dem die Epoché Vollziehenden manifest werden, die auch bei allen anderen Menschen mehr oder weniger stark sich melden würden, sobald sie den Versuch unternähmen, aus der natürlichen Einstellung herauszutreten. Es handelt sich also um dynamische Faktoren, »Energien«, die auch da, wo sie latent bleiben, das Weltverhältnis des Menschen mitbestimmen. Es erscheint nicht ausgeschlossen, daß sie eines Tages meßbar gemacht werden können.

Der Ausdruck »*die* natürliche Einstellung« – als ob es deren nur eine einzige gäbe – bedeutet eine Verallgemeinerung, die sich äußerst hemmend auf die gerade hier notwendige Differenzierung phänomenologischer Beobachtung auswirkt; einer Beobachtung, die auf das In-der-Welt-Sein als eine in mannigfaltigen Modifikationen in jedem Moment in jedem menschlichen Dasein neu geschehende Leistung der Weltlichung und Selbstigung gerichtet ist und deskriptive Aufgaben von noch kaum absehbarem Umfang und Schweregrad stellt.

An den verschiedenen Widerständen, die dem Phänomenologen begegnen, lassen sich Unterschiede der »Weltbefangenheit« – positiv gewendet – der »Verankerung in der Welt« studieren; d. h. Unterschiede in der Art und

Weise, als ein Selbst »in« der Welt »mit« den Andern »bei« den Dingen zu sein und im Umgang mit ihnen aufzugehen oder nicht aufzugehen. Dabei hat die psychiatrische Anthropologie bzw. Daseinsanalyse im Unterschied zur existenzialen Analytik *Heideggers* ihre Aufmerksamkeit nicht so sehr dem Unterschied zwischen »Aufgehen« und »Nichtaufgehen«, Uneigentlichkeit und Eigentlichkeit des Daseins, zuzuwenden, sondern vielmehr dem zwischen Aufgehen- und Nichtaufgehen*können*. Die Erfahrungen an unseren Kranken zeigen, daß das Aufgehenkönnen auf einer positiven Seinsmöglichkeit basiert, die sich nicht als defizienter Modus hinreichend fassen läßt, sondern den Boden darstellt, auch da, wo sich das menschliche Dasein gerade nicht an die Dinge verliert, nicht in ihnen aufgeht. Gegenüber *Heideggers* Analysen in »Sein und Zeit« ist vor allem auf eine schärfere Unterscheidung zwischen ursprünglichem »Sein-bei« und »Verfallenheit« zu dringen (vgl. auch *Theunissen* 1965). Der anthropologisch fragende Psychiater hat es angesichts der Psychose-Kranken weniger mit der Alternative von Eigentlichkeit und Uneigentlichkeit zu tun als mit dem Grund und Boden, den diese Alternative voraussetzt. Zu ihrem Schaden ist das von der daseinsanalytischen Forschung bisher nicht genügend beachtet worden. Dadurch wurden viele psychopathologische Sachverhalte zu stark in das Feld existenzieller Entscheidungen projiziert, was bei Außenstehenden den Eindruck einer »Psychologisierung« hervorrufen mußte. Diese ist jedoch nicht beabsichtigt. Es geht vielmehr um die Genesis des Raumes, innerhalb dessen existenzielle Entscheidungen so oder so fallen können, ohne daß nun allerdings die Entfaltung oder Fehlentfaltung dieses Raumes – in Form einer metabasis eis allo genos – biologistisch als ein reines Naturgeschehen gedeutet werden dürfte; es sei denn einer »natura transcendentaliter spectata«, von deren Erforschung wir gegenwärtig aber noch recht weit entfernt sind. Immerhin nimmt die phänomenologische Forschung mit Notwendigkeit diese Richtung, wenn sie nach den Bedingungen fragt, unter denen ein bestimmtes Sich-Konstituieren von Selbst und Welt steht. Das Studium der »Widerstandserfahrungen« ist ein erster Schritt in dieser Richtung.

Im Rahmen einer Vereinfachung, die der speziellen Problematik einer psychiatrischen Anthropologie angemessen ist, lassen sich verschiedene Stufen von Widerstandserfahrungen im obigen Sinne unterscheiden:

a) Es gibt einen Widerstand, den der Gesunde an sich erfährt, wenn er etwas Ungewöhnliches tut oder auch etwas Selbstverständliches unterläßt. Beobachtet er dergleichen bei anderen, regt sich bei ihm ein gewisser Widerwille, der sich etwa darin äußert, daß er ein solches Verhalten als »anstößig«, »abwegig«, »lächerlich« oder »albern« empfindet und beurteilt. Dies ist der Fall, wenn er jemanden sieht, der einen nahen Verwandten mit »Sie« anredet, bei einer ernsten Angelegenheit lacht, etwas metaphorisch Gemeintes »wörtlich« nimmt und umgekehrt oder sich eine zum Abendbrot bestimmte Kalte Zunge zur Kühlung auf die Stirn legt (ein Beispiel, woran *Binswanger* [1956] das Wesen der Verschrobenheit erläuterte) und was dergleichen mehr ist. Dies alles sind Verhaltenseigentümlichkeiten, die wir von Schizophrenen her kennen, die aber aus Mutwillen heraus auch der Gesunde einmal an den Tage legen kann. Letzterer muß dazu aber einen gewissen Widerstand überwinden.

Dieser Widerstand gegen Ungeläufiges, Ungereimtes oder auch nur Unselbstverständliches ist entfernt vergleichbar etwa dem, der auftritt, wenn wir versuchen, den eigenen Atemrhythmus willkürlich zu verändern. Wir können das, aber nur innerhalb gewisser Grenzen. Es tritt ein eigentümlicher zäh-elastischer Widerstand auf, den jeder Mensch kennt. Wir wissen, wie schwer es ist, aus den Selbstverständlichkeiten des alltäglichen Daseins herauszutreten. Selbst da, wo wir es tun, bleiben wir auf eine nicht immer leicht durchschaubare Weise auf sie bezogen.

b) Dieser Widerstand – sei es nun, daß wir ihm stillschweigend gehorchen, sei es, daß wir uns gegen ihn aufbäumen – wird uns im allgemeinen nicht als solcher bewußt. Eine Reflexion auf ihn ist jedoch möglich. Dieser Reflexion zeigt er sich als eine der natürlichen Selbstverständlichkeit innewohnende Macht. Die Reflexion ist nicht leicht zu vollziehen. Sie begegnet selber einem Widerstand. Sowohl dort, wo uns die natürliche Selbstverständlichkeit mit mehr oder weniger sanfter Gewalt leitet, als auch da, wo wir uns gegen sie auflehnen, sie lediglich als etwas zu Überwindendes ansehen, gibt sie ihr eigenes Wesen nicht voll zu erkennen. Diese Reflexion stellt selbst einen Sonderfall des Verstoßes gegen das Selbstverständliche dar. Denn etwas Selbstverständliches zum Thema zu machen oder gar die Selbstverständlichkeit des Daseins als solche wird auf eine besondere Weise als »anstößig«, »abwegig« usw. empfunden. Wie sich die Selbstverständlichkeit des alltäglichen Daseins in ihrer fundamentalen Bedeutung und Macht fortwährend der Beachtung entzieht, hat *Heidegger* nachdrücklich herausgestellt. (Für die hiermit verwandte Rolle, welche das Leibsein innerhalb des menschlichen Bewußtseins spielt, prägte *Sartre,* wie bereits erwähnt, den Ausdruck »passé sous silence«. Er gilt, nur potenziert, auch für die gesunde Gewöhnlichkeit des alltäglichen Daseins.)

c) Der Phänomenologe überwindet diesen Widerstand, der sich ihm entgegenstellt. Er versucht, sich der stillschweigenden Geltung der Selbstverständlichkeit des Selbstverständlichen zu entziehen, um sie als solche ansichtig zu machen. Er scheut sich nicht, »die tiefe Vergessenheit, in der das Selbstverständliche da ist« (*Fink*) eigens zum Thema zu machen. Aber indem er diesen zweiten, »potenzierten« Widerstand überwindet, braucht er ihm doch noch nicht als solcher vor Augen zu treten. Der Widerstand, der uns hindert, den unter b) besprochenen Widerstand nicht nur zu überwinden, sondern selbst wiederum zum Thema zu machen, ist ein Widerstand dritter Art. Wir sehen, wie die phänomenologische Reflexion hier notwendig in eine dialektische Bewegung gerät. Das Negative eines jeden Widerstandes wird jeweils nicht bloß als zu überwindendes Negatives genommen, sondern fordert zu einer Einstellungsänderung heraus, die jeweils ein neues – in seiner Art positives – Phänomen sichtbar macht.

Diese dreifache Widerstandserfahrung ist phänomenologisch auseinanderzuhalten, aber zugleich auch zusammenzusehen. Es handelt sich um verschiedene Stufen, auf denen der Mensch gegen den Strom des »Lebensgefälles« zu schwimmen versuchen kann. Es sind drei Potenzstufen der Erfahrung der Weltverfangenheit bzw. Weltverankerung, d. h. letztlich der Ambiguität (*Merleau-Ponty*) menschlichen Daseins.

Unsere These geht nun dahin, daß das, was der Phänomenologe auf diese Weise als Widerstand kennenlernt – das »Lebensgefälle« –, Bürge und zugleich integrierendes Moment seelischer Gesundheit darstellt. So ärgerlich dieser Widerstand, rein methodisch gesehen, für den Phänomenologen sein mag, er gewährleistet doch zugleich die Möglichkeit, jederzeit in die natürliche Einstellung der gesunden Gewöhnlichkeit zurückkehren zu können. Wie durch ein elastisches Band wird die menschliche Existenz immer wieder in ihre Weltbefangenheit zurückgeholt. Wir stoßen demnach im Zentrum menschlicher Selbstverfügbarkeit (Vollzug der Epoché) auf ein Phänomen, an dem sich unmittelbar das Sein-zur-Welt (*Merleau-Ponty*) und damit in eins das Sein-zum-Leib[58] der menschlichen Existenz ablesen läßt. Die von *P. Janet* hypothetisch im Hinblick auf die Psychasthenie eingeführte, in radikalerer Defizienz aber erst die Psychopathologie der Schizophrenie bestimmende »fonction de réel« verliert damit ihren hypothetischen Charakter und wird zu einem phänomenologisch beschreibbaren Tatbestand[59].

Wir sagten, was der Phänomenologe als Widerstand, als »Lebensgefälle« kennenlerne, sei Bürge und zugleich integrierendes Moment seelischer Gesundheit. Bei einer Kranken wie A. finden wir demgegenüber ein *entgegengesetztes Gefälle*. Es fällt ihr nicht nur nicht schwer, »ganz unmögliche Fragen« zu stellen, sondern sie wird von diesen Fragen geradezu überfallen. Sie trifft

58 Der hier verwendete Leibbegriff ist nicht der der Naturwissenschaften, sondern ein an der Eigenerfahrung der Intentionalität gewonnener Grenzbegriff. Das sich an dieser Stelle meldende Leibproblem entzieht sich deshalb so leicht einer puristischen Phänomenologie, weil es nur an den Hindernissen faßbar wird, die sich einer Verwirklichung des phänomenologischen Methodenideals entgegenstellen.

59 Vgl. hierzu *Sartre* (1939/1964), *Merleau-Ponty* (1945, 93/1966, 103).

auf keinerlei Widerstand. Im Gegenteil, sie fällt mit ihnen in eine bodenlose Leere, gerät in einen Sog, der sie fast unaufhaltsam von einer Fragwürdigkeit zur nächsten reißt.

Die in den »ganz unmöglichen Fragen« sich aufdrängende Unselbstverständlichkeit des Selbstverständlichen stellt für A. nicht ein Problem der theoretischen, sondern der praktischen Lebensbewältigung dar: »Alles, überhaupt alles ist *so* fragwürdig. Ich begreife irgendwie alles gar nicht ...« »Man kann doch nicht einfach so leben ... Einfach so ins Leben hineinleben, das ist doch gar nicht möglich ...« Auf diesem »einfach so« liegt dabei das besondere Gewicht. In ihm beruht die Geläufigkeit des alltäglichen Daseins, seine Selbstverständlichkeit. Selbst da, wo sich der Gesunde radikal in Zweifel stellt, bleibt doch die selbstverständliche Alltäglichkeit des Daseins, selbst als aufgehobene, lebensmäßig der tragende Grund und Boden; alles Fragen und Zweifeln bleibt einbehalten in einem weiteren Umfang von Selbstverständlichem.

A. meint, die anderen Menschen würden auch »so komisch fragen« müssen, wenn sie so gestört wären wie sie. Es sind keine Fragen, die sich theoretisch lösen lassen: »Da gibt es ja gar keine Antworten. Die Antworten, die es gibt, die kann ich mir ja selber geben ... Ich brauche ja nicht nach was Bestimmtem fragen ... Das sind keine Fragen: Was ist das und das? Sondern da sind immer so viele Gefühlsmomente dabei. (Um die Fragen, die ich habe, ist immer so viel *herum*)[60]. Die stehen nicht alleine. Da muß ich mich immer erst wieder hineinfinden ...« Deshalb könnte sie sie auf Anhieb auch nie formulieren oder auch nur erinnern: »Erst wenn ich sie *lebe*, weiß ich sie.« Es ist eine Fragewirklichkeit, die nicht erst durch das Denken aufgeworfen wird, die für es sogar kaum formulierbar ist, sondern einer andersartigen – präreflexiven – Lebensunmittelbarkeit entstammt: »Aber das sind *wirkliche* Fragen! Die Antworten sind nötig, um nur einigermaßen weitermachen zu können ...« Die Antworten, nach denen Patienten wie A. verlangen, betreffen nicht eine intellektuelle Einsicht, ein Verstehen-von-etwas, sondern ein Sich-verstehen-auf-etwas (vgl. S. 91 f.). Es geht um jenen Verstehensbegriff, den *Heidegger* in ›Sein und Zeit‹ (§§ 31, 32, 44, 68a) ausführlich erörtert hat. Man interpretiert sicher nichts hinein, wenn man sagt: es ist letztlich das Leben selber und seine Wirklichkeit, worauf A. sich nicht versteht.

60 Das in Klammern Eingefügte wurde von der Pat. erst einige Sätze später geäußert.

4. Vorläufiger Problemaufriß

Einen vorläufigen Überblick über die Richtungen, in denen sich die folgenden Analysen bewegen werden, können wir uns verschaffen, wenn wir den Ausdrücken »selbstverständlich« und »Selbstverständlichkeit« etwas genauer nachgehen. Selbstverständlich ist, was »sich von selbst versteht«[61]. Dabei ist mehreres zu beachten:

a) Man sagt in der Umgangssprache: die Sache versteht sich. Danach sind nicht *wir* es, die eine selbstverständliche Sache verstehen, sondern *sie* selbst ist es, die sich versteht. Diese Redeweise traut der Sache eine Verständnis ihrer selbst zu. Das ist paradox. Wenn es sich um einen Menschen handeln würde, ginge es noch an, ihm ein Selbstverständnis zuzusprechen; das ist aber nicht gemeint. Auch da, wo sich der Ausdruck auf einen Menschen bezieht, der sich mit einer gewissen »Selbstverständlichkeit« darlebt, ist gerade nicht von seinem Selbstverständnis die Rede. – Derartige sprachliche Wendungen akzentuieren ein vorintentionales Weltverhältnis, das noch nicht auf ein menschliches Ich hin gepolt ist. Es herrscht ein Verstehen, das apersonalen, infinitivischen Charakter trägt. Das menschliche Bewußtsein ist nur der anonyme Schauplatz, auf dem sich dies abspielt, und wir selber sind dabei kaum mehr als fast zufällige Teilhaber dieses Sich-von-selbst-Verstehens der Dinge (zu denen auch die Mitmenschen und nicht zuletzt wir selber zu zählen sind).

Ist es wirklich die Sache, die sich versteht, oder nur ein anonymes »Es«? ›Die Sache versteht sich‹ heißt in Wahrheit: *es* versteht sich, daß es sich so mit ihr verhält. Dieser umwegige Ausdruck bedeutet, daß die Sache bzw. der Sachverhalt in dieses anonyme Verstehen nur eingetaucht ist. Was sich versteht, sind nicht wir, ist auch nicht die Sache bzw. der Sachverhalt, sondern ein beides umspannendes »Es«. Von hier aus – d. h. vom Problem des Selbstverständlichen aus – führt ein gerader Weg zu den Umweltanalysen in ›Sein und Zeit‹ (§§ 16 ff., § 69).

b) Diesem vorintentionalen Weltbezug eignet eine besondere *Zeitstruktur*. Mit allem, was »selbstverständlich« erscheint, hat es seine Bewandtnis, und zwar nicht actualiter je neu, sondern in einem sehr spezifischen Sinn »je

61 Wortinterpretationen wie die folgenden können nichts belegen. Sie haben lediglich den Sinn, die Gedankenlosigkeit aufzuheben, mit der wir uns gewöhnlich dem vulgären Sprachverständnis anvertrauen. Die Bedeutungsanalyse vermag keine Fragen zu beantworten, wohl aber Fragen aufzuwerfen, deren Artikulierung den Blick für Differenzierungen schärft, die psychopathologisch wichtig werden können.

schon« oder »immer schon«. Darin liegt ein besonderer Vergangenheitsbezug. *Heidegger* sprach im Rahmen seiner Analyse der »Zeitigung« des Daseins von einem »apriorischen Perfekt«. Ist nun das Verhältnis nicht nur zu diesem oder jenem Selbstverständlichen gestört, sondern ganz generell ein Einbruch in die Selbstverständlichkeit des Daseins überhaupt erfolgt, wie es in der schizophrenen Alienation der Fall ist, muß auch die konkrete Struktur der Zeitigung von Grund auf verändert sein. Da dieser besondere Vergangenheitsbezug, der hier abgewandelt erscheint, Apriori-Charakter trägt, wie auch umgekehrt das Apriori einen (bis heute noch nicht genügend geklärten) zeitlichen Sinn beinhaltet, werden wir unausweichlich vor die Frage gestellt, ob bzw. inwieweit die empirisch gegebenen Veränderungen, mit denen wir es hier zu tun haben, transzendental[62] und zugleich »temporal«[63] zu interpretieren sind.

c) Man sagt gewöhnlich nicht nur, ›es versteht sich‹, sondern ›es versteht sich *von selbst*‹. Dieses ›von selbst‹ verweist nicht auf unser Selbst, sondern auf eine anonyme Spontaneität jenseits der unsrigen. Von-selbst-Sein und *Selbst-Sein* stehen in einem eigentümlichen dialektischen Spannungsverhältnis, dessen Kenntnis, wie wir zu zeigen hoffen, für ein Verständnis schizophrenen (speziell: hebephrenen) In-der-Welt-Seins von großer Bedeutung ist. Ein jeder Selbst-Stand bedeutet Aufhebung (im dreifachen *Hegelschen* Sinn dieses Wortes) von selbstverständlichem Dasein, setzt, um das zu können, dieses aber doch zugleich voraus. Daß damit Wesentliches der entwicklungspsychopathologischen Ich-Problematik vor allem hebephrener Verläufe angeschnitten ist, wird im einzelnen belegt werden müssen.

Das »von selbst« verweist nicht nur auf eine anonyme Spontaneität jenseits der unsrigen, sondern auch darauf, daß das Selbstverständliche nicht eigens einer Begründung bedarf. Es gehört zu seinem Wesen, eine jede Warumfrage ins Unrecht zu setzen. Das Selbstverständliche herrscht, bevor das Principium rationis seinen universalen Anspruch geltend macht. Das Verhältnis von vorgegebenem Grund und Begründen, von Grund-empfangen und Grund-geben korrespondiert dem von selbstverständlichem Dasein und ichhaftem Selbststand.

d) Die Bedeutung von »selbstverständlich« besitzt in der Alltagssprache noch eine weitere wichtige Nuance. »Etwas ist selbstverständlich« meint

62 »Transzendental« hinsichtlich der Bedingungen der Möglichkeit des thematischen In-der-Welt-Seins, nicht hinsichtlich unserer Erkenntnis desselben.
63 Das heißt im Hinblick auf die Zeitigung des Daseins.

nicht nur: durch sich selbst verständlich, sondern auch: *für alle* verständlich. Es bedarf deshalb nicht nur keines besonderen Verstehens, das sich ihm eigens zuwendet, sondern auch keiner besonderen *Verständigung*. Das Selbstverständliche ist dasjenige, was bei jeder Verständigung immer schon als bekannt vorausgesetzt wird, und liegt daher dieser zugrunde. Das bedeutet, daß es zu seinem Wesen gehört, nicht nur erläuterungsunbedürftig, sondern auch weitgehend erläuterungsunfähig zu sein. Wie das Sich-von-selbst-Verstehen und dieses Für-alle-Verständlichsein zusammenhängen, ist ein schwieriges Problem, das auf das der transzendentalen Konstitution der Intersubjektivität verweist. Verstehen wir uns auf das Selbstverständliche, weil wir uns *untereinander* verstehen, oder verstehen wir uns untereinander, weil wir im Gemeinsamen, d. h. uns gemeinsam Selbstverständlichen leben? Bedarf das Selbstverständliche nur deswegen keiner besonderen Verständigung, weil es an den Verstand keine besonderen Anforderungen stellt? Oder stellt es an den Verstand keine besonderen Anforderungen, weil darüber »immer schon« Verständigung herrscht? Diese Fragen, die das Problem des ›common sense‹ und der transzendentalen Funktion zwischenmenschlicher Begegnung (Intersubjektivität) einschließen, werden in einem weiteren Abschnitt behandelt. Es ist zugleich derjenige, der am unmittelbarsten das Wesen der schizophrenen Alienation anzielt.

Nach dem Gesagten können wir den Verlust der natürlichen Selbstverständlichkeit als Ausdruck schizophrener Alienation unter folgenden Gesichtspunkten erläutern:

A. Die Abwandlung des Weltverhältnisses.
B. Die Abwandlung der Zeitigung.
C. Die Abwandlung der Ichkonstitution. Natürliche Selbstverständlichkeit und Selbst-Stand.
D. Die Abwandlung der intersubjektiven Konstitution. Das Verhältnis zu den Andern.

Alle diese Problemkreise hängen innig miteinander zusammen. Es ergeben sich mannigfaltige Querverbindungen und Verflechtungen. Dennoch ist eine Aufgliederung – mag sie auch noch so gewaltsam erscheinen – notwendig, um eine Ordnung in das Material zu bringen.

A. Das Weltverhältnis

Nachdem der methodische Zugang zum Problem der natürlichen Selbstverständlichkeit und ihres Verlusts ein Stück weit geklärt wurde, müssen wir nun konkreter fragen: Inwiefern handelt es sich bei dem, was hier in Verlust geraten ist, um »die Grundlagen«, die »grundlegenden Sachen«, um »so etwas Wichtiges, ohne das man ... nicht leben kann«?

Was A. unter der natürlichen Selbstverständlichkeit versteht, sagt sie deutlich[64]:

> »Jeder Mensch muß wissen, wie er sich verhält, hat eine Bahn, eine Denkweise. Sein Handeln, seine Menschlichkeit, seine Gesellschaftlichkeit, alle diese Spielregeln, die er ausführt: ich konnte sie bis jetzt noch nicht so klar erkennen. Mir haben die Grundlagen gefehlt. Da ging es nicht. Denn alles baut eins aufs andere auf.«

Um bei etwas Bekanntem zu beginnen, wenden wir uns zunächst dem zu, was A. die »Spielregeln« nennt. Es ist derselbe Begriff, der in *Conrads* (1958) Analyse des Tremas immer wieder vorkommt[65]. Wir wissen, daß Schizophrenien sich häufig zuerst in jenem Bereich stillschweigend vorausgesetzter Spielregeln ankündigen, die unser alltägliches Zusammenleben bestimmen. Es sind scheinbar harmlose Taktlosigkeiten, kleine Verstöße gegen das, was »sich gehört«, »sich schickt«, was allgemein als selbstverständlich gilt, die uns als erste Vorboten der psychotischen Abwandlung von den Angehörigen berichtet werden – die wir seltener auch einmal selber mitbeobachten können, wo sich ein allmählicher Übergang in die schizophrene Alienation unter unseren Augen vollzieht. Dabei weiß anfangs nicht nur der Laie, sondern oft auch der Psychiater kaum deutlich zu unterscheiden, ob ein Durchbrechen dieser Spielregeln aus (z. B. pubertärem) Mutwillen erfolgt, ohne daß die Fähigkeit, sie als solche wahrzunehmen und zu realisieren, gelitten hätte, – oder ob bereits eine Verunsicherung dieser Fähigkeit hineinspielt, der pa-

---

64 Vgl. S. 59 f..

65 *Conrad* interpretierte diese »Spielregeln« im Rahmen seiner Gestaltanalyse in Anlehnung an die topologische Betrachtungsweise *Lewins* als »Feld-Barrieren«. Sachlich ist damit dasselbe gemeint, was im daseinsanalytischen Sprachgebrauch unter Bewandtnis- und Verweisungszusammenhängen (s. u.) verstanden wird. Der Unterschied liegt im Methodischen. Streng phänomenologisch vorgehend, kann man sich nicht mit solchen fertigen, methodologisch ungeklärten, wenn auch praktikablen Modellvorstellungen zufriedengeben, sondern muß weiter ausholen, um die konstitutive Struktur des Gemeinten freizulegen. Dabei wird allerdings (bislang) die Wirklichkeit soweit eingeklammert, daß die die Faktizität bestimmenden dynamischen Faktoren sich der Betrachtung entziehen. Letztere sollen aber gerade durch die *Lewinschen* Modellvorstellungen erfaßbar und sogar mathematisierbar gemacht werden. Das Verhältnis zwischen topologischer und phänomenologischer Deskription wurde positiv von *Kisker* (1960), kritisch gegeneinander abgrenzend von *Broekman* und *Müller-Suur* (1964) dargestellt.

thologische Bedeutung zukommt. Gehört ersteres zu den Reifungskrisen der normalen Entwicklung, wie sie sich am deutlichsten auf dem Weg von der Pubertät zur Autonomiefindung (Mündigwerden) abzeichnen, so bedeutet letzteres ein »Ausscheren« aus diesem Entwicklungsgang – eine Auffassung, die erstmals in der klassischen Hebephrenie-Arbeit von *Hecker* ihren Niederschlag fand. Es kommt dann zu Entgleisungen, die keine Übergangserscheinungen darstellen, sondern im Gegenteil einen Bruch in der Entwicklung. Der bildhafte Ausdruck »Entgleisung« besagt mehr, als es jeder abstrakte Terminus vermöchte. Die Schienen, aus denen die Entgleisung erfolgt, sind in erster Linie jene Bahngeleise, die *Straus* »Axiome der Alltagswelt« nennt. Die meisten Kranken können darüber kaum reflektieren, einige wenige dagegen sehr wohl. So spricht unsere Patientin A. ganz spontan von einer »Bahn«, einer »Denkweise«, einem »Rahmen«, die jeder Mensch brauche, damit er sich im Leben zu verhalten wisse:

»Alle haben doch irgendwie eine Bahn, eine Denkweise, so wie sie aufgewachsen sind, so wie ihr Charakter, ihre Erziehung usw. ist … . Wenn die anderen so handeln, und jeder ist eigentlich so irgendwie großgeworden: danach denkt man, danach ist das Handeln ausgerichtet, danach verhält man sich …« Es ist »die *Selbstverständlichkeit* so im Tages-, nicht im Tagesablauf, so *im Leben* einfach …«. »Wie sich ein Erwachsener so entwickelt hat, da hat er das *mit*entwickelt. Dann hat er dazu eine natürliche Verbindung. Er weiß, wie sich das gehört und so. Ich hab' zu all dem einen Riesenabstand. Bei mir ist das alles nur *an*gedacht. Ein riesiger Weg ist das, bis ich alles empfinden kann wie ein anderer auch« (vgl. Abschnitt D). Es ist das Problem jener transzendentalen Entwürfe, die uns die jeweilige Situation erschließen: »Das Leben und so …, das spielt sich immer so in einem *Rahmen* oder so ab.« (In was für einem Rahmen?) »Ja, das weiß ich nicht. Man muß sich ganz anders verhalten: aus der Situation oder so … Das habe ich gar nicht so erfaßt.«

Die Reihe solcher Aussagen könnte man beliebig fortsetzen. Auch bei anderen Hebephrenen steht das Problem der »Spielregeln« häufig an erster Stelle. Um nur ein Beispiel zu nennen, Helmut W., ein 24-jähriger Landwirtssohn mit seit der Postpubertät schwelendem hebephrenem Prozeß, meinte: »Wenn ich in meinem Gefühl bin, dann muß ich hinterher wieder sehen, wie ich in die begrifflichen Allgemeinheiten der anderen hineinkomme«.

Diese »Spielregeln« oder »begrifflichen Allgemeinheiten«[66] sind phänomenologisch gesehen nichts anderes als die Bewandtnis- und Verweisungszusammenhänge (*Heidegger*), innerhalb derer sich ein Dasein in Situationen

66 *Frostig* sprach in einer noch heute lesenswerten Schrift über das schizophrene Denken von »Kollektivstrukturen«.

bewegt, die – genaugenommen – eine Situation überhaupt erst konstituieren. Sie gründen in den Bedeutsamkeiten, die das jeweilige In-der-Welt-Sein bestimmen. Es sind nicht beliebige, ad hoc entworfene, sondern geschichtlich gewachsene Bedeutsamkeiten, in denen das In-der-Welt-Sein verankert ist.

Im Verlauf hebephrener Prozesse kommt es zu einer allgemeinen Verunsicherung der Bedeutsamkeiten. In eins damit verlieren die Bewandtnis- und Verweisungszusammenhänge ihre Verbindlichkeit. Ihre Kontur und Dynamik schwinden. Sie beginnen zu »verschwimmen«, geraten durcheinander, so daß es schließlich zu einem Vorbeireden, Sich-»vorbei«-Benehmen, Vergreifen, zu einem Verfehlen jedweder menschlicher und schließlich auch sachlicher Bezüge kommt. Das wurde schon öfters beschrieben. Die dem zugrunde liegende Abwandlung der Konstitution der Lebenswelt ist aber bei weitem noch nicht genügend durchsichtig geworden.

Diese eigentümliche Gestörtheit – der Verlust der natürlichen Selbstverständlichkeit – macht sich vor allem im Umgang mit dem alltäglich Begegnenden, d. h. in den unzähligen kleinen Verrichtungen des Alltags bemerkbar, ergreift aber darüber hinaus die gesamte Lebensorientierung. Bei den meisten Kranken bekommen wir im wesentlichen nur das Resultat dieser Veränderung zu sehen. Über die Veränderung selbst, d. h. über die Abwandlung der lebensweltlichen Orientierung (des Wahrnehmens der »Spielregeln«) erfahren wir nur wenig. Sie scheinen sie selbst kaum zu bemerken. Bei Kranken wie A. steht dagegen die subjektiv erlebte Unsicherheit ganz im Vordergrund. Im Gegensatz zu der Mehrzahl der anderen Patienten stoßen sie sich selbst an ihrer Unfähigkeit, sich im Selbstverständlichen zu bewegen, bevor es die Menschen ihrer Umgebung im vollen Umfange gewahren. Oft vermögen sie es zu »kaschieren«, wie A. es nennt, so z. B. durch überlautes Sprechen oder grelles Gelächter (vgl. S. 158). Aber das gelingt nur vorübergehend und unvollkommen. Meist erscheinen sie bald auch nach außen hin ratlos, unsicher und in einem sehr radikalen Sinne »unfähig«. Bei flüchtigem Hinschauen kann man den Eindruck extremer Zerstreutheit gewinnen[67]. Dabei kommt es zu den erstaunlichsten Fehlleistungen.

Die Unsicherheit darin, wie etwas zu nehmen und einzuordnen, anzufassen und aufzufassen ist, führt bei solchen Kranken dazu, daß sie mit nichts fertig werden. Sie wirken in allen ihren Verrichtungen extrem verlangsamt,

---

67 Die ausdrucksphänomenologische Seite des Verhaltens müssen wir hier übergehen. Sie gleicht – in abgeschwächtem Ausmaß – dem, was *Wulff* (1960) eindringlich an einem katatonen Kranken beschrieben hat.

fast haftend, Epileptikern nicht ganz unähnlich. Auf der anderen Seite erinnert ihre abnorme Gründlichkeit und Gehemmtheit – auch das Kontrollieren, mit dem sie die Zahl ihrer Fehlleistungen zu verringern suchen – an Zwangskranke.

Nicht nur äußerlich, vor allem auch innerlich wird A. mit nichts »fertig«: »Es ist gerade dieses *Feingefühl*, wie man zum Beispiel Menschen beurteilt, wie man eine Sache fest-stellt und sie dann beiseitelegt«, was ihr fehlt. »Ein Gesunder setzt sich mit einer Sache auseinander und kann dann weitermachen.« Er hat die »Basis, von der aus man etwas beurteilt. Mich wirft immer alles um ... Alles ist dann so *offen*«.

Es ist nicht die gegenständliche Auffassung der Dinge, die bei Kranken wie A. gestört ist. Sie weiß, was sie vor sich hat. Dennoch sagt sie: »Ich möchte die Sachen so sehen, wie sie *sind* ... Und das gelingt nicht.« Zum Sein der Dinge gehört eben noch anderes, als was sich gegenständlich fassen läßt. Es sind die oben genannten Bedeutsamkeiten[68] und Bewandtniszusammenhänge, innerhalb derer alles Begegnende ist, was es ist.

Wir heften sie nicht irgendwie sekundär den Dingen an, sondern entnehmen auf eine noch ungenügend geklärte Weise letzteren selbst, wie sie angefaßt und aufgefaßt werden wollen. Zwar ist alle Theorie und Praxis durchwaltet von transzendentalen Entwürfen. Aber wie geschieht deren Vorgabe? Woher wissen wir, wo und wann welche Entwürfe »passen«? Wenn wir etwas auf etwas hin ansprechen (κατηγορεῖν = jemandem etwas auf den Kopf zusagen), so entsprechen wir damit immer schon einem Anspruch, einem Angesprochen*werden*, dem nicht minder transzendentale Bedeutung zukommt[69]. Wie will das Begegnende aufgefaßt werden? Welche Kategorien darf ich herantragen, welche nicht? Alle derartigen Fragen treten gewöhnlich kaum in das Bewußtsein des Gesunden – jedenfalls nicht als praktische Fragen, von deren Beantwortung die Bewältigung des alltäglichen Lebens abhängt.

In erster Linie deswegen nicht, weil die entsprechenden Antworten immer schon vorgegeben und vorweggeregelt sind durch die Selbstverständlichkeiten, die nicht nur unser Alltagsbewußtsein, sondern sogar auch noch unser wissenschaftliches Be-

68 *Kunz* (1966) hat neuerdings zwischen vitalen und intentionalen Bedeutungsgehalten zu differenzieren versucht, eine Unterscheidung, die phänomenologisch gesehen fragwürdig ist. Weiter führt die vom späten *Husserl* postulierte, aber kaum artikulierte Unterscheidung von passiven und aktiven Synthesen.

69 Diese und die folgenden Aussagen enthalten eine Fülle philosophischer Probleme, die hier zu entfalten nicht unsere Aufgabe ist. Es geht nicht um die Erörterung oder gar Rechtfertigung philosophischer Positionen, sondern nur um die Freilegung derjenigen Dimension, innerhalb derer das, was wir von unseren Patienten erfahren, für sich selbst zu sprechen vermag.

wußtsein durchherrschen. Obwohl diese Fragen dem natürlichen Bewußtsein weitgehend verborgen sind – so sehr, daß nicht einmal die Antworten darauf als solche isoliert ins Bewußtsein treten –, arbeiten sie ständig insgeheim am geschichtlichen Wandel menschlicher Welt- und Selbstbegegnung. Das heißt, die transzendentale Konstitution des Begegnenden nimmt ihren eigenen Gang und hat ihre eigene Zeitigungsweise. Sie gründet nur zu einem geringen, schwer beobachtbaren Anteil in den dem Bewußtsein unmittelbar zugänglichen aktiven Synthesen des Ichs, sondern ist ganz überwiegend in der »passiven Genesis« (*Husserl*) fundiert. So erweist sich insbesondere die Selbstverständlichkeit, die Geläufigkeit des geläufigen Meinens, Redens und Handelns kaum als unser eigenes Werk, sondern überwiegend als das eines anonymen, immer schon geschehenen transzendentalen Konstituierens, das unserem alltäglichen Leben seine Bahnen vorzeichnet.

Diese Fragen, die den Gesunden im praktischen Leben kaum behelligen, füllen bei Kranken wie A. zeitweise das Bewußtsein so sehr, daß sie darüber weder zu den Dingen noch zu sich selbst noch zu den anderen Menschen finden. Sie sind ständig mit der Herstellung jener Basis beschäftigt, die der Gesunde bedenkenlos voraussetzt, um sich von dort aus den Anforderungen des konkreten Lebens zuzuwenden.

Nehmen wir ein konkretes Beispiel: Wenn A. sich mit der Frage herumquält, welcher Kleiderstoff für welches Kleid zu welcher Gelegenheit sich schickt, so versucht sie sich rational aufs genaueste klarzumachen, warum sich diese Stoffqualität und jene Farbe zu diesem bestimmten Anlaß schickt oder warum nicht. Es ist verständlich, daß sie damit nie an ein Ende kommt. Die verschiedenen Anmutungsqualitäten, die für uns einem Kleiderstoff anhaften, sind immer schon durchgegangen durch sehr komplexe intersubjektiv mitgeprägte Urteilsprozesse, die wir nie ganz durchschauen und in ihre einzelnen Faktoren (bürgerliche Konvention, Mode, künstlerische Qualitäten, persönliche Reminiszenzen usw.) restlos auflösen können. Gerade solche Dinge werden A. zum Problem, die sich rational nicht eindeutig bestimmen lassen, die Sache des »Feingefühls« sind. Dieses Gefühl läßt sie im Stich.

Was A. »Feingefühl« oder an anderer Stelle auch »so ein Weltgefühl«[70] nennt, hängt aufs engste mit dem zusammen, was in der geistesgeschichtlichen Tradition – *Gadamer* hat eine subtile Darstellung derselben gegeben – in sehr verschiedener Akzentuierung als *Gemeinsinn*, *sensus communis*, *common sense*, *bon sens* diskutiert wurde. Diese Termini weisen unmittelbar

70 In diesem Zusammenhang sind die Ausführungen *Kimuras* (1969) über die Bedeutung des japanischen Wortes »ki« interessant.

auf die intersubjektive Konstitution der natürlichen Selbstverständlichkeit hin, die uns im letzten Abschnitt (D) dieser Interpretation beschäftigen wird. Man denke auch an *Pascals* »esprit de finesse« – meist mit »Feingefühl« übersetzt! – oder »raison du coeur«[71]. Die wenig gebildete Kranke hat von diesem geistesgeschichtlichen Hintergrund keine Ahnung. Und dennoch beschreibt sie – aus der Erfahrung des Verlustes heraus – aufs genaueste eben das, um dessen begriffliche Erfassung eine Reihe großer Denker seit Jahrhunderten sich bemüht haben.

Die grundlegende Bedeutung desjenigen, was hier in den Blick kommt, mag man zunächst allerdings bezweifeln. Scheint es doch, als ob es der Kranken nur an einem bestimmten »Gefühl« gebricht, an einem Beurteilungsvermögen, das auch Gesunden nur in unterschiedlichem Maße zur Verfügung steht und das sie am Ende nur überbewertet. Ist es berechtigt, diesem »Gefühl« eine transzendentale Relevanz zuzusprechen? Die Patientin gibt in gewisser Hinsicht selber die Antwort auf diese Frage. Als sie eines Tages energisch aufgefordert wurde, nun doch einmal ganz konkret zu erläutern, was sie meine, anstatt sich immer im Allgemeinen zu verlieren, erwiderte sie:

»Das ist ja das Komische, das liegt immer *vor* dem (vor dem, wonach der Arzt sie zu fragen schien). Viele Leute verstehen sich nicht anzuziehen, wissen auch, daß sie keinen Geschmack haben, stören sich aber nicht daran. Das liegt (bei mir) *vor* dem, was denen fehlt! ... Das ist ungefähr so, daß man nur überhaupt diese Notwendigkeit im Leben spürt! Dann *hat* man das einfach. Dann kann man sich das *zusammenreimen* (alles, was man nicht genau weiß). Dann kommt alles nicht mehr so drauf an. Dann kann man die Verbindung zu den ändern schaffen und einen Bereich, wo alles von selbst geht. Dann kann man sich hineinfinden. Dann ist das natürlich und selbstverständlich. (Verzweifelt:) Man ist wirklich lebensunfähig, wenn das fehlt. Man kommt wirklich nicht durch!«

Aus diesen Sätzen, die vieles anklingen lassen von dem, worum es in dieser Schrift geht, greifen wir hier nur das »*vor dem*« heraus. Wenn in unserem Zusammenhang von »apriori« und transzendentaler Konstitution die Rede ist, so ist damit nicht mehr gemeint, als in diesen Worten zum Ausdruck kommt. Daß es sich dabei um eine dem natürlichen Bewußtsein fremde Erfahrungsdimension handelt, war der Patientin selbst offenbar deutlich bewußt. Es ging schon aus dem ratlosen Staunen hervor, mit dem sie immer wieder beteuerte, wie »so ganz komisch« das sei. Der transzendentale Grund

71 *H. Stierlin* (1969, 74) schreibt im Hinblick auf die hier gemeinten Kranken: »*Les raisons du coeur* have no chance of becoming *les raisons de la raison*.«

der Urteilskraft, der dem natürlichen Bewußtsein verborgen bleibt, tritt hier ans Licht. Er hängt aufs engste mit dem Seinlassenkönnen zusammen: »Das soll einfach einmal reichen! Das muß von allein da sein. Das muß ich einfach einmal so *lassen* wie ein Gesunder«, sagt A. – Oder auch: »Ich habe kein Vertrauen zur Situation, weil ich sie nicht fühle. Die Notwendigkeit fühl ich nicht so. ›Man nimmt's so hin‹: dafür hab ich kein Gefühl. Das muß ich so mit Gedanken ausgleichen ...«; und zwar »hintenherum«, wie sie sagt, d. h. durch künstliche, rationale Brücken. Wo sie das nicht kann, überfällt sie psychotische Unruhe und elementarer Suiziddrang.

Für alles Begegnende muß A. – im Gegensatz zum Gesunden – immer erst die Voraussetzungen des Begegnenkönnens schaffen. Diese transzendentale Leistung, die beim Gesunden in den Bereich der vorbewußten »passiven Genesis« fällt, bedeutet einen ungeheuren Kraftaufwand. Daher kann sie sagen: »Mich wirft alles um.« Was sie umwirft, sind vom natürlichen Daseinsverständnis her gesehen nichtige Anlässe, alles andere, als was der Gesunde »belastende« Ereignisse nennen würde. Die alltäglichsten Anforderungen – und gerade sie – überfordern A. Seien es nun Anforderungen, etwas Neues aufzufassen, irgend etwas selber zu tun oder auch nur mitzumachen:

> »Wenn wir eine Arbeit zusammen verrichten sollten, dann halte ich das nicht lange aus. Ich schaffe es nicht. Zum Beispiel Abwaschen: die Schwierigkeit dabei – ja, was für mich dabei die Schwierigkeit wäre, wie soll ich das sagen? – Ich mach' es nicht mit einer Selbstverständlichkeit. Das befremdet irgendwie. Ich muß mich dann dazu zwingen. Innerlich gehe ich dabei kaputt. Das strengt mich *so* an. Das ist bei jeder Arbeit so. Wenn ich sticke und so: ich führe nur Arbeit aus – es ist nur so Sache – und ich bin nicht ganz dabei. Und wenn ich keine körperliche Kraft habe, keine Kraft, dann falle ich ab. (Aufs äußerste verzweifelt:) Dann kann ich das nicht mehr machen« (wobei sie nicht nur die jeweilige spezielle Tätigkeit meint, sondern das Weiter-Existieren schlechthin).

Die Patientin muß demnach, wenn wir ihre Aussagen ernst nehmen, außer dem üblichen noch einen ganz andersartigen Kraftaufwand leisten. Unsere Aufmerksamkeit wird auf einen besonderen Modus von Anstrengung bzw. Überanstrengtsein[72] gelenkt, den der Gesunde in dieser Form nicht oder kaum kennt. Wir meinen, dieses »Leisten« trägt transzendentalen Charakter, denn der damit verbundene Kraftaufwand verschwendet sich in erster Linie an die Bereitung des Bodens, über den der Gesunde mehr oder weniger im-

72 Vgl. hierzu *v. Baeyer* (1961).

mer schon verfügt, um von dort aus seine Kräfte zu entfalten oder Eindrücke aufzunehmen. Der Begriff »transzendentales Leisten« bedeutet keine Erklärung auf Grund einer spekulativen Hypothesenbildung, sondern will rein *deskriptiv* die Dimension bezeichnen, in der sich das vollzieht, dessen Ausbleiben die Patientin selbst als »so komisch« empfindet. Vielleicht wäre wegen der Mißverständnisse, die bei dem Wort ›transzendental‹ möglich sind, ein anderer Ausdruck vorzuziehen. Bisher hat sich aber noch kein besserer gefunden.

A. drückte sich wie manche andere Kranke stets so aus, als ob ihr körperliches und dieses »transzendentale« Leistungsvermögen in irgendeinem Zusammenhang stünden, als ob körperliche Kraftreserven bis zu einem gewissen Grade den transzendentalen Leistungsmangel ersetzen könnten, aber auf diese Weise zugleich auch in besonderem Maße beansprucht würden. Das wirft ein Licht auf die Eigenart der bei schleichenden schizophrenen Prozessen und Residuen (sog. Defektzuständen) weit verbreiteten – angeblich gänzlich »unspezifischen« – *Asthenien.*

Freilich wird man eine solche Behauptung kaum allein auf die Aussagen einer einzigen Patientin stützen dürfen. Zweifel an deren Tragweite wären durchaus am Platz, wenn wir nicht auch von anderen Kranken ähnliches berichtet bekämen. Man muß nur mit viel Geduld auf das hinhören, was die Patienten oft nur beiläufig erwähnen. Da in unserer Alltagssprache fertig geprägte Begriffe für die hier notwendigen Unterscheidungen fehlen, kann man sie auch vom Patienten nicht ohne weiteres erwarten. Es ist daher notwendig, ihre Formulierungen gleichsam auf die Goldwaage zu legen, sie jedenfalls ernster zu nehmen, als dies gemeinhin geschieht. Vor allem müssen wir auf die feineren Nuancen achten, mit denen sie vorgebracht werden.

So berichtete Wilhelm G., ein ehem. Chemiestudent, der in den Zwanzigerjahren an einem schleichenden schizophrenen Erlebniswandel ohne Wahnbildung erkrankte und nun schon seit mehreren Jahrzehnten ein praktisch unverändertes Zustandsbild zeigt, er habe immer wieder versucht zu arbeiten, aber er schaffe es jetzt nicht mehr:

»Ich wollte schon arbeiten«, sagte er, »aber dann mach' ich wieder alles kaputt und werde auseinandergerissen ... Ich bin ganz *offen*. Ich reibe mich seelisch dabei auf. Das nimmt zu arg mit. Ich merke, daß ich mich verausgabe. – Zum Beispiel spalte ich zwei Tage Holz: dann halte ich das nicht mehr aus, dann komme ich in eine – auch physisch bedingte – Hast und Unruhe hinein.«

Wir kennen diese Getriebenheit, Hast und Unruhe von vielen unserer schizophrenen Patienten. Bei manchen blanden Verläufen stehen sie über lange Zeitstrecken im Vordergrund. Ihr Ausmaß allein kann Arbeitsunfähigkeit bedingen (unter unseren Patienten z. B. bei Patrik S. und Peter K.). Psychopathologisch lassen sich diese Symptome als Diminutivformen katatoner Antriebsstörungen deuten.

G. spricht hinsichtlich seiner Leistungsfähigkeit von einer »Unterbilanz«: »Wenn einer mit *der* Unterbilanz antritt, ist nichts zu wollen. Da muß was dahinterstecken, nicht nur die Physis, sondern auch die Bejahung, nicht diese Unterbilanz. Wenn ich echtes Leben habe, schreite ich von selbst zur Arbeit, zur Aktivität. Wo das fehlt – physisch, seelisch oder moralisch – da ist's aus.«

Wenn der Patient in dieser Weise von »Unterbilanz« redet, handelt es sich offensichtlich nicht um ein Fazit, wie es auch der Gesunde im Rückblick auf ein Versagen im Leben ziehen könnte. Nicht das Ergebnis von Leistungen, nicht einmal der Leistungscharakter, sondern der transzendentale Ausgangspunkt für jeglichen Weltbezug wird damit charakterisiert.

Wie bei A. ist auch bei Wilhelm G. die Leibnähe dieser basalen Veränderung nicht zu übersehen: »Wenn die Person ausgeschaltet ist, wird nur noch die Physis strapaziert. Das führt dann auch zu einem physischen Substanzverlust« (womit der Patient auf seine kachektisch anmutende körperliche Verfassung anspielte). Ein anderer Patient, Hellmut W., begründete seine schizophrene Ausgesetztheit und Wehrlosigkeit in typisch hebephrener Stilisierung folgendermaßen: »Weil mir durch meine Krankheit bedingt gar mancher allgemeine Begriff fehlt, und ich immer unbewaffnet der Tatsache gegenüberstehe ...« Auch von ihm wurde das kategoriale Versagen unmittelbar zugleich als ein leibliches Versagen erlebt. Wir interpretieren: Wo das transzendentale Leisten versagt, ist das menschliche Dasein bis in seine Leiblichkeit hinein preisgegeben, allem ausgeliefert, was ihm begegnet. Eine eigentliche Entgegnung ist nicht möglich. Das jedem gegenständlichen Weltbezug zugrunde liegende Wechselverhältnis von Angesprochenwerden und Entsprechen-Können ist durchbrochen:

»Wenn ich bewußt auf etwas hinschaue, und das spricht mich nicht an, dann ist das furchtbar! – Dann ist das wie eine Attrappe. Das Wesenlose ist's. Das ist das Beziehungslose«, sagt G. Er müsse fortwährend aufpassen, daß er »in dieser Distanzlosigkeit zur Umwelt nicht anecke«. Er sei wie »kurzgeschaltet«. »Überall zeigt sich die Vorderseite, an der ich mich irgendwie reibe, an der ich anstoße.« – G. wurde nie müde, immer von neuem zu umschreiben, daß ihm ein bestimmtes Zwischen fehle, das beim Gesunden die Verbindung zur Umwelt wie überhaupt jegliche *Verbindlichkeit* herstellt und andererseits auch zugleich den notwendigen Abstand gewährleistet: »Wenn ich von der Außenwelt abgeschlossen bin, sozusagen im Exil, fühle ich mich besser. Ich bin den Außenweltseindrücken zu sehr ausgesetzt.«

Der Patient G. verglich die Veränderung, die sich mit ihm vollzogen hatte, einem Umstülpungsprozeß, bei dem sich das Innerste nach außen kehrt: »Wenn ich ausgewirtschaftet bin – (bedeutungsvoll:) und dann steht Ihnen was entgegen! – Die Schizophrenie ist genau so, wie wenn ich einen Karton nach außen stülpe«. – Eine Vertiefung in die Struktur dieses eigentümlichen Weltverhältnisses ergibt, daß es sich bei derartigen Aussagen nicht um Angelesenes, Ausgedachtes oder gar um Wahnhaftes handelt, sondern um den Versuch, in einem wenn auch noch so rohen Vergleich etwas von dem unmittelbar erlebten Wandel des eigenen In-der-Welt-Seins zum Ausdruck zu bringen. Worausher und Woraufhin der Existenz sind – cum grano salis genommen – vertauscht. Daher fehlt in aller Weltbegegnung die Vermittlung. Das gilt ebensosehr für die Spontaneität im Sich-verhalten-Können wie für die Rezeptivität im Empfangen von Eindrücken. So wenig die Kranken aus sich *heraus*gehen können, ohne sich sogleich zu verausgaben, so wenig können sie auf das wahrhaft *ein*gehen, dem sie schutzlos ausgesetzt sind. Beides gehört zusammen.

Ebenso wie Wilhelm G. versicherte auch A. stets, sie sei den Dingen »viel mehr *ausgesetzt*« als andere. Ähnliches hören wir von vielen hebephrenen Patienten (z. B. Peter K.: »Jeder Laut dringt auf meine nackten Nerven«). Derartige Beobachtungen sind nicht neu. Zusammenfassende Darstellungen der »schizophrenen Wehrlosigkeit« finden sich bei *van der Drift* (1960) und *Burkhardt* (1962). Es fragt sich aber, ob das Beschriebene nicht nur seiner Ätiologie, sondern auch seiner phänomenologischen Struktur nach nicht noch in ganz anderer Weise aufgeklärt zu werden verdient. Welcher Art ist die »Offenheit«, von der diese Patienten reden?

Von A. war manches über dieses Offensein zu erfahren, was bei anderen Patienten nur zu erraten ist. So konnte man immer wieder von ihr hören: »Die Eindrücke tun mir wieder zur Zeit so fest *weh.*« Dabei umfaßte das Wort »Eindrücke« sehr viel: »Am Anfang, als es anfing so weh zu tun, habe ich immer *gefragt* (d. h., die Fragen waren es, die »weh« taten). Es ist das Gefühl für die Dinge, das mir fehlt, zum Beispiel die Begriffe Kranksein, Leiden; aber nicht nur traurige Begriffe, sondern auch: Freude, Gesundheit, Altsein usw. Diese *Begriffe tun mir erst einmal weh, bis sie mir aufgehen.*«

Verschiedenartigste Eindrücke, Fragen, Zweifel, nichtassimilierte Begriffe werden demnach wie reale Eingriffe in die leibliche Integrität erlebt und tangieren unmittelbar das Befinden[73]: »Ein Gesunder denkt gar nicht daran, an die Möglichkeit, daß ein Gefühl oder eine Frage auch weh tun können. Der denkt gar nicht daran, wie ein Mensch so ist, wie ein Erwachsener überhaupt so ausgebildet ist, seine Reaktionen – so das Wesen und die Werte eines Menschen.«

Eigentlich, meinte A., hätten alle diese Fragen bei ihr viel früher auftreten sollen, als sie noch ein kleines Kind gewesen wäre. (Ob sie im Fragealter vielleicht zu wenig gefragt habe:) »Das glaube ich sogar sehr!«. Statt weniger seien die Fragen aber mit dem Älterwerden nur immer mehr geworden. Mit den Urteilen, die sie zu Hause gehört habe, sei sie nie fertiggeworden: »*Mir hat immer alles weh getan, statt daß ich etwas angenommen hätte oder daran erwachsen geworden wäre.*«

Zu einem späteren Zeitpunkt äußerte sie: »Jetzt ist es eigentlich nur noch, daß die Eindrücke so weh tun ... Die Zusammenhänge, die Gefühle, daß man so ein gleiches Gefühl mit anderen – so ein Weltgefühl hat –, das fehlt ... Das war ja *so*, daß ich gar nichts mehr tun konnte. Jetzt geht es schon etwas wieder. Aber wenn ich zum Beispiel im Kaufhaus so viele Menschen sehe, das tut mir dann sofort weh, – oder wenn ich etwas schnell mit anderen Menschen zusammen machen soll, das tut mir auch sehr weh. Allein kann ich sehr wohl etwas schnell machen (was freilich objektiv nicht ganz stimmte): das macht mir nichts, zum Beispiel im Haushalt. Aber wenn ich Rücksicht nehmen soll auf andere Menschen – das sind doch auch Eindrücke, die davon ausgehen! Die können sehr weh tun.«[74]

Deutlicher kann der Einbruch in die leiblich-seelisch-geistige Gesamtverfassung eines Menschen im Zuge der basalen schizophrenen Alienation nicht leicht zum Ausdruck gebracht werden. Dieser Einbruch vollzieht sich offenbar so elementar, brutal leibhaftig, wie es, für den Gesunden auch in einfühlsamer Vergegenwärtigung wohl kaum nachvollziehbar ist. Die Betonung der Leibhaftigkeit dieses Erlebens scheint von besonderer Bedeutung. Das Offensein oder »Wundsein«, wie es A. auch nannte, muß man tatsächlich ganz real als Abwandlung der Leiblichkeit ansehen, wenn unter Leiblichkeit, wie sich dies in der phänomenologischen Literatur inzwischen durch-

73 Sie »drücken« sich also – in welche Matrix? – unmittelbar »ein«. Sie tun das so lange, bis sie ihr »aufgehen«. Dieses »Aufgehen« meint offenbar nicht die intellektuelle Verarbeitung der Eindrücke, Fragen, Zweifel usw., sondern ihre Erschließung für die Lebenspraxis. Das »Aufgehen« betrifft demnach ihre selbst- und welterschließende Funktion.

74 Diese Aussagen verweisen bereits auf das veränderte Verhältnis zum Andern, das im letzten Abschnitt dieser Interpretation zur Sprache kommen soll. Daß es der Anspruch auf die Rücksichtnahme ist, der unserer Patientin in ganz besonderem Maße zusetzt, kann als ein Hinweis betrachtet werden auf die Dimension, in der die konsumtiven Grundlagen des Weltverhältnisses hier verändert sind.

gesetzt hat, nicht der naturwissenschaftlich erforschbare Körper verstanden wird, sondern eine Struktur menschlichen Seins (*Sartre*). Eine Veränderung des Weltverhältnisses bedeutet dann immer zugleich auch eine Veränderung des gelebten welthaften Leibes als inkarnierter Subjektivität (*Zutt*). Wenn wir nach der transzendentalen Konstitution des In-der-Welt-Seins oder der Weltlichung fragen, ist demnach die des Leibes immer mit im Blick.

B. Die Zeitigung

Wenn wir uns hier mit dem phänomenologischen Problem der Zeitigung des hebephrenen Daseins am Beispiel unserer Patientin beschäftigen, so muß von vornherein klar sein, daß es sich dabei nicht um das subjektive Zeiterleben handeln kann. Dieses ist bei den Kranken, die wir hier im Auge haben, meist unverändert. Es geht vielmehr um die zeitliche Konstitution des Daseins. Hinsichtlich der methodischen Voraussetzungen für diese Betrachtungsweise sowie spezieller Untersuchungen zum Thema »Zeit« bei Schizophrenen verweisen wir auf *Minkowski, F. Fischer, Binswanger, Straus, v. Gebsattel, Storch, Baechler* und, was die jüngere Literatur betrifft, auf *Janzarik, J. E. Meyer, Bister, van der Horst-Oosterhuis, Ciompi* u. a.

A. klagte darüber, jeden Morgen komme ihr »immer alles wieder ganz anders« vor. Auf die Frage, was denn anders sei, konnte sie keine rechte Antwort geben; eher aus einer gewissen Verlegenheit heraus sagte sie: »das Leben, die Pflichten, das Menschsein ...«, ohne daß ihr diese Worte für das Gemeinte ausreichend zu sein schienen. Nicht die einzelnen Dinge seien verändert, auch könne sie sich an alle Einzelheiten vom vorhergehenden Tag gut erinnern, aber der *Rahmen*, in dem alles stehe, sei je ein anderer. Sie litt offenbar unter einem *Mangel an Kontinuität nach rückwärts*, aber unter einem solchen besonderer Art. Es handelte sich nicht um die Beziehung zum gegenständlich faßbaren Zeitablauf, etwa um mnestische Störungen im engeren Sinne, und doch war das Verhältnis zur Vergangenheit in einer tiefgreifenden Weise verändert[75].

75 Die daraus resultierenden Ausfälle können sogar gelegentlich im Endeffekt mnestischen Störungen durchaus gleichen. Verwechslungen sind möglich. Das zeigt folgende Aussage eines jungen Hebephrenen (H. W.): »Ich leide unter Gedächtnisschwund oder sowas Ähnlichem: Viele Begriffe kommen mir plötzlich so fremd vor. Ich muß mich erst neu daran gewöhnen. Die kommen mir neu vor, obwohl ich sie eigentlich nicht richtig vergesse. Nur so ungewohnt sind sie dann.« Neben der Ähnlichkeit wird allerdings in diesen Worten zugleich die tiefe Unterschiedenheit gegenüber allen hirnorganisch bedingten mnestischen Störungen deutlich, die sich jedoch für manche andere Patienten – vor allem in Spätstadien – verwischt.

Fast in dem gleichen Atemzug, in dem A. darüber klagte, daß sie an den gestrigen Tag nicht anknüpfen könne, äußerte sie: »Ich habe keine Beziehungen mehr zu den Dingen – so *von früher her*, von Zuhause. Plötzlich stehe ich mittendrin.« Damit wird eine besondere Hinordnung auf die Vergangenheit akzentuiert, innerhalb welcher es offenbar keinen wesentlichen Unterschied macht, ob der Faden zu dem eben Gesagten, zum gestrigen Tag oder zur frühen Kindheit abgerissen ist. Die Diskontinuität nach rückwärts ist überall die gleiche. Es geht in jedem Falle ganz global um den Bezug zu so etwas wie Vergangenheit überhaupt, genauer: zu Herkunft und eigenem Gewesensein. Dem Existieren fehlt des Woheraus. Dieses Woheraus ist selbst nicht lokalisierbar innerhalb einer quantitativ verstandenen Zeitdimension, sondern qualitativer Natur. Es befindet sich nicht »in« der Zeit, sondern steht – als Moment der Zeitigung des Daseins – in gewisser Hinsicht »quer« zur Zeitabfolge[76]. Das ist zu erläutern.

Zu diesem Zweck müssen wir noch einmal auf das »vor dem« zurückkommen, von dem oben (S. 107) schon die Rede war. Es taucht bei A. immer wieder auf, meist in Verbindung mit dem Attribut »so komisch«. Wenn man ihrem fortwährenden Fragenmüssen gelegentlich entgegenhielt, ob nicht irgendwo und irgendwann einmal die Fraglichkeit aufhöre, ob sie nicht gegenüber manchen Dingen auch einfach empfinden könne ›wie wahr, wie seiend!‹, erwiderte A., das verstünde sie schon, aber bei ihr sei das anders: »Es sind eben nicht die Fragen, die die anderen haben, sondern was ich brauche, liegt *vorher*.« Bei allem, was ihr begegne, wisse sie zunächst nicht, woran sie sei. A. erläuterte das mit ihrer Schwierigkeit, Kleider auszusuchen. Es komme nicht darauf an zu wissen, was jetzt gerade Mode sei; das könne man sich ja aneignen, das sei nichts Besonderes. »Aber *vorher* ein richtiges Verhältnis dazu bekommen, wozu das gut ist: das fehlt mir. Ich weiß zunächst immer gar nicht, etwas damit anzufangen.« Es gibt »immer einen Rückschlag, wenn etwas Neues kommt.« Der mangelnde Bezug nach rückwärts verwehrt ihr also zugleich den Start nach vorwärts. Zu jeder Handlung, zu jeder Erfahrung bedarf es bei A. eines gesonderten Anlaufes; eines Anlaufes, den wir immer schon genommen *haben* und der daher für uns nie zur Aufgabe wird, ja kaum bewußt ist, in dem sie aber fortwährend steckenbleibt. Welcher Art ist dieser Anlauf? Welcher Art ist dieses »vordem« und »vorher«?

---

76 Schon *P. Schilder* (1942, 217) schrieb: »It seems as if the schizophrenic, in his regression, lost the inner relation to the time experience.«

Wir fragen damit nach der Zeitkonstitution, d. h. spezieller nach dem zeitlichen Sinn der Alltäglichkeit als dem Korrelat der natürlichen Selbstverständlichkeit, der gesunden Gewöhnlichkeit. Dieses Problem findet sich in einer bis heute nicht überholten Weise in ›Sein und Zeit‹ (§§ 69 u. 71, S. 370 ff.) dargestellt. Alltäglichkeit bedeutet nach *Heidegger* das Wie, demgemäß das Dasein »in den Tag hinein lebt«. Es geht um »das Einerlei, die Gewohnheit, das ›wie gestern so heute und morgen‹, das ›Zumeist‹«. Alles dies, was unser Dasein trägt, selbst dann, wenn wir darüber hinaus etwa in »existentieller Entschlossenheit« den Alltag »hinter uns lassen«, hat sich A. – wenigstens partiell – entzogen. Wenn sie darüber klagt: »Es ist so schwer für mich in der Wirklichkeit zu bleiben. Jeden Tag muß ich *neu* anfangen, ganz neu!«, so ist deutlich genug ausgesprochen, daß ihr gerade dieses ›wie gestern so heute und morgen‹ fehlt. Und A. weiß, daß damit zugleich der Verbleib in der Wirklichkeit, d. h. der Wirklichkeit des alltäglichen Daseins, gefährdet ist. Woran sie nicht anknüpfen könne, seien nicht die Einzelheiten vom Vortag, sondern »mehr die Grundsätze«[77], der »Rahmen«, in dem sich alles abspiele. Sie empfinde sich dann jeweils von neuem »gefühlsmäßig wie in einer anderen Welt«, ohne daß sie diese andere Welt etwa positiv zu beschreiben wüßte. Es ist keine Wahnwelt. Und doch ist die Kranke durch diese Abwandlung der Zeitigung aus der uns gemeinsamen Welt hinausversetzt in eine Eigenwelt, so wenig diese auch mit konkreten eigenweltlichen Inhalten gefüllt zu sein scheint. Das kontinuitätstiftende Moment des Daseins, »daß es sich, in seine Tage hineinlebend, in der Folge seiner Tage ›zeitlich‹ *erstreckt*« (*Heidegger*) ist betroffen, und das allein bedeutet bereits eine Abwandlung der Weltlichkeit der Welt.

Immer wieder klagt A. darüber: »Es ist so schwer, auf *einer* Linie zu bleiben.« Eine Aussage, die man auch von vielen anderen Patienten zu hören bekommt, die aber in ihrer scheinbar nichtssagenden Allgemeinheit gern überhört wird. Als diagnostizierende Psychiater auf spezifische Symptome ausgerichtet, können wir damit wenig anfangen. Es ist jedoch wichtig, durch Patienten wie A. zu lernen, was alles hinter einem solch einfachen Satz stehen kann. Das Vertrauen, daß die Erfahrung ihren sicheren Gang nimmt und trotz aller äußeren Diskontinuität behält, ist erschüttert. Es geht um jene Zeit-Kontinuität, welche ein wesentliches Moment der Ich-Identität

77 *Störring* und *Völkel* (1963) sprechen aus ihrer Konzeption heraus von einem »Vorrat an Besinnungsresiduen früherer Wertschätzungen und Wertstrebungen«.

darstellt, von der im nächsten Abschnitt die Rede sein wird. Auf ihr baut jegliches Erfahrungen-machen-Können auf. Und so war denn auch eine der ständigen Klagen von A., daß sie dazu nicht imstande sei. Deshalb werde sie nicht reifer, nicht erwachsen. Wenn freilich Erfahrungen-Machen nur hieße: Wahrnehmen und Verstehen, was um einen herum vorgeht, und dieses behalten, so wäre es falsch, unseren Patienten diese Fähigkeit abzusprechen. Es geht aber im Grunde nicht um das Erfahrungen-Machen, sondern um das davon unterschiedene *Erfahren-Werden.* Zu letzterem genügt es nicht, etwas zu erfahren, sondern man muß mit etwas *seine* Erfahrungen machen. Bei dem Gesunden ergibt sich das Erfahren-Werden aus dem Erfahrungen-Machen ganz von selbst. Eine Trennung erscheint willkürlich. Bei Kranken wie A. fällt aber beides auseinander, und zwar nicht nur in unseren Augen, sondern auch für ihr eigenes Erleben. Daß es sich dabei um zweierlei handelt von ganz unterschiedlicher Struktur der Zeitigung, wird erst an solchen pathologischen Störungen des Erfahrungsaufbaus in voller Deutlichkeit anschaulich.

Wir hatten schon gesehen, daß der Verlust der natürlichen Selbstverständlichkeit dazu führt, daß es für A. mit den Dingen nicht mehr bei etwas sein Bewenden hat. *Heidegger* bevorzugt diese seltsam umwegige Redensart, weil sich durch sie ein wichtiges vorintentionales Weltverhältnis zum Ausdruck bringt. »Das Bewendenlassen, das Seiendes auf Bewandtnisganzheit freigibt, muß das, woraufhin es freigibt, selbst schon irgendwie erschlossen haben.« Diese Erschlossenheit ist der Raum, der den verstehenden Umgang mit den Dingen des Alltags erlaubt. Damit ich mich einer Sache zuwenden kann, muß ich das, worinnen und woheraus sie mir begegnet, als selbstverständlich sein lassen können. Dieses Woheraus beinhaltet den ganz spezifischen Vergangenheitsbezug des »Je-schon« und trägt das Bewendenlassen. *Heidegger* (1927, 85) schreibt: »Das auf Bewandtnis hin freigebende Je-schon-haben-bewenden-lassen ist ein *apriorisches Perfekt,* das die Seinsart des Daseins selbst charakterisiert.« Daß dieses Perfekt[78] bei A. partiell außer Funktion gesetzt ist, läßt sich unmittelbar aus ihren Aussagen entnehmen. Nicht nur, was sie über das »vorher« und »vordem« verlauten ließ (S. 107, 114), weist darauf hin, sondern auch die eigentümliche Betonung, mit der sie immer wieder

78 Die französischen Phänomenologen sprechen von »être été«. – Inwiefern in der Modifikation des apriorischen Perfekts ein wesentliches Moment für die Abwandlung der Zeitigung des Daseins im Wahnerleben zu suchen ist, wurde in früheren eigenen Arbeiten (1958, 1962, 1965b, c, 1968) schon mehrfach dargelegt.

hervorhob: das Selbstverständliche »*hat*« man doch (d. h., der Gesunde »hat« das einfach, was ihr fehlt). Dieses »Haben« umspannt zugleich einen possessiven und einen temporalen perfektivischen Sinn. Die selbstverständliche Beziehung zu den Dingen, die man »einfach hat«, bedeutet zugleich Kontinuität nach rückwärts und Selbstbesitz[79].

Dieser Bedeutung des »vorher« usw. entnehmen wir die Berechtigung, die bei A. zu beobachtende Abwandlung als eine solche des Apriori – d. h. transzendental – zu verstehen. Bereits aus den wenigen angeführten Zitaten war die Doppeldeutigkeit dieses (zeitlichen und logischen) »Vorher« im Sinne des »Apriori« zu ersehen. – *Hüllemann* (1965) formuliert mit Recht: »Das Sein der Hebephrenen ist vorzeitlich.« Das bedeutet: diese Kranken können das Apriori für alles Hier- und Jetzt-Sein – d. h. die »Vorzeit« – nicht einfach *sein* lassen, um auf diese Weise wachsend, werdend, in die Zukunft hineinzuleben, sondern sie halten sich gleichsam *in* der »Vorzeit« auf. Was apriorischen Charakter tragen sollte, wird selbst thematisch, wird zum Lebensthema und bekommt dadurch in gewisser Hinsicht aposteriorischen Charakter. Daraus resultiert »das statische Prinzip« der Hebephrenen gegenüber der »Zeitmarken setzenden Dynamik des Gesunden« (*Hüllemann*). Es fehlt ebenso an einer Begrenzung in der Zeit, wie sich im vorherigen Abschnitt ein Fehlen der Grenzen, d. h. eine Unabgeschlossenheit im (quasi räumlichen) Weltverhältnis herausgestellt hatte: »Die Grenzen finden: das ist ja das Erwachsenwerden«, sagt A. Die Grenzen im Zeitlichen finden, das heißt zugleich: in der Endlichkeit seinen Platz finden. Das ist Patienten wie A. versagt. Ihre Suizidimpulse können nicht nur aus einem Leidensübermaß, sondern zugleich als ein gewaltsames Herbeizwingenwollen der Endlichkeit des Daseins verstanden werden.

Wenn hier von einer Abwandlung im Verhältnis von Apriorischem und Aposteriorischem die Rede ist, so muß dabei berücksichtigt werden, daß es sehr verschiedene Stufen von Apriorität bzw. transzendentaler Interpretation gibt. Hier ist lediglich das konkrete, »kontingente« Apriori (*Husserl*) im Blick, welches das jeweilige In-der-Welt-Sein eines bestimmten menschlichen Da-Seins bestimmt. Es ist nicht ein formal-logisches, sondern ein lebensweltliches Apriori. Lebensweltliches Apriori bedeutet jedoch – in einer bis heute

79 Nach *R. Schottlaender* entspringt das rechte Selbstvertrauen »der Einswerdung der Seele mit ihrem eigenen Mitsicheinsgewesensein, wobei die Zukunftsvorwegnahme auf der Vergangenheitserfahrung gründet«.

noch ungenügend geklärten Weise – zugleich lebensgeschichtliches Apriori (vgl. hierzu *Husserl* 1929, 221).

A. klagt: »Ich bleibe an jedem Problem hängen, über das die Geschwister und die Mutter einfach hinweggehen (so z. B. warum man dies oder jenes so und nicht anders mache). Ich kann mich dann nicht daran erinnern, wann meine Mutter mir das gesagt hat. Wenn sie es mir *jetzt* wieder sagt, nützt es mir nichts. Es kommt darauf an, wie es *damals* gesagt wurde« (als sie noch ein kleines Kind war). »Ich weiß ja, wie ich handeln muß. Das hilft mir nicht. Wenn ich es aber erinnere, wie es früher war, wie es früher gesagt wurde, dann bin ich befriedigt ... Ich konnte mich bisher nicht gehen lassen. Jetzt, wo ich einiges wiedererinnere, habe ich mehr Ruhe«.

Diese Sätze führen unmittelbar in die konkrete, von der Zeitigung des Daseins nur schwer zu trennende *lebensgeschichtliche* Problematik hinein, vor der wir aber im Rahmen unserer Aufgabenstellung bewußt haltmachen[80].

Wichtig ist nur, daß der abgewandelte Vergangenheitsbezug nicht isoliert bleibt. »Das Verstehen des Wozu, d. h. des Wobei der Bewandtnis, hat die zeitliche Struktur des Gewärtigens; gleichzeitig muß das Womit der Bewandtnis behalten bleiben«, schreibt *Heidegger* (1927, 353). Aus dem Unverständnis des Wozu strömt A. die Vielzahl ihrer quälenden Fragen entgegen, die sich letztlich verdichten in der *einen* Frage: »daß es das überhaupt alles gibt.« Das Gewärtigen, d. h. der Zukunftsbezug der Alltäglichkeit des Daseins, ist ebenso abgeschnitten wie ihr Vergangenheitsbezug im »Behalten« des »Immer-schon«. Ich kann für auf mich (aus der Zukunft her) Zukommendes nur offen sein, wenn ich Vergangenes *sein* zu lassen verstehe, und ich kann dieses nur sein lassen, wo ich für die Zukunft geöffnet bin. Ist beides nicht möglich, bietet auch die Gegenwart keine Bleibe[81]. »Das gewärtigend-behaltende Gegenwärtigen konstituiert die Vertrautheit, gemäß der sich das Dasein als Miteinandersein in der öffentlichen Umwelt ›auskennt‹« (*Heidegger* 1927, 354). Dieses Sichauskennen ist hier nicht nur vereinzelt durchbrochen, wie es bei jedem Gesunden fortwährend vorkommt, sondern *auf ganzer Linie*. Der Entzug von Vergangenheit und Zukunft kennzeichnet die

80 Eine These, die sich anbietet, ist die, in dem Apriori des jeweiligen momentanen In-der-Welt-Seins eine Art Verdichtung bzw. Sedimentation (*Husserl*) der lebensgeschichtlichen Genesis des einzelnen menschlichen Daseins zu sehen. Damit ist die Stelle bezeichnet, an der phänomenologische und psychoanalytische Interpretation in eine wechselseitige Beziehung treten können; zugleich der Punkt, an dem eine daseinsanalytische Psychotherapie einzusetzen hat.

81 Es handelt sich also im Endresultat nicht nur um eine Diskontinuität nach rückwärts, sondern um eine Diskontinuität schlechthin, wie sie *Kimura* für das Depersonalisationserleben herausgearbeitet und einleuchtend analysiert hat.

Zeitstruktur dieser hebephrenen Ratlosigkeit; etwa im Unterschied von der schon öfter behandelten Zeitstruktur der Wahnstimmung (der »urgence«, wie sie *Binswanger* beschrieben hat), die in gewisser Hinsicht den umgekehrten Zeitigungsmodus (quasi ein Sich-ineinander-Schieben von Vergangenheit und Zukunft) aufweist. Von daher läßt sich verstehen, worauf *Kisker* besonders hinwies, daß die schizophrene Ratlosigkeit gegenüber der plötzlich hereinbrechenden Wahnstimmung – nun in der in ganz anderem Sinne zeitlichen Dimension des von außen her beobachtbaren klinischen Verlaufs – eher die Tendenz hat, sich auf unbestimmte Dauer zu erstrecken. Hierzu ist jedoch zu sagen, daß der Zusammenhang zwischen Zeitigung des Daseins und objektiv faßbarem zeitlichem Verlauf, wie ihn der Kliniker sieht, noch weitgehend ungeklärt ist.

C. Die Ich-Konstitution Natürliche Selbstverständlichkeit und Selbst-Stand

Der Verlust der natürlichen Selbstverständlichkeit bezieht sich nicht nur auf das »draußen« in der Welt Begegnende, sondern vor allem auch auf das eigene Ich. Wir kommen damit zur Frage der Konstitution des Selbst oder Ich[82]. Gibt es eine Beziehung zwischen dem Verlust der natürlichen Selbstverständlichkeit und dem mangelnden Selbst-Stand, den wir bei hebephrenen Patienten beobachten? Nach *Binswanger* (1965, 21) »bedeutet Unbefindlichkeit ... zugleich ein Sich-nicht-finden«[83]. Auch das Problem der Zeitigung eines solchen Daseins – als Unvermögen zu reifen, zu wachsen, erfahren und selbständig zu werden – wies in diese Richtung.

Es ist im Rahmen dieser Arbeit nicht möglich, auf die umfängliche Literatur zur Ich-Psycho(patho)logie einzugehen. Uns scheint keine der neueren Konzeptionen soweit abgeklärt, daß sie einfach übernommen werden könnte. Auf diesem Felde wäre eine wechselseitige Befruchtung von psychodynamischer (*Federn, H. Hartmann, Beres, Erikson, Sechehaye, Benedetti, Stierlin, Bellak, Loeb, Pohlen* u. a.) und phänomenologischer Forschung (*Husserl, Drüe, Broekman* u. a.) besonders wünschenswert. Hinsichtlich der Ichproblematik bei der Hebephrenie sei außer den älteren Ansätzen von *Hecker, Kahlbaum, Künkel, E. Kretschmer, W. Kretschmer* u. a. vor allem auf die Vorfeldstudien von *Kisker* und *Süllwold-Strötzel, Bräutigam, Hüllemann* und *Klingler* hingewiesen. – Wir werden uns im folgenden so nahe wie möglich an

82 Beides wird hier terminologisch nicht getrennt.

83 Im Gegensatz zu *Binswanger* zeigen unsere Analysen aber, daß dies noch keineswegs »so viel wie Unheimlichkeit« im Sinne eines Wahnerlebens bedeutet, sondern daß davor ein Feld subapophäner, vorparanoider »Unbefindlichkeit« liegt, das psychopathologisch noch wenig erforscht ist.

das Explorationsmaterial halten, um über theoretischen Erwägungen den Anschluß an die konkrete klinische Erfahrung nicht zu verlieren.

Für die Umwelt begann die Veränderung von A. mit ihren Klagen, daß sie es »menschlich nicht schaffe«, daß ihr die nötige »Reife« fehle, um sich behaupten zu können usw. Auf der Station meinte sie: »Ich weiß nicht, wie ich mich einstellen soll zu dem Ablauf hier. Das spricht mich nicht an ... Ich werde zu erwachsen angesehen ... In der Arbeitstherapie und auf der Station etwas *selbständig* arbeiten, das kann ich nicht. Das ist eine Qual! Ich brauche einfach die Führung«. Am besten sei es, wenn sie den ganzen Tag von morgens bis abends mit der Mutter zusammen wäre und nachts auch mit ihr zusammen schliefe: »Es ist doch viel wichtiger, daß ich lebensfähig bin und nicht so dahindarbe.« Kurz: sie bot das Bild einer erheblichen *Regression*, wie es gerade für diese Form hebephrener Prozesse charakteristisch ist.

Eine Frage, die sie immer wieder quälte, wegen der sie sich auch einmal einen ganzen Tag lang, für niemanden ansprechbar, ins Bett zurückzog, bis sie sie am nächsten Tag schriftlich formuliert aufs Papier brachte, war zum Beispiel die: Was geschähe »mit einer Jugendlichen« (d. h. mit ihr selbst), angenommen, sie verlöre mit 21 Jahren beide Eltern und wäre »noch nicht reif genug, um sich allein zu behaupten und aus eigener Kraft weiter leben zu können«[84]. – »Das Vertrauen kann *nicht von allein* kommen. Ich brauche noch einen *Halt*, einen Menschen, an den man glaubt. Seine Anschauungen usw. nimmt man selbstverständlich auf, nimmt auch das Alltägliche auf. *Von mir aus* kann ich das nicht.«

Man sieht, in wie innigem Zusammenhang die tragende Selbstverständlichkeit des alltäglichen Lebens und die eigene Selbständigkeit erlebt werden. Da ihr eigenes Selbst ihr die Selbstverständlichkeit des Alltäglichen nicht geben und verbürgen kann und dieselbe noch weniger »von allein« da ist, meint sie, diese Selbstverständlichkeit des Alltäglichen gleichsam in Substanz zugeführt bekommen zu müssen von jemandem, der nicht nur Halt gibt, sondern dieser Halt selber *ist*. Diese Rolle diktiert A. der Mutter zu: »Dasein *ist* Vertrauen zu ihrer Art.«[85] Die Kranke erlebt sich demnach fast analog einem

84 Hinter solchen betont theoretisch und abstrakt formulierten Fragen verbarg sich stets ein Übermaß subjektiver Betroffenheit. Es sind das die Fragen, von denen sie sagte, daß sie sie »*lebe*«: »Aber das sind wirkliche Fragen. Die Antworten sind nötig, um nur einigermaßen weitermachen zu können.«

85 Auf das groteske Mißverhältnis zwischen diesem maßlos gesteigerten Vertrauensanspruch an die Mutter als Mutter überhaupt und dem faktischen Mißtrauen gegenüber der Mutter als individueller Person, der ihre bitterste Kritik galt, werden wir noch zurückkommen.

Säugling, der seinen Halt im Leben noch unmittelbar zusammen mit der Nahrung gleichsam substantiell aus der mütterlichen Zuwendung bezieht.

»Das Schönste wäre, normal, so richtig mit Selbstverständlichkeit, zu *sein*. Dann muß ich hier aber so viel allein machen ... Alles ist so unnatürlich. Ich muß so viel *von mir aus* machen. Ich mache es dann, aber nachher enttäuscht mich das, denn ich brauche einen *Hinterhalt*«, sagt A., oder ein andermal: »Ich brauche einen Faden, an dem ich mich entwickle als Mensch.« Ebenso Helmut W.: »Ich brauche einen Halt an den anderen Menschen. Ist das angeboren ...?«

Dieser Mangel an »Halt«, an Selbststand kann geradezu als ein konstitutives Moment für den hebephrenen Wesenswandel angesprochen werden. Darin bestätigen unsere Erfahrungen voll und ganz *Wyrsch* (1940) und die Ergebnisse der Untersuchungen von *Kisker, Bräutigam, Hüllemann, Klingler* u. a. aus den letzten Jahren. Nur eine kleinere Gruppe ist jedoch so ausschließlich auf die Mutter oder einen Muttrersatz gepolt, wie es der vorliegende Fall zeigt oder etwa unser Patient Rolf B., der noch als 30jähriger mit seiner Mutter in einer fast unauflöslichen Symbiose lebte, oder Dorothea D., die den Arzt bat, ihn »Mama« nennen zu dürfen.

Solche Patienten fühlen sich fortwährend auf eine unerklärliche Weise »allein« gelassen, auf sich selber gestellt (dies auch dann, wenn ihnen auf der Station mehr Zuwendung zuteil wird als anderen). Das, worüber sie klagen, ist nicht Isolierung. Im Gegenteil, sie suchen die Isolierung, um nicht der Umwelt ausgesetzt zu sein. Auch wenn keinerlei Anforderungen an sie herangetragen werden, erleben sie sich ständig in einer ganz bestimmten Weise überfordert. Das Auf-sich-selbst-Gestelltsein, die Spontaneität, von sich aus zu urteilen, von sich aus etwas zu tun, ja überhaupt nur zu *sein*, können sie nicht leisten.

Dabei leiden solche Patienten keineswegs immer an Ichstörungen im Sinne der klassischen Psychopathologie. Ihre Handlungen erleben sie nicht etwa als »gemacht« oder von irgendwoher aufoktroyiert bzw. unterbunden. Was sie nicht vermögen, ist lediglich: den Grund einer Motivation aus sich selbst zu schöpfen. Ihr Selbst gibt einen solchen Grund einfach nicht her. Immer wieder sprechen sie deshalb davon, daß sie einen »Halt« brauchten.

Wenn A. diejenige Rückendeckung, die ihr fehlt, als »Hinterhalt« bezeichnet, so gibt sie dem Wort unter Umgehung der geläufigen (gegensätzlichen!) Bedeutung einen wörtlicheren Sinn. »Hinterhalt« als eine Kontamination von Halt und Hintergrund meint dann: was von hinten her Halt gibt. Statt der ihr wohlbekannten üblichen Bedeutung verwendet sie eine eigengeprägte und zugleich konkretistische. Das ist nicht spielerische Willkür. A. leidet vielmehr unter dieser Eigenart ihres Sprachstils und weiß, daß er mit einer Denkstörung zusammenhängt: »Denen daheim fällt es so auf, daß ich so wenig überschaue, weil ich mich so anklammern muß an die wörtlichen Begriffe.« In Wahrheit handelt es sich nicht nur um einen Sprach- und Denkstil, sondern zugleich um eine Abwandlung der Weltbegegnung. Ihr konkretistisches Verständnis von dem, was sie Hinterhalt nennt, geht so weit, daß sie betont, wie sehr es ihr helfe, wenn die Mutti »hinter« ihr stehe. Aus dem unmittelbaren Zusammenhang war zu entnehmen, daß sie das nicht nur im übertragenen Sinne meinte, sondern daß auch das räumliche Hinter-ihr-Stehen der Mutter für sie wichtig war. Ein anderes Beispiel für die Nivellierung des Unterschiedes von wörtlich-räumlicher und übertragener Bedeutung – es beleuchtet ebenfalls die Eigenart dieses Mangels an Ich-Stärke und Ich-Identität (*Erikson*) – war folgendes: Auf den Hinweis des Arztes, im Augenblick wisse sie sich doch ganz gut zu behaupten, was denn jetzt im Moment etwa anders sein solle, erwiderte sie, das könne sie jetzt nicht sagen, das spüre sie erst wieder, wenn sie von hier fortgehe, rasch hinzusetzend: »wenn ich *meinen* Weg gehen muß«. Man vergleiche hierzu die neueren Arbeiten über die schizophrene Denkstörung (zusammengefaßt von *Fish* 1966 und von ihrem Hauptvertreter *R. W. Payne* 1966), ferner die Betrachtungen von *Searles* (1965) über den Stellenwert der Konkretismen im Verlauf psychotherapeutisch behandelter schizophrener Psychosen.

Man kann sagen: so wie sich A. in der Zeitigung ihres Daseins nach rückwärts – d. h. hinsichtlich Herkunft und Gewordensein – nicht gedeckt erfuhr, so fehlte es ihr auch im quasi räumlichen Erleben an Rückendeckung, an einem »Hinterhalt«. Das kann gar nicht anders sein, weil im Rahmen der anthropologischen Entfaltungsdimensionen innerhalb der »Lebenswelt« zeitliches und räumliches Rückwärts bzw. Von-hinten-her innig zusammenhängen[86]. Diese Bezeichnung »Hinterhalt« läßt zunächst noch ganz offen, wer oder was diesen »Halt« leisten soll: die anonyme natürliche Selbstverständlichkeit, von der schon so viel die Rede war, oder jemand, der ihr diese Selbstverständlichkeit des Alltags unmittelbar einzuverleiben und zu gewährleisten weiß (die Mutter, der Arzt oder zur Not »Readers Digest«). Alle diese Möglichkeiten drängen sich A. ständig auf. Ihr ist nur eines klar, daß sie selbst sich diesen Halt nicht geben kann. Wenn sie ihn bei anderen Menschen sucht, so sind diese als Person nicht gefragt, lediglich als Vermittler dieser natürlichen

86 Darauf weist schon die Doppeldeutigkeit der entsprechenden Adverbien hin. Es handelt sich dabei nicht um primär sprachliche Phänomene, sondern um solche der lebensweltlichen Orientierung, aus welcher die Sprache hervorwächst. Innerhalb der Lebenswelt sind Raum und Zeit bis zu einem gewissen Grade konvertibel. (Dieser Sachverhalt wird durch die sprachrelativistischen Gesichtspunkte von *Whorf* nicht in Frage gestellt, sondern vielmehr illustriert.) Übrigens vertreten auch *Broekman* und *Müller-Suur* (1964), daß im Rahmen einer Strukturanthropologie »temporale und spatiale Momente nicht zu trennen« seien.

Selbstverständlichkeit, nach der sie lechzt. Im Grunde sollen die Andern sowohl Selbstverständlichkeit als auch Selbststand ersetzen. Beide hängen für A. aufs innigste zusammen. Das bezeugt schon der schriftlich fixierte Satz: »Je mehr die Selbstverständlichkeit wächst, desto ... selbständiger wird man.« Er enthält nichts anderes als die positive Umkehr des schon genannten Satzes von *Binswanger*, wonach Unbefindlichkeit zugleich ein *Sich*-nicht-finden bedeutet.

Beides steht also offenbar in einem bestimmten Verhältnis. Man könnte versucht sein, das eine auf das andere zurückzuführen, d. h. den Verlust der Selbstverständlichkeit auf einen Mangel an Selbst-Stand, Ich-Stärke, oder umgekehrt die Ich-Schwäche auf einen Mangel an ursprünglich mitgegebener natürlicher Selbstverständlichkeit als dem Boden für eine gesunde Entfaltung der menschlichen Selbständigkeit, wie es dem oben zitierten Satz entsprechen würde. Beides ließe sich begründen. Es geht um das Verhältnis zwischen Urvertrauen (»basic trust«)[87] und Ich-Identität (*Erikson*). Man kann fragen, ob in der präindividuellen, vor-ichlichen Entfaltung einer grundgebenden Selbstverständlichkeit die Voraussetzung und der Boden für eine gesunde Entwicklung des Ichs zur Selbständigkeit in einem späteren Zeitpunkt gegeben ist, an dem es deren Funktion zum Teil übernimmt, oder ob die Patienten in ihrem Selbst-Stand nur deshalb ständig überfordert sind, weil ihr Ich, bevor es an die Bewältigung der ihm eigentümlichen Aufgaben gehen kann, zunächst – im Sinne eines »transzendentalen Leistens« – erst einmal den Boden mitbereiten muß, auf dem es eigentlich bereits stehen sollte, und sich daran verausgabt. Das sind Fragen, die sich, im Rahmen einer phänomenologischen Erörterung allein nicht beantworten lassen, weil sie genetische Probleme aufwerfen.

Eine phänomenologische Betrachtung kann jedoch bereits zeigen, daß Alternativantworten nicht befriedigen können. Denn natürliche Selbstverständlichkeit und Selbststand sind dialektisch aufeinander bezogen. Von-selbst-Sein und Selbst-Sein stehen in einem komplementären Verhältnis zueinander. Die Selbstbestimmung des selbständigen Menschen ragt aus

87 Bereits *J. S. Plant* (1937) sprach von »most basic security«, die gleichbedeutend sei mit »belongingness«. Bei *W. J. Stein* findet sich der Terminus »primal security«. *Tellenbach* (1968, 49) spricht vom Vertrauen als einem »der grandiosesten Vorurteile, ohne welches der Mensch sich nicht entfalten kann«. Und *R. Schottlaender* diskutierte, ob der Mensch über einen mitgegebenen Vertrauensüberschuß verfüge, ebenso wie er nach *Gehlen* durch einen primären Antriebsüberschuß ausgezeichnet sei. Das rechte Selbstvertrauen scheine aus dem rechten Verhältnis der Reflexion zur Unreflektiertheit hervorzugehen.

dem anonymen Meer alles dessen, was »von selbst« geschieht und sich »von selbst« versteht, heraus und bleibt zugleich darauf bezogen. Ihr Verhältnis ist wesensnotwendig das einer Ablösung des letzteren durch ersteres, und doch auch wieder nicht, insofern die Selbständigkeit eines Menschen und jedes daraus erwachsende Selbstverständnis einen Fond neuer Selbstverständlichkeiten begründet. Demnach besteht eine wechselseitige – wenn auch nicht gleichseitige – Bezogenheit zwischen Selbstverständlichkeit und Selbständigkeit. Selbständigkeit basiert auf Selbstverständlichkeit und hebt sie zugleich auf (in dem dreifachen Sinne *Hegels*). Die natürliche Selbstverständlichkeit bildet *im* Zurücktreten die Basis für Selbständigkeit. Das dialektische Moment liegt darin, daß ohne einen Bruch in der natürlichen Selbstverständlichkeit kein Raum frei würde für die Selbständigkeit eines Ichs, dagegen, wo diese Brüchigkeit zu groß ist, die Selbständigkeit keinen Mutterboden findet, auf dem sie sich entwickeln kann; sie wird dann gleichsam zu früh herausgefordert und verzehrt. Die zu gewinnende Selbständigkeit bleibt angewiesen auf das, an dessen Stelle sie sich setzt. – Diese theoretischen Gedankengänge sind nicht von außen herangetragen, sondern ergeben sich wie von selbst aus dem Explorationsmaterial und den Erfahrungen an anderen Kranken[88]. Sie sind entwicklungspsychopathologischen Ansätzen verwandt, die – in ihrer Geschichte bis auf *Hecker* zurückgehend – in neuerer Zeit von *Erikson, Benedetti, Kulenkampff, Bräutigam, Hüllemann* u. a. entwickelt wurden.

---

88 Unter unseren 153 Hebephrenen waren 78, die schon präpsychotisch deutliche Zeichen einer Ich-Schwäche (Mangel an Selbstgestaltungsfähigkeit) boten. Bei 18 fand sich eine extreme, bei 97 eine leichtere Retardierung der Persönlichkeitsentwicklung. Von 57 Patienten – es handelt sich nur z. T. um dasselbe Krankengut – mit einem relativ günstigen Verlauf (mindestens 5 Jahre ohne erneute Hospitalisierung), die *Dreves* nachuntersuchte, zeigten 36 eine solche »primäre« Ich-Schwäche. Das entspricht den Ergebnissen anderer Autoren; vgl. *Kisker* und *Süllwold-Strötzel*, *Bräutigam*, *Hüllemann*, *Klingler.* Freilich ist der Ansatz bei einer statisch verstandenen »primären Ich-Schwäche« problematisch. *Erstens* gibt es noch keine verläßliche Standardisierung der Ich-Schwäche (entspr. Versuche s. bei *Bellak* 1969), wir sind weitgehend auf unsere Eindrücke und subjektiven Maßstäbe angewiesen, weswegen auch die Zahlen verschiedener Untersucher nur annähernd vergleichbar sind. *Zweitens* ist zu berücksichtigen, daß gerade bei Hebephrenen häufig das Verhältnis zwischen der Intensität eines primären Erlebens, von Grund auf »anders« als die anderen zu sein, und der Fähigkeit bzw. Unfähigkeit, diesem Anderssein zur entsprechenden Selbstentfaltung und sozialen Eingliederung zu verhelfen, eine entscheidende Rolle zu spielen scheint. Die so häufige Überangepaßtheit ist daher nicht ohne weiteres als unmittelbarer Ausdruck einer primären Ich-Schwäche anzusehen. Sie kann auch Überkompensation eines basalen Andersseins darstellen bzw. Ausdruck einer Resignation der Selbstgestaltungsfähigkeit gegenüber einer von vornherein überfordernden Aufgabe sein, und damit Ausdruck einer nur *relativen* Ich-Schwäche. Von diesem Ansatz her ließen sich die so unterschiedlichen Typen der präpsychotischen Persönlichkeit von später Hebephrenen (*Kraepelin, Bleuler, Künkel* usw., Übersicht bei *Klingler* 1967), z. B. Autisten, introvertierte Selbstunsichere, Reizbare, Asoziale, Überangepaßte usw., aus einem Punkt verstehen, nämlich aus dem Wechsel*verhältnis* zwischen basaler Andersheit, Offenheit bzw. Hüllenlosigkeit (s. S. 109 ff., 148 f.), relativer Selbstgestaltungsschwäche und peristatischen Faktoren; und zwar differenzierter, als dies bisher geschah.

Verschiedene Theorien einer »Ich-Schwäche« oder Egopathie spielen bekanntlich in der gegenwärtigen psychodynamischen Schizophrenieforschung eine beträchtliche Rolle. *Kisker* (1964) hat diese Gedanken auch für die Nosologie fruchtbar zu machen versucht, indem er eine – nur vorübergehend zu deutlichen schizophrenen Syndromen führende – *Egopathie* von einer engeren Gruppe prozeßhaft verlaufender Kernschizophrenien abtrennte. Als »Egopathie« werden dabei Verfassungen gekennzeichnet, die »bei vielfältigem Verlaufs- und Querschnittsbild dennoch in der Labilität der Ichstrukturen ein phänomenologisch und psychodynamisch Gemeinsames« aufweisen. Dieser Ansatz läßt sich sicher weiter vertiefen durch ein Studium der Zusammenhänge zwischen Mangel an natürlicher Selbstverständlichkeit im basalen Daseinsvollzug und Ichschwäche, was am ehesten durch eine wechselseitige Befruchtung von konstitutionsphänomenologischer und psychodynamischer Forschung zu erreichen sein dürfte.

Welcher Art ist nun diese Ich-Schwäche? Handelt es sich dabei nur um einen – lediglich in quantitativer Hinsicht ungewöhnlichen – Mangel an Selbstvertrauen? Hören wir, was A. selbst dazu sagt. Auf die Frage, wie es mit ihrem Selbstvertrauen stehe, erwiderte sie: davon hätte sie ja »sowieso nicht so viel. Aber *das* ist nicht das. Ich wirke auf andere wohl etwas gehemmt. Aber dann ist da *noch* eine Störung, die die natürliche Hemmung noch viel mehr unterstreicht.« Damit weist die Kranke selbst auf einen subtilen, aber wichtigen Unterschied hin, der auch im Hinblick auf andere Patienten aufschlußreich ist, die ihn nicht in dieser Weise zum Ausdruck bringen können. Von der »natürlichen« Hemmung der Selbstentfaltung unterscheidet A. eine andersartige »unnatürliche« Störung, woraus deutlich wird, daß hinter solchen Ausdrücken, wie Selbstunsicherheit, Mangel an Selbstvertrauen usw., die wir sowohl von neurotischen, psychasthenischen als auch schizophrenen Patienten zu hören bekommen, ganz Verschiedenes stehen kann. Die Aussagen der Kranken selbst verbieten, daß wir uns einfach mit der Feststellung von Selbstunwertgefühlen, Minderwertigkeitskomplexen u. ä. zufriedengeben. Die Konstitution eines Selbst ist zwar das Geläufige im menschlichen Dasein, steckt aber nichtsdestoweniger noch voller ungelöster Rätsel, und zwar nicht nur, was die faktische Genese, sondern ebenso, was ihre phänomenologische Struktur angeht.

Der Unterschied, auf den wir hier stoßen, ist der von »natürlichem« oder »empirischem« und »transzendentalem« Selbst. Eine wichtige psychopathologisch-phänomenologische Strukturanalyse, die in diese Richtung zielt, hat *Feldmann* schon 1958 vorgelegt. *Broekman* und *Müller-Suur* (1964) gehen so weit zu sagen, bei rechter Würdigung dieses Unterschiedes werde das Schizophrenieproblem »zu einer Konstitutionsfrage innerhalb des egologischen Bereichs«. – Was besagt diese Unterscheidung in psychopathologischen Zusammenhängen? Das natürliche Ich kann verschieden geartet sein, es kann zu einer größeren oder kleineren Selbstentfaltung tendieren usw. Seine transzendentale Konstitution im Sinne *Husserls* wird davon nicht betroffen. Verschiedene Selbstansprüche gründen in verschiedenen transzendentalen Entwürfen. Auch da, wo ich von mir selbst nicht viel halte, wo ich mich als ein relativ insuffizientes oder minderwertiges Subjekt entwerfe, kann dieser Entwurf doch in sich als solcher stabil und fundiert sein. Die Verunsicherung des Entwerfens ist etwas anderes als die Unsicherheit, die in einen bestimmten Selbstentwurf hineingehört. Das heißt, sie ist etwas anderes als Selbstunsicherheit in dem gewöhnlichen psychologischen Sinn dieses Wortes.

Anders ausgedrückt: es ist ein Unterschied, ob jemand sich mehr oder weniger geltend machen kann oder ob diese Geltung für ihn mehr oder weniger Gültigkeit hat. Ebenso ist hinsichtlich des Selbstvertrauens zu differenzieren: derjenige, dem es im gewöhnlichen Sinne des Wortes an Selbstvertrauen fehlt, traut sich weniger zu; d. h. aber nicht, daß er diesem Trauen als solchem weniger traute. Es geht also nicht um das empirische Selbst oder das natürliche Ich, sondern um das Selbst als transzendentalen Vertrauensgrund.

Das Verhältnis von natürlichem und transzendentalem, von entworfenem und entwerfendem Selbst läßt sich nicht leicht bestimmen. Sie sind dasselbe und doch auch wieder nicht; – eine Problematik, die sich bei *Broekman* (1963) näher ausgeführt findet. In gewisser Hinsicht handelt es sich beide Male nur um zwei verschiedene Aspekte ein und desselben, in anderer Hinsicht jedoch nicht. Im Bilde gesprochen: Wir haben es gemäß den phänomenologischen Analysen *Husserls* mit einem ständigen »Abfließen« bzw. »Absintern« aus dem »urquellenden« leistenden Leben in das Sedimentationsgebilde, welches das empirische Ich darstellt, zu tun. Quelle und Gerinnungsprodukt sind, solange ein Mensch lebt, niemals getrennt – außer durch jenes große Vergessen, durch welches das natürliche »weltlebende« und somit »verweltlichte« Bewußtsein fortwährend seines Ursprungs vergißt; sie fallen aber auch nicht zusammen. Es herrscht eine gewisse Parallelität, doch ist diese alles andere als starr. Das Verhältnis zwischen transzendentalem und empirischem Ich, d. h. ihr Zusammenhang, ist als ein ständiges prozessuales Geschehen voller Dynamik zu denken, nicht nur zu denken, sondern soweit wie möglich zur Anschauung zu bringen. Die Erschütterung des natürlichen Ichs braucht nicht im gleichen Maße auch eine Erschütterung des transzendentalen Ichs zu bedeuten. Und umgekehrt: eine Erschütterung des transzendentalen Ichs – sogar eine grundlegende Umstrukturierung, wie wir sie beim Wahn beobachten – braucht nicht zu einer Erschütterung des empirischen Selbstbewußtseins zu führen. Wir kennen genug Paranoide, aber auch Hebephrene, die sich mit dem Anschein größter Selbstsicherheit, d. h. nicht mit einem geschwächten, sondern sogar gesteigerten Selbstbewußtsein durch die Welt bewegen. Daß es bei diesen Kranken nicht das natürliche, sondern das transzendentale Ich ist, bzw. das Verhältnis zwischen beiden, das primär verrückt ist, wurde für die Wahnkranken bereits deutlich gemacht, hier soll dasselbe für die wahnfreien Schizophrenen gezeigt werden.

Es handelt sich demnach bei der schizophrenen bzw. hebephrenen Asthenie (vgl. S. 109 ff.) nicht um einen schlichten Initiativeverlust, wie er als neurotische Entscheidungsschwäche oder ganz andersartig bei der hirnorganischen frontalen Antriebsschwäche bekannt ist.[89] – Unsere Kranke kann ohne weiteres etwas von sich aus unternehmen: »Ich kann durchaus etwas alleine machen, aber nachher enttäuscht mich das.« A. kann aus eigenem Antrieb etwas tun, aber dem Getanen fehlt Entscheidendes, und zwar gerade dann, wenn sie es von *sich* aus und nicht auf Geheiß von irgend jemand anderem gemacht hat. Es überzeugt sie dann nicht, sondern zieht eine »Enttäuschung« nach sich, die zur »Qual« wird. »Als ich während der Lehre das natürliche Selbstbehaupten kennenlernte, war ich enttäuscht.« Es ist nicht so, daß sie, wie wir es von andern Kranken her kennen, das Selbstbehaupten gar nicht erst kennengelernt hätte. Es verschaffte ihr nur nicht denjenigen »Hinterhalt«, dessen sie bedurfte, nicht diejenige Rückendeckung, die es Gesunden und vor allem mit Minderwertigkeitskomplexen belasteten Neurotikern verschafft. Es ist eben keineswegs nur dies, daß sich A. primär weniger zu behaupten weiß als andere, sondern darüber hinaus gibt ihr eine wie auch immer beschaffene Selbstbehauptung nicht das, was sie anderen gibt und bedeutet. Wenn sie etwas von sich aus getan hatte, fehlte dem nicht – wie

89 Wenn sich die Bilder auch in Endzuständen ähneln können, wie *Conrad*, *Janzarik*, *Ernst*, *Jilek* u. a. hervorgehoben haben, so besagt das noch nichts gegen unterschiedliche strukturelle Voraussetzungen, die sich im Endresultat (»Potentialverlust«) verbergen können.

bei manchen Zwangskranken (vgl. *v. Gebsattel, Göppert*) der Realitätscharakter, sondern der *Rechtsgrund*. Das Woheraus des eigenen Handelns ist nicht legitimiert. Die infolgedessen sich einstellende Leere führt zu dem, was A. dann als »Enttäuschung« bezeichnet. Diese Enttäuschung betrifft nicht ein bestimmtes, von außen her vergeblich erwartetes Ereignis, sie betrifft auch nicht *nur* den tragenden Grund der natürlichen Selbstverständlichkeit, sondern das eigene Selbst als *Begründungsinstanz*[90]. So wie A. sich selbst nicht als gerechtfertigt erfährt, so auch nicht das von ihr Getane und – wie wir schon sahen – das ihr Begegnende. Die innere Notwendigkeit fehlt, jene transzendentale Notwendigkeit, die allem empirisch Wirklichen, Möglichen, Notwendigen, aber vor allem auch Zufälligen Raum gibt. Kranke wie A. vermögen nicht sich selbst als Grundnehmend und -gebend sein zu lassen. Dies ist gemeint, wenn von einem Versagen des Selbst als Begründungsinstanz die Rede ist. Es handelt sich dabei primär um das transzendentale, erst sekundär um das natürliche Ich.

Mit dem Wort »Instanz« scheint derjenige Aspekt des Selbsts einigermaßen getroffen, um den es hier geht. Es besagt ein In-sich-Stehen, das zugleich Selbstlegitimation bedeutet. Das Wissen darum ist der Kranken – im Gegensatz zu den meisten anderen Schizophrenen – keineswegs verlorengegangen, sonst könnte sie ihren Zustand nicht so klar sehen und sich derart in Verzweiflung befinden. Der Maßstab, den sie anlegt, ist aber nur ein äußerlicher, verstandesmäßig gewußter, *kein gelebter*; sagt sie doch selbst: »Ich kann mir nicht Maßstab sein.« Nicht in ihrem mit Hilfe des Verstandes reflektierten, wohl aber in ihrem unmittelbaren Selbstverhältnis, im präreflexiven Cogito (*Sartre*), liegt ein Schwund vor, der den Suizid nicht nur als eine verständliche Reaktion, sondern geradezu als die einzige gradlinige Konsequenz erscheinen läßt. Grundnehmen und Grundgeben sind ihr gleicherweise verwehrt. In diesem Sinne sagt A.: »Ich bin nicht richtig Mensch, ich bin nicht richtig fähig.«

Dieses »fähig« ist in einem sehr prinzipiellen Sinne zu verstehen (s. S. 104 ff.). Es bezieht sich weniger auf irgendwelche einzelnen isolierten Fähigkeiten als vielmehr auf die Fähigkeit, sich auf das Leben zu verstehen, bzw. überhaupt zu *sein*. Nicht nur das »ich denke« (*Kants* transzendentale Apperzeption), sondern auch das »ich kann« (*Husserl*) wie das »ich bin« müssen jederzeit

90 Es erweist sich, daß das Selbst nicht einfach den basalen Selbstverständlichkeiten des Daseins aufgestockt ist, sondern im Laufe des Lebens mehr und mehr umgekehrt zu einer Quelle derselben wird.

das Bewußtsein von etwas – und sei es in noch so dumpfer Weise – begleiten können. Sonst ist die Existenz an ihrer Wurzel gefährdet. Eindrucksvoll war es, wenn A. lange Zeit in immer wieder erneutem Anlauf daran herumstammelte, sie wisse nicht, was es heiße ..., – ohne über diese Formulierung zunächst hinauszukommen (weil ihr offenbar alles Aussprechbare zu wenig angemessen erschien), bis ihr Stammeln darein mündete: sie wisse nicht, was es heiße, ein *Mensch* zu sein.

Sie staunte: »Wie die Anderen so sind, einfach so *sind* ... Die machen alles mit einer Selbstverständlichkeit. Das kann ich nicht. Ihr Tun, das ist so – ich weiß nicht – *lässig*. Das machen sie so mit Abstand. Da steht ihre ganze Persönlichkeit dahinter. Bei mir ist das nicht so. Das kann ich nicht ... Das halte ich nicht aus. Nur solange ich körperliche Kraft hab' ... Dann muß ich mich so verdrücken.«

Lässig sein zu können setzt Fähigsein voraus. Das Wort »lässig« verweist auf eine – wenn auch peiorative – Modifikation des Sein-*lassen*-Könnens des menschlichen Daseins. Sein-lassen-Können seiner selbst und alles Begegnenden ist nicht möglich ohne »Abstand.« Ein Abstand ist aber nicht nur zwischen Mensch und Begegnendem notwendig, sondern grundlegender noch zwischen dem im intentionalen Geschehen unmittelbar engagierten natürlichen Ich und dem transzendentalen Ich. Ich kann nur etwas *sein*-lassen, wenn ich unabhängig davon, was ich jeweils tue, meinen *Stand* behaupte. Dies ist nur möglich, wenn ich mich selbst sein lasse, mich selbst annehme. Diejenige *Selbständig*keit, um die es hier geht, hatten wir bereits im Auge, als vom Instanz-Charakter und vom Grundnehmen die Rede war. Sie fehlt A. Bei ihr steht die »ganze Persönlichkeit« nicht »dahinter«. Bei ihr muß die »körperliche Kraft« herhalten, d. h. jene eigentümliche Ersatzfunktion ausüben, von der schon oben (S. 108 f.) die Rede war. Mit Hilfe derselben kann A. das »Sichverdrückenmüssen«, d. h. den Rückstieg aus dem Engagement in der Welt, offenbar eine Zeitlang hintanhalten. Das bedeutet: auch im relativ bewußtseinsfernen körperlichen Leistungsvermögen geschieht ständig ein Transzendieren, vollzieht sich ein fortwährendes Sein-zur-Welt (*Merleau-Ponty*). Dieses kann offenbar bis zu einem gewissen Grade einspringen, wo das Transzendieren auf höheren Konstitutionsstufen zusammenzubrechen droht. Erst wenn auch hier die »Kraft« – nämlich die Kraft des Transzendierens – schwindet, bleibt der Kranken nichts anderes mehr übrig, als sich zu »verdrücken«, was im äußeren Verhalten bei ihr (wie auch bei vielen anderen Hebephrenen) einen Rückzug ins Bett oder in den Suizid bedeutet. Es droht ein allgemeiner Zusammenbruch des Transzendierens[91]. Die Konstitution von Selbst und Welt erweist sich nicht mehr als transzendental. Sie imponiert als eine fast physische Anstrengung, die alle noch verfügbaren Reserven aufzehrt. Sind diese erschöpft, entsteht eine ausgesprochene Notfallsituation. Bei A. war das zum Beispiel der Fall, wenn sie eine ihrer Fragen nicht beantwortet bekam. Sie »mußte« sich dann »abkapseln«, wie sie sagte, d. h., sie ging ganz darin auf, sich mit letzter Kraft der Selbstkonstitution zu widmen, sich auf sie zu versteifen. Sie war dann nicht mehr ansprechbar. Jede geringste Anforderung von außen konnte sie »umwerfen« und panikartige Zustände hervorrufen. Sie war sogar nicht einmal mehr fähig, ihre »Fragen« zu äußern, sondern wurde von einem imperativen Suiziddrang überwältigt. »Ich muß mich aus mir selbst produzieren. Und das kann ich nicht aushalten«, schrieb A. einmal in einer solchen Situation auf einen Zettel.

Wir stehen damit an der Wurzel des schizophrenen Autismus[92] und können ihn hier gleichsam in statu nascendi fassen. Er beginnt nicht erst dort, wo sich eine Vorstellungswelt herauskristallisiert, die mit der unsrigen nicht mehr kommuniziert – d. h. im Wahn –, sondern prägt das Selbst- und Weltverhältnis auch schon in diesen basalen, wahnfreien Syndromen. Das Wesen des Autismus gründet in der gekennzeichneten Abwandlung des Verhältnisses zwischen empirischem und transzendentalem Ich. Der Autismus tritt überall dort in Erscheinung, wo das empirische Ich sich anschickt, die Aufgabe des transzendentalen Ichs zu übernehmen, ein »autos«, ein Selbst, zu gewährleisten. Aus dem – transzendental zu verstehenden – »Stand« des in Erscheinung stehenden, auf dem Lebensweg schreitenden Menschen (*Zutt*) wird damit ein Stand im Sinne des Stillstandes der Lebensgeschichte[93]. A.

91 Bei der Gruppe von weitgehend wahnfreien Kranken, für die A. repräsentativ ist, geht es weniger um die Konstitution des draußen Begegnenden als um die des eigenen Selbsts. Das heißt, das Selbstverhältnis ist stärker gefährdet als das Weltverhältnis. – Dabei ist zu berücksichtigen, daß eigentlich »Welt« im streng phänomenologischen Sinne keineswegs das »draußen« Begegnende bezeichnet, sondern das Worinnen jeglichen Selbst- und Weltverhältnisses. Die französischen Phänomenologen haben den Terminus (monde) jedoch im Gegensatz zu *Heidegger* wieder mehr dem gewöhnlichen Sprachgebrauch angenähert, d. h. verdinglicht. Als Konzession an die geläufige Auffassung sprechen auch wir in diesem Sinne meist getrennt von Selbst- und Weltverhältnis.

92 Vgl. *Matussek*, *H. Schneider*, *Blankenburg* (1968), *Bürger-Prinz* u. *Schorsch* (1969).

93 Ebenso verliert das In-Erscheinung-Stehen (*Zutt*) seinen transzendentalen Charakter und wird im schizophrenen Narzismus zu einer unmittelbaren Realität. Der eigene Leib bekommt einen anderen Stellenwert. Das ist an jenen Hebephrenen deutlich zu beobachten (unter unseren Fällen waren es 12), bei denen zu Beginn des Wesenswandels, oft als erstes Symptom, eine übermäßige Körperpflege oder Neigung zu übertriebener Kosmetik auffällt, was eine gleichzeitige Tendenz zur Verwahrlosung bekanntlich keineswegs ausschließt. – Auch die Selbstvergewisserung im Spiegelbild gehört hierher (vgl. die Bedeutung des »signe de miroir« in der französischen Psychiatrie).

klagt: »Man kann doch nicht all die Jahre *stillstehen*, gar nichts mehr machen ... Wo man nicht *sich selber sein*[94] kann, ist das Leben eine Qual.« Dieses Sichselbersein muß sie mit einem ungeheuren Kraftaufwand eigens bewerkstelligen. Solche Kranken kämpfen fortwährend um die Basis, welche die Gesunden – mehr oder weniger unbekümmert »in die Welt« hineinlebend – stets voraussetzen. Hier liegt ein wesentlicher Unterschied zwischen der Selbstbezogenheit eines narzistischen Neurotikers oder Psychopathen und dem psychotischen bzw. präpsychotischen Autismus. Ein Sichversteifen auf das eigene Selbst (aus mangelndem Selbstseinkönnen) ist ganz unterschiedlich einzuordnen, je nachdem inwieweit das natürliche (empirische), inwieweit das transzendentale Ich betroffen ist. Unter diesem Gesichtswinkel stellt sich das Schizophrenieproblem tatsächlich als eine »Konstitutionsfrage innerhalb des egologischen Bereiches« (*Broekman* und *Müller-Suur*) dar.

Freilich läßt sich die Ich-Konstitution nicht ohne Gewaltsamkeit isoliert betrachten. Sie verweist vielmehr unmittelbar auf das Verhältnis zu den Andern. A. nennt beides in einem Atemzug: »Ich kann mich nicht richtig freilassen *und* auf die andern eingehen.« Dieses »und« birgt das Problem des Zusammenhanges zwischen Selbstverhältnis und Intersubjektivität, das im nächsten Abschnitt zur Sprache kommen wird.

D. Die Andern – das Problem der intersubjektiven Konstitution der natürlichen Selbstverständlichkeit

Die Intersubjektivität ist zu einem zentralen Problem der Psychopathologie der Schizophrenie geworden, seitdem immer deutlicher wurde, daß die zu beobachtenden Abwandlungen der Struktur zwischenmenschlicher Begegnung nicht als sekundäre Folgeerscheinungen aufzufassen sind, sondern den Kern der schizophrenen Alienation ausmachen. *v. Baeyer, Benedetti, Binswanger, Kisker, Kuhn, Kulenkampff, Matussek, Rosenkötter, Storch, Zutt* – aus der angloamerikanischen Literatur vor allem *Sullivan, Laing* sowie die gesamte sozio- und psychodynamisch orientierte Forschung, aus der französischen *H. Ey* – und viele andere wären hier zu nennen, unter den älteren Autoren *Kahn, Kehrer, H. Schulte* und nicht zuletzt *E. Bleuler.* Für unsere spezielle Fra-

94 Aus dem Zusammenhang ging deutlich hervor, daß das »sich selber« hier im Akkusativ, nicht im Dativ – »sein« also transitiv – verwendet wurde. Mit diesem Sichselbersein ist hier keine narzistische Selbstbezogenheit gemeint, sondern gerade das, woheraus der Gesunde ganz selbstverständlich existiert. Lediglich da, wo es infolge eines primären Mangels erst künstlich, hergestellt werden muß, wird ein narzistischautistisches Sich-auf-sich-selber-Versteifen daraus.

gestellung sind darüber hinaus die Arbeiten von *M. Natanson, W. J. Stein* und *E. Straus* wichtig. Es ist unmöglich, den ganzen Fragenkreis von Grund auf abzuhandeln. Wir beschränken uns darauf, die Bedeutung der Abwandlung der Intersubjektivität für den Verlust der natürlichen Selbstverständlichkeit herauszuarbeiten.

Eine besondere Schwierigkeit liegt darin, daß für diesen Bereich mehr noch als für andere unterschiedliche phänomenologische Problemansätze vorliegen, deren Verhältnis zueinander zu verwickelt ist, um hier eine begründete Darstellung zu finden. Keiner dieser Ansätze enthält so weitgehend den positiven Gehalt der anderen, daß er einfach übernommen werden könnte. Um das zu sehen, braucht man nur die an *Szilasis Husserl*-Interpretation orientierten Analysen *Binswangers,* die auf die *Husserl*-Interpretation von *A. Schütz* sich stützenden Abhandlungen von *Natanson* und die überwiegend an *Sartre* orientierten Arbeiten von *Zutt* und *Kulenkampff* nebeneinanderzustellen. Dennoch handelt es sich keineswegs um die willkürliche Anwendung beliebiger Philosopheme. Man sieht vielmehr, daß durch die verschiedenen methodischen Ausrichtungen unterschiedliche Aspekte ein und desselben Sachverhaltes hervortreten. Kann man auch gegenwärtig noch nicht davon sprechen, daß die »phänomenologische Forschung auf dem Gebiet der Anthropologie zu einem tradierbaren Fortgang im Sinne strenger Wissenschaftlichkeit« (*Kisker* 1963) gelangt sei, so zeichnet sich eine solche Möglichkeit doch gerade in den Veröffentlichungen der letzten Jahre immer deutlicher ab. Zur Zeit wird man sich noch stets des ganzen Spektrums der Blickrichtungen von *Husserl*[95], *Scheler, Heidegger, Sartre, Merleau-Ponty* und stärker »dialogisch« orientierten Autoren, wie *Buber, Marcel, v. Weizsäcker, Löwith, Binswanger* (1942) u. a., bedienen müssen, um das Problem der konstitutiven Bedeutung der zwischenmenschlichen Beziehungen in seiner immensen Vielschichtigkeit in den Blick zu bekommen. Einen guten vergleichenden und zugleich kritischen Überblick gab *M. Theunissen* (1965); eine kürzere Darstellung aus psychiatrischer Sicht *Kisker* (1969). Wichtig ist ferner die Verbindung zwischen Phänomenologie der Intersubjektivität und (Wissens-)Soziologie, die sich bei *P. Berger* und *Th. Luckner* abzeichnet.

Dem Psychiater erscheint angesichts dieser Sachlage nichts anderes als ein Eklektizismus übrig zu bleiben. Dies wäre der Fall, wenn die Beziehungen

95 Spezielle Darstellungen der *Husserlschen* Intersubjektivitätsproblematik gaben *A. Schütz, D. Sinn* und *H. Zeltner.*

zwischen phänomenologischer Philosophie und Psychopathologie einseitig wären in dem Sinne, daß der Psychopathologe lediglich die Möglichkeit hätte, je nach Belieben, zufälliger Kenntnis oder nach Urteilsmaßstäben, für die man dem Psychiater als Psychiater ein verbindliches Sachverständnis absprechen kann, einzelne theoretische Ansätze herauszugreifen, um sie auf sein Gegenstandsgebiet mehr oder weniger glücklich »anzuwenden«. Bei einem solchen Vorgehen bestünde die Gefahr, daß einzelne Sachverhalte jeweils nur in einer neuen Sprache beschrieben würden, ohne daß tatsächlich neu Gesehenes zur Darstellung käme. Die psychopathologische Erfahrung bietet jedoch nicht nur Fakten, auf die sich verschiedene Theorien beliebig anwenden ließen, sondern sie enthält zugleich ihre eigenen Frage- und Auslegungsanweisungen. Deren Explikation wird durch die Kenntnis der phänomenologischen Philosophie erleichtert, aber nicht ersetzt. Die unmittelbare Konfrontation mit der Erfahrung ist unentbehrlich auch da, wo es um Wesenseinsichten geht, die zwar nicht »aus«, aber eben doch nur »an« der Erfahrung zu gewinnen sind. Um diesem »an der Erfahrung« ein größeres Schwergewicht zu geben, lassen wir uns in einer sonst nicht üblichen Breite auf Patientenaussagen ein. Werden die darin liegenden Möglichkeiten ausgeschöpft, ist ein Verhältnis zwischen phänomenologischer und psychopathologischer Behandlung des Problems der Intersubjektivität zu erwarten, von dem beide Seiten gleichermaßen profitieren können. Diese Wiederaufnahme von schon eingangs (S. 30 ff.) unter allgemeineren Aspekten Gesagtem schien als Einleitung zu dem nun folgenden Kapitel notwendig.

Wenn A. immer wieder fragt, wie »man« das macht, wie die »anderen«[96] die Alltäglichkeiten des Lebens auffassen, darin verwurzelt sind usf., ist das schon Hinweis genug darauf, daß der Verlust der natürlichen Selbstverständlichkeit sich phänomenologisch nicht ohne Berücksichtigung der Intersubjektivität erörtern läßt.

»Ich kann gar nicht fühlen, wie die Anderen auch so sind«, sagt A., »alles, überhaupt alles, ist so fragwürdig – das Leben!« – Sogar in der schriftlichen Fixierung lassen diese Worte noch das fassungslose Staunen erkennen, aus dem heraus sie gesprochen wurden. Freilich fehlt diesem Staunen alle philosophische Abgeklärtheit; es verbindet sich vielmehr mit dem Entsetzen über das Bodenlose der eigenen Existenz. Dieses Ent-setzen ist ursprünglicherer

96 Wo von den anderen als den »anderen« in akzentuierter Weise die Rede ist, wird dieses Wort, wie in der phänomenologischen Literatur üblich, im folgenden groß geschrieben.

Art als jenes, das lediglich als Steigerung des Erschreckens über etwas Bestimmtes auftritt (vgl. *Heidegger* 1927, § 30). Bei A. ist das Hinausversetztsein nicht Folge einer faktischen Widerfahrnis, sondern trägt den Charakter einer Grundverfassung, welche die Erfahrungs- und Begegnisstruktur im Vorhinein bestimmt. Die Veränderung der Befindlichkeit stellt sich jäh, unvermutet, oft von einem Moment zum anderen ein, ohne erkennen zu lassen, worauf sie Reaktion wäre. Dennoch ist sie nicht ohne intentionales Korrelat. Sie entspricht nur nicht *etwas* Unvertrautem, Fragwürdigem (das als solches die Unversehrtheit eines grundgebenden Entwurfes von Vertrautsein voraussetzen würde), sondern der Unvertrautheit und Fragwürdigkeit des In-der-Welt-Seins als solchem.

Was fragwürdig ist, nennt A. »das Leben«. Wir kennen diese Fragwürdigkeit bereits als Verlust der natürlichen Selbstverständlichkeit. Neu ist hier nur, daß A. sie in einem Atemzug nennt mit der Unfähigkeit zu fühlen, »wie die Anderen *auch* so sind«. Dieses Auch-Sein der Anderen wurde von *Heidegger* (1927, §§ 25 ff.) terminologisch als Mit-Sein gefaßt. Welcher Zusammenhang ergibt sich – nicht ontologisch, sondern unmittelbar aus der Selbstexplikation der Kranken – zwischen der natürlichen Selbstverständlichkeit des alltäglichen Daseins und diesem Auch-Sein der Andern?

Auf den ersten Blick scheint die gestörte Beziehung zum andern Menschen ganz in der allgemeinen Ratlosigkeit aufzugehen, in der sich A. gegenüber der Welt des Alltags überhaupt befindet, d. h. in dem Verlust der natürlichen Selbstverständlichkeit. Man könnte sogar meinen, diese Beziehung sei noch relativ am wenigsten gestört, insofern A. sich ratsuchend an die Mutter bzw. den Arzt wendet, sich geradezu an sie anklammert. Das täuscht. A. sagt selbst: »Im Äußerlichen braucht sich das nicht auszuwirken, aber innerlich spür' ich es halt, wie ich bei keinem ankomme. Irgendwie heben mich die Anderen immer aus dem Sattel ...« Damit bringt A. das immer wieder erlebte Versagen beim Überstieg zum Andern eindringlich zum Ausdruck und zugleich, daß dieses Nichtankommen kein einseitiges Geschehen, kein schlichtes Auf-der-Strecke-Bleiben ist, sondern in die Dynamik der Gegenseitigkeit von Treffen und Getroffensein (*Zutt* und *Kulenkampff*) hineingehört.

Die Formulierung »aus dem Sattel gehoben« könnte auch bei *Sartre* stehen. Wir finden bei letzterem eine Reihe anderer, in ähnliche Richtung zielender Ausdrücke (1943, 310 ff.): »ma transcendance transcendée«, »la mort cachée de mes possibilités«, »l'hémorragie intra-mondaine du monde«, »figé au milieu du monde« und

»l'aliénation de moi qu'est l'être-regardé«, um nur einige zu nennen. Nichts anderes ist das »Unterliegen«, von dem A. immer spricht.

Wenn *Sartres* Beschreibung der zwischenmenschlichen Begegnung als Kampf widerstreitender Bewußtseinswirklichkeiten, deren Wesen das Transzendieren ist, auch keineswegs das Ganze zwischenmenschlicher Begegnung angemessen erfaßt, so doch eine wichtige Zwischenstufe in der Genesis zwischenmenschlicher Kommunikation; eine Zwischenstufe, die beim Gesunden mehr oder weniger verdeckt bzw. aufgehoben ist, im Rahmen psychopathologischer Veränderungen aber verselbständigt hervortritt und so in ihrer ganzen Härte und Dynamik faßbar wird. *Kulenkampff* (1956) hat das für das paranoide Syndrom gezeigt. Was bislang noch fehlte, ist die Einbeziehung der nichtparanoiden Schizophrenie und darüber hinaus die Eingliederung dieser Aspekte in das Ganze einer phänomenologischen Psycho(patho)logie.

Wenn die Kranke davon spricht, daß die Anderen sie immer aus dem Sattel heben, setzt sie dabei das landläufige Bild von Roß und Reiter voraus, wobei in diesem Fall das Roß die natürliche Selbstverständlichkeit, der Reiter das Selbst versinnbildlicht[97]. Die Begegnung mit dem Andern stellt sich dar als ein Turnier, bei dem der eine den anderen aus dem Sattel hebt. Dieser Vergleich macht die Stufe, auf welcher hier die Konstitution des Miteinander verharrt, sehr anschaulich.

»Wenn ich mit Andern zusammentraf, wurde ich immer gefühlsmäßig so aufgewühlt, sehr unsicher und verkniffen. Nach außen hin mußte ich mich dann immer so zwingen, ein Gesicht zu wahren.« Auch das Gesicht-wahren gehört ganz in diese Bildersprache hinein. Es besagt nicht nur: das Ansehen wahren, sondern auch: dem Blick des anderen begegnen oder notfalls das Visier herunterlassen können. Das Unvermögen, den Blick der Andern auszuhalten, spielte bei A. schon von früh auf eine wichtige Rolle[98]: »Ich habe nie die Blicke der Andern aushalten können. Und wie! Das war eine Tortur. – So die

97 Das Verhältnis zwischen beiden war das Thema des vorherigen Abschnitts.

98 Hinsichtlich der Psychopathologie des Blicks vgl. *R. Held* (1952) u. *Kulenkampff* (1956). Eigentlich sollte bei jedem psychiatrischen Patienten eine »Blickanamnese« erhoben werden. Sie fällt im allgemeinen ergiebiger aus, als man zunächst erwartet, wenn man nicht gewohnt ist, danach zu fragen. Auch einfache Menschen verstehen meist auf Anhieb sofort, was gemeint ist, wenn man sie fragt, wie leicht oder schwer es ihnen wurde bzw. wird, den Blick »der Leute« oder einzelner bestimmter Bezugspersonen auszuhalten. – Der Blick fungiert dabei selbstverständlich nur als pars pro toto. Was es zu erfassen gilt, ist nicht auf den Blick beschränkt, läßt sich aber an ihm besonders deutlich erfassen. (Ein Hinweis auf den Blinden bedeutet daher kein Gegenargument.) Der Blick ist Träger für etwas viel Allgemeineres, das sich *am* Blick nur besonders leicht in seiner leibhaften Realität fassen läßt. Hierfür gibt es noch keine genügend durchgearbeitete Begrifflichkeit. »In-Erscheinung-Stehen«, »Stand« (*Zutt* u. *Kulenkampff*), oder *Szilasis* Begriff der »subjektiven Transzendenz« sind nur als vorläufige Anzeigen für Phänomenbereiche zu werten, deren bruchlose Einfügung in das Ganze einer phänomenologischen Anthropologie bislang noch nicht gelungen ist.

Leute ... furchtbar! Schon wenn ich sie am Horizont auftauchen sah, versuchte ich, an etwas Ernstes zu denken, um die Befangenheit nicht so zu zeigen.« A. kann diese Rivalität zwischen Blicken und Erblicktwerden, Vergegenständlichen und Vergegenständlicht-(d. h. »Fixiert«-)Werden nicht aufgehoben sein lassen in einem Miteinander, in dem es eine solche Alternative von Sichbehaupten oder Unterliegen noch nicht oder nicht mehr gibt. Diese Alternative, wie sie *Sartre*[99] in phänomenologischer Absicht überzeichnet herausgestellt hat, gilt *als* Alternative auf der Ebene empirischer Wirklichkeit eigentlich nur für pathologische Abwandlungen der Begegnungsstruktur. Beim Gesunden findet sich statt der starren Alternative ein feines Oszillieren zwischen diesen beiden Polen der Selbstbehauptung und Selbsthingabe, des Nehmens und Genommenwerdens. In einer für das Bewußtsein unterschwellig bleibenden Form bildet dieser Vorgang die Grundlage für die Wahrnehmung[100] des Anderen, in gröberer Form für die reale Begegnung mit ihm, sei sie nun freundlicher oder feindlicher Art. Die wechselseitige Bezogenheit der Pole ist dabei nie ganz durchbrochen. Das bedeutet: die Alternativstruktur ist stets mehr oder weniger aufgehoben, erst unter psychopathologischen Bedingungen tritt sie als solche hervor. Dieses Hervortreten stellt nur einen Sonderfall der Tendenz zur Aufspaltung der Erfahrung (und Seinsweise) in Alternativen dar, die *Binswanger* für den schizophrenen Wesenswandel herausgearbeitet hat. Man muß sie im Zusammenhang sehen mit einer Verschiebung der »anthropologischen Proportion« (vgl. S. 77 ff.).

Bei A. ist dieser Alternativcharakter in der Begegnung mit den Andern nicht zu übersehen. Entweder: sie wird vom Begegnenden vereinnahmt, sie »unterliegt«, oder: wenn sie ihn beurteilen kann, wird dieses Beurteilen nur all zu rasch zu einem Aburteilen oder Abfertigen. (So zum Beispiel in bezug auf ihre Mutter: »Man muß doch eine Meinung über einen Menschen haben. Ich kann sie nicht leugnen, ohne daß ich sie mit meinen Gedanken irgendwie abfertigen kann.«) Hierher gehört auch, daß ihr jegliches Rücksichtnehmenmüssen besonders »weh« tut. Die Konstitution des Miteinander stagniert auf einer Zwischenstufe, die sich verselbständigt hat. Die Stufe echter Gegensei-

---

99 In Ergänzung zu *Sartre* ist zu betonen, daß das Für-Andere-Sein nicht nur ein Für-Andere-Vorhandensein, sondern darüberhinaus ein Für-Andere-Zuhandensein bedeutet. Es ist an das von *Binswanger* (1942) analysierte Nehmen- und Genommenwerden-bei (z. B. der schwachen Stelle) zu erinnern. Die schwache Stelle liegt hier im Mangel an natürlicher Selbstverständlichkeit und Selbst-Stand (vgl. auch *Prütter* 1962).

100 Diese weitreichende These phänomenologisch zu unterbauen, ist hier nicht der Ort.

tigkeit (*v. Baeyer* 1955) wird nicht erreicht; einer Gegenseitigkeit, die – um es nochmals zu betonen – als transzendentales Miteinander beim Gesunden auch im ärgsten Gegeneinander stets gewahrt bleibt.

Trotz der Verselbständigung der oben genannten Alternativstruktur innerhalb der mitmenschlichen Begegnung kommt es bei Patienten wie A. – jedenfalls in diesem Stadium – nicht zum Wahn. Obwohl sich ein radikaler Vertrauensschwund findet, der einen Hauptinhalt der Klagen ausmacht und sich zugleich eindrucksvoll in Blick, Mimik, Gestik und Verhalten abzeichnet, besteht doch kein eigentliches Mißtrauen. A. meint nicht etwa, man würde über sie reden, hätte etwas gegen sie, betreibe Machenschaften hinter ihrem Rücken usw. Nur in den Klagen darüber, daß man »es« ihr ansähe, daß sie »diese Fragen« hätte, daß die anderen Menschen, nicht zuletzt ihre Mutter, »so komisch« guckten, sieht man die Pforte zum paranoiden Syndrom hin offen. Aber nicht mehr. A. trat – im Gegensatz zu der Mehrzahl anderer Kranker, die ein solches Stadium nur flüchtig durchlaufen – in diese andere Form der Weltlichung nicht ein.

Das bedeutet: die geschilderte Problematik des Für-Andere-Seins gewinnt nicht erst Bedeutung für die Psychopathologie der paranoiden Psychosen (*Kulenkampff* 1956), sondern sie reicht weiter zurück. Sie beherrscht – auf verschiedenen Stufen – die Weichenstellungen menschlichen Transzendierens überhaupt. Blicken und Erblicktwerden, Nehmen und Genommenwerden spielen in allem menschlichen Dasein eine Rolle. Wir müssen daher differenzieren. Wichtig ist, daß der Andere für A. nicht als Verfolger, Hypnotiseur, Vergewaltiger oder geheimer Geliebter auftritt – um nur einige der geläufigen Wahninhalte zu nennen. Was sie in der Begegnung mit den Andern aus der Fassung bringt, ist weder deren Person, noch eine besondere Rolle, die sie spielen, sondern ihre Natürlichkeit. Deshalb finden wir auch bei ihr kein Mißtrauen, sondern nur ein hoffnungsloses Erliegen angesichts der Selbstverständlichkeit, mit der die Andern sich geben, leben und sind: »Es ist schon zum Verzweifeln, wenn ich Menschen treffe, die so sind, wie sie von Natur aus sind.«

Im übrigen ist A.'s Verhältnis zur Mitwelt auffallend neutral. Es scheint so, als ob ihr am Andern nur der eigene Mangel an gesunder Gewöhnlichkeit in potenzierter Form zum Bewußtsein käme. Daß wir im Gegensatz zum Wahnkranken uns mit A. zusammen über ihr Anderssein verständigen können, kann im vorliegenden Fall zunächst nicht nur an der Diagnose irremachen, sondern auch darüber hinwegtäuschen, daß bei ihr überhaupt die Sphäre der Intersubjektivität wesentlich betroffen ist. Die zwischenmenschliche Begegnung erscheint einerseits unproblematisch und auffallend normal, auf der anderen Seite zugleich tief gestört. Wie ist das zu erklären?

Die Lösung liegt darin, daß in der transzendentalen Konstitution der Andere zweimal vorkommt. Dies nachgewiesen und ausdrücklich zum Problem erhoben zu haben, ist eines der bleibenden Verdienste *E. Husserls*[101]. Der Andere ist einmal Konstituierter wie alles andere Begegnende auch. Als solcher begegnet er innerhalb der Welt. So wie die Welt des Alltags für A. ihre natürliche Selbstverständlichkeit verloren hat, so auch der in ihr vorkommende Andere. Aber der Andere ist davon als einzelne Person kaum tangiert. Es ist etwas an ihm: seine Natürlichkeit, was A. trifft, nicht er selbst. Nur insofern jeder Mensch mehr oder weniger einen Quellpunkt natürlicher Selbstverständlichkeit darstellt, d. h. weltbildende Kraft ausstrahlt, spielt er für sie eine beängstigende Rolle. Nur insofern fühlt sie sich auch von seinem Blick gepeinigt. Daß er etwas gegen sie im Schilde führen könne, kommt ihr nicht in den Sinn. Die Grenze gegenüber dem Paranoid ist klar und eindeutig. A. fragt selbst: »Warum ich wohl diesen komischen Druck vor den Leuten habe? Da stand doch nichts im Wege.« Daß sie so fragen kann, bewahrt sie vorm Wahn. Die Paranoiden wissen warum. Sie beziehen ihr Anderssein auf konkrete innerweltliche Verfolger usw. A. bleibt sich dagegen des transzendentalen Charakters der Veränderung in ihrem Weltverhältnis bewußt. Es entsteht kein mundus fabulosus (*Müller-Suur*). Die interessante, bisher kaum behandelte Frage, warum einzelne Schizophrene *keinen* (oder nur wenig) Wahn entwickeln, ist damit allerdings nicht gelöst, sondern nur präzisiert; denn, die Frage nach dem Warum kann man nicht mit einer genaueren Beschreibung des Wie beantworten, wohl aber vertiefen. Woher nehmen diese Kranken die Kraft zu einem derartigen »Bewußtsein«? Man kann jedenfalls sagen, daß sie sich gerade in diesem Punkt weniger von Neurotikern als von Wahnkranken unterscheiden.

Aber der Andere kommt nicht nur als mehr oder weniger fertig konstituierter *in* der Welt vor. Er ist zugleich – immer schon – am konstituiven Geschehen unmittelbar beteiligt, insofern die Welt eine intersubjektive ist. Jede Begegnung hat über das hinaus, was aktuell in ihr geschieht, eine welt-

101 Vgl. Hua. I, 121 ff.; 1929, 210 ff. Davon zu trennen ist die Appräsentationslehre, die in wesentlichen Stücken als überholt gelten muß.

stiftende Funktion, die einer anderen Zeitigungsweise gehorcht, als das je aktuelle zwischenmenschliche Geschehen, Der Verlust der natürlichen Selbstverständlichkeit hat mit dem Andern nicht nur insofern zu tun, als auch die Mitwelt ebenso wie die übrige Umwelt für den Gesunden mehr oder weniger selbstverständlich ist, sondern diese Selbstverständlichkeit – sowohl die der Mitwelt als auch die der nichtmenschlichen Umwelt (u. a. auch die Aufhebung der oben skizzierten Alternativstruktur) – ist selbst wieder intersubjektiv, d. h. mitweltlich konstituiert. Wäre dies nicht der Fall, so hätte es kaum eines besonderen Abschnittes bedurft, um das Verhältnis zum Andern eigens darzustellen. Erst diese Doppelbödigkeit macht es verständlich, warum das Problem der »Begegnung« ein solches Gewicht für die Psychopathologie der Schizophrenie gewinnen konnte. Wir werden damit auf die »Lebenswelt« als »Zone der ›uns‹ vorprädikativ gegebenen Gegenseitigkeit« (*Natanson* 1963) und deren intersubjektive Konstitution verwiesen.

Gegenüber einer solchen Verwendung des Begriffs ›Lebenswelt‹ könnte eingewandt werden, daß dieser Terminus bei *Husserl* zunächst nur die vortheoretisch, nicht aber schon die vorprädikativ gegebene Welt bezeichne. In seinem Spätwerk, vor allem in den von *Landgrebe* überarbeiteten und unter dem Titel »Erfahrung und Urteil« (1948) herausgegebenen Aufzeichnungen, ist jedoch deutlich die Tendenz zu einer Ausweitung des Begriffs der Lebenswelt auf die Gesamtheit nicht nur des vortheoretisch, sondern auch des vorprädikativ Gegebenen zu erkennen. Dabei fehlt es freilich noch an Differenzierungen, die gerade für den Psychopathologen wichtig wären.

Übergreifend fungiert bei *Husserl* der Begriff des Weltglaubens oder der »Doxa«. Jedes Ding hat wie »jedes Reale überhaupt als Erfahrbares sein allgemeines ›Apriori‹, eine Vorbekanntheit, als unbestimmte, aber ständig selbige identifizierbare Allgemeinheit eines apriorischen Typus« (1948, 32)[102]. »So ist eine Fundamentalstruktur des Weltbewußtseins ... die Struktur der Bekanntheit und Unbekanntheit ... Die horizonthaft bewußte Welt hat in ihrer ständigen Seinsgeltung den subjektiven Charakter der Vertrautheit im allgemeinen ...« Diese Andeutungen, meint *Husserl,* müßten einstweilen genügen für »einen Begriff von Wesen und Leistung vorprädikativer Erfahrung.« Es ist deutlich, daß sich *Husserls* Interesse im Verlauf seiner Forschung immer mehr von der theoretischen zur vortheoretischen und von der vortheoretischen (aber noch prädikativen) weiter zur vorprädikativen Erfahrung verschoben hat.

Man kann sagen: Die Abwandlung der intersubjektiven Konstitution der Lebenswelt kennzeichnet die schizophrene Daseinswandlung. Dies gilt sowohl für die paranoide als auch für die nichtparanoide, wahnfreie Verrü-

102 Von hier aus führt ein Weg zum Verständnis der von *Natanson* im Anschluß an *Schütz* herausgestellten Bedeutung der »Typisierung« für die Normalität und Selbstverständlichkeit eines In-der-Welt-Seins.

ckung. Dabei sind jedoch Unterscheidungen zu treffen. Die Verankerung der theoretischen Praxis des Urteilens in der uns gemeinsamen Lebenswelt kann gelockert sein, was zum Wahn führt, ohne daß dies für die vortheoretische Praxis des alltäglichen Lebens in gleichem Maße der Fall sein müßte. Wir sehen das bei jenen Paranoiden, die in bezug auf ihre Wahninhalte völlig diskussionsunfähig sind, denen aber im alltäglichen Umgang kaum etwas anzumerken ist, die sich vielmehr äußerst gewandt und situationsangepaßt zu verhalten wissen. Schon *Wyrsch* (1949) machte darauf aufmerksam, daß der einfache Mann von der Straße mit Paranoiden unter Umständen eher Kontakt bekommt als mit manchen Hebephrenen und Schizophrenia-simplex-Kranken.

Bei letzteren – dafür ist A. ein Beispiel – verhält es sich umgekehrt: Die Verankerung der vortheoretischen Lebenspraxis in der uns gemeinsamen Lebenswelt ist gelockert. In ihrem Urteilen halten sie jedoch nicht nur an der durchschnittlichen Normalität fest, sondern versteifen[103] sich gelegentlich sogar auf sie. Dort, wo sie in ihren Urteilen unsicher sind – bei Urteilen über andere Menschen, Verhaltensnormen, Fragen des Takts, des Geschmacks usw. –, handelt es sich um solche, die sich weniger auf die gegenständliche als auf die vorgegenständliche Welt beziehen. Es sind Urteile von »common-sense«-Charakter, die eine individuelle Verwurzelung in der intersubjektiv konstituierten Lebenswelt voraussetzen. Sie betreffen die »Spielregeln«. A. spricht von »Feingefühl«. Schon an früherer Stelle (S. 105 ff.) war davon die Rede. In einem viel prinzipielleren Sinne als auf die Dinge der Umwelt bezieht es sich auf das Verhältnis zur Mitwelt. Weil A. die innere Verbindung, die Verbindung »von früher« her, zu den anderen Menschen fehlt, muß sie sich ständig äußerlich an ihnen orientieren: »Ich muß mich immer vergleichen mit anderen. Ich muß mich immer messen. Ich habe keinen inneren Maßstab, an dem ich sehe, ob ich etwas schon *mit*fühlen kann.« Es wäre ein Irrtum zu glauben, es handele sich nur um eine krankhafte Selbstbezogenheit, A. bräuchte dieses ständige Sichmessen und Beurteilen lediglich sein lassen, und alles wäre gut. Sie selbst belehrt uns darüber: »Man mißt sich

103 Es handelt sich dabei – das ist gegenüber manchen daseinsanalytischen Interpretationen hervorzuheben – nicht um eine primäre Verfallenheit an das »man«, sondern um eine Schutzsuche vor einem Übermaß an Ausgesetztheit. Wir haben es eher mit einem Minus an Verfallen*können* zu tun. Das psychopathologische Problem betrifft nicht die existenzielle Ebene, auf der die Alternative von Eigentlichkeit und Uneigentlichkeit des Daseins herrscht, wie fälschlicherweise immer wieder angenommen wird, sondern basalere Strukturen, die phänomenologisch noch genauer untersucht werden müssen. Vgl. hierzu *Sonnemann* (1959), *Blankenburg* (1964).

doch immer an anderen ... Das tut jeder andere auch; bei denen geht das nur unbemerkter ... Das, was ich meine, macht jeder oder hat jeder getan. Das ist, was man ein ausgebildetes Feingefühl nennt. Das braucht doch jeder!«

Wie schon bemerkt, steht A. mit ihren diesbezüglichen Aussagen ganz in der Tradition, die sich mit den Begriffen Sensus communis, »gesunder Menschenverstand«[104], »Gemeinsinn«, »Common sense« verbindet. Die Namen verweisen bereits auf das Problem der intersubjektiven Konstitution. *Kant* (KdU S. 157) schreibt: »Unter dem sensus communis ... muß man die Idee eines gemeinschaftlichen Sinnes, d. h. eines Beurteilungsvermögens verstehen, welches in seiner Reflexion auf die Vorstellungsart jedes anderen in Gedanken (a priori) Rücksicht nimmt ... Dies geschieht nun dadurch, daß man ... sich in die Stelle jedes anderen versetzt.« Während beim Gesunden dieses (hier gemeinte) Sichversetzen apriorischen Charakter trägt, d. h. mehr oder weniger immer schon geschehen ist und die unerläßliche Basis darstellt für jedes konkrete hier und jetzt geschehende Sichversetzen in den anderen Menschen, muß es von solchen Patienten wie A. Tag für Tag unter größten Anstrengungen je neu geleistet werden; so sehr, daß sie darüber zu einer eigentlichen Zuwendung zu den Mitmenschen und Dingen, der diese Basis dienen sollte, gar nicht erst kommt.

Hierher gehört, daß A. sich auf jede Aussprache, auf jede Begegnung mit einem Menschen, und sei es auch nur die mit dem Arzt, innerlich vorbereiten muß. Jede einzelne Situation müsse sie vorausentwerfen. Es seien weniger die Einzelheiten, die vielleicht ins Gespräch kämen – die auch –, sondern mehr der »Rahmen«, in dem sich das alles abspiele: »Die Andern – das Leben und so, das spielt sich immer so ... in einem Rahmen ab.« »*Ich muß immer erst auf ihre Linie kommen.*« Das ist für A., wie für vergleichbare andere Kranke, eine schwere Arbeit. Auf die Frage, ob sie nicht vielleicht zu viel reflektiere, erwiderte sie ablehnend: Nein, das sei etwas ganz anderes. »Die Situation muß man doch vorher überlegen. Das tun Sie auch. Das merken Sie nur nicht, weil das *zu* selbstverständlich geht.« Es handelt sich demnach nicht um einen spontanen »Reflexionskrampf« (*Conrad*), wie er für Neurotiker viel typischer ist, sondern um den notdürftigen Kompensationsversuch einer basaleren Störung. »Wenn ich gesund bin, dann kann ich auch auf Unbekanntes eingehen. Man kann ja nicht alles verstehen und kennen. Dann ist das natürlich ... Dann kann man die Verbindung zu den Andern schaffen und einen Bereich, wo alles von selbst geht.« – Man sieht, wie eng die Selbstverständlichkeit des Selbstverständlichen mit der »Verbin-

104 Nach *Natanson* (1963, 909) ist der gesunde Menschenverstand »das potentiell ergiebigste Objekt philosophischer Untersuchungen«. Unsere Untersuchung will zeigen, daß er auch psychopathologisches Interesse verdient (vgl. auch *Blankenburg* 1969).

dung zu den Andern« zusammenhängt, d. h. daß sie keine Sache ist, die ein Subjekt solipsistisch mit sich allein abmachen könnte, sondern daß sie intersubjektiv konstituiert ist.

Hinsichtlich der oben angeführten Schwierigkeit, die A. im besonderen Maße bei allem, was mit *Mode*, Kleideraussuchen usw. zusammenhing, bewußt wurde, ist es interessant, bei *Kant* (l. c. S. 160) weiterhin zu lesen: »... daß die ästhetische Urteilskraft eher als die intellektuelle den Namen eines gemeinschaftlichen Sinnes führen könne.« Wenn die Kranke immer wieder betonte, die Unsicherheit, die sie quäle, liege *vor* derjenigen, mit der es andere in ähnlichen Situationen zu tun hätten, handelt es sich also nicht nur ganz allgemein um eine Störung der transzendentalen (vgl. S. 107 ff., 117 ff.), sondern spezieller der transzendental-*intersubjektiven* Konstitution. Deren Klärung ist insbesondere für eine Fundierung des (von *Zutt* in seiner Wichtigkeit für die Psychopathologie der Schizophrenie herausgearbeiteten) physiognomisch-ästhetischen Erlebnisbereiches notwendig.

Simmel (1906, 26) hat gerade am Phänomen der Mode den »Übergang des Gruppenlebens in das individuelle Leben« freigelegt. Die Nachahmung gibt hier »im Praktischen die eigenartige Beruhigung, die es uns im Theoretischen gewährt, wenn wir eine Einzelerscheinung einem Allgemeinbegriff eingeordnet haben«. Auf dieser Beruhigung beruht in wesentlichen Stücken das Wohnen in der gesunden Gewöhnlichkeit, aus ihr nährt sich die Selbstverständlichkeit des alltäglichen Daseins. Zugleich stoßen wir an dieser Stelle auf das Problem des Zusammenhanges zwischen der logischen und sozialen Bedeutung des »Allgemeinen«. Dieser Zusammenhang ist für ein phänomenologisches und psychodynamisches Verständnis der schizophrenen Denkstörung von großer Bedeutung[105].

Wie ist das (innerhalb eines bestimmten Kulturkreises) für alle Gültige in die eigene Spontaneität so zu übernehmen, daß es dann als relativ Eigenes ganz selbstverständlich in die Mitwelt gestellt zu werden vermag? Im Rahmen einer gesunden Entwicklung beantwortet sich diese Frage von selbst[106]. Für schizophrene Kranke wie A. scheint sie dagegen prinzipiell unlösbar. Sie bewegen sich daher fortwährend in der Alternative zwischen schablonenhafter Übernahme und autistischem Rückzug (in weiter fortgeschrittenen Zustandsbildern zwischen Echopraxie, Echolalie usw. einer-

105 Vgl. hierzu die Forschungen der Arbeitsgruppen um *Bateson*, *L. C. Wynne* u. a.
106 Vgl. *Langefeld* 1968.

seits, sinnblindem Negativismus oder stuporöser Unansprechbarkeit andererseits).

Wir sahen: unverständlich sind für A. die Andern nicht in dem, was ihre besondere Individualität ausmacht, sondern in der Natürlichkeit, mit der sie diese darleben und geltend machen. Nicht was die Andern gewärtig trachten und meinen ist für sie von Belang – etwa im Sinne eines Beziehungswahns –, sondern ihre Bedeutung »von früher her«. Vertraut-sein-mit heißt Vertrauen-*gehabt*-haben im Sinne des Aufbaues eines apriorischen Perfekts. Es sind nicht die gegenwärtigen interpersonalen Beziehungen als solche, welche die natürliche Selbstverständlichkeit gewährleisten, d. h. weder das Gegenwärtige noch das Personale an ihnen, sondern allein dasjenige, was aus ihnen in die vorpersonale Intersubjektivität abfließt.

Wie stellt sich dieser Zusammenhang zwischen natürlicher Selbstverständlichkeit und Intersubjektivität nun im einzelnen dar? A. sagt:

»Mir fehlt eben, daß, was ich so weiß, daß ich das auch im Verkehr mit den anderen Menschen so selbstverständlich und so weiß. Das kann ich dann eben nicht. Da ist mir eben vieles so fremd. So fremd – ich weiß nicht. Wenn die Andern so handeln, und jeder ist eigentlich so irgendwie groß geworden – danach denkt man, danach ist das Handeln ausgerichtet, danach verhält man sich. Ein Kind – man kann es doch nicht einfach so hinstellen, ohne Beziehung. Ich meine, da gehören gerade so Gefühle (her), die einen zum Beispiel an einen anderen Menschen binden, die man braucht, um menschlich überhaupt erst ein Mensch – um menschlich zu *werden*.«

Bis in den – nicht syntaktisch, sondern eher ataktisch[107] zu nennenden – Sprachstil hinein kommt in diesen Sätzen eine äußerste Beziehungslosigkeit und Befremdung zum Ausdruck. Das Verlorensein inmitten der Mitwelt – oder vielmehr: das Verstoßensein aus ihr – finden wir selten so elementar ausgesprochen: »Einfach um das Leben geht es, um ein richtiges Leben-Führen, daß man nicht so außerhalb der Gesellschaft, so ausgestoßen ist und so.«

Daß die natürliche Selbstverständlichkeit selber eine gewachsene ist und unmittelbar dem bergenden Miteinander entstammt, ist eine der Einsichten, die sich A. nur zu schmerzlich aufdrängen. Würde es sich dabei nur um theoretische, gar nur angelesene Erwägungen handeln, brauchten wir uns damit

107 Die Gebrochenheit des Sprach- und Denkstils – darauf muß immer wieder hingewiesen werden – läßt sich in der schriftlichen Fixierung, die notgedrungen das isoliert Dastehende zu einem zusammenhängenden Text vereinigen muß, nur unvollkommen wiedergeben.

nicht zu beschäftigen. Die Art, wie A. sie vorbrachte, ließ aber keinen Zweifel daran, daß sich hier elementare Erfahrungen aussprachen, nicht herangetragene Überlegungen.

A. rätselte fortwährend daran herum: »Ist es nur das, was da so bohrt, daß das Zuhause gefehlt hat? Die Selbstverständlichkeit so im Tages-, nicht im Tagesablauf, so im *Leben* einfach; so einfach, um leben zu können. Wahrscheinlich ist das so – das Leben einfach ... *Die* (Anderen) würden sofort merken: der fehlt irgend etwas, weil ich nicht so mithalten kann. Das weiß ich ganz sicher. Ich habe mich nicht so richtig mit Zuhause auseinandergesetzt ... Dadurch bin ich zurückgeblieben, eben zurückgeblieben, das heißt auch mit den Empfindungen und allem, was dazugehört.«

In dem Bewußtsein, daß es nicht etwa nur Gefühle sind, um die es hier geht, sagte A. in Fortsetzung des oben Zitierten:

»Und auch ebenso die Denkarten, so das Einfache, das Einfachste. Jeder Mensch *ist* doch *etwas*. Jeder Mensch spiegelt es eben dann so wider, so wie er sich gibt, so wie das Elternhaus ist und so. Da bewegt sich doch jeder in einer Bahn. Und an dem allem bin ich *vorbei*gegangen ...«

Dasjenige, was den Menschen *vertraut* sein läßt, sind nicht irgendwelche bestimmten (intentionalen) Gefühle, die ad hoc auftreten, sondern Gefühls*formen*, die einen vorintentionalen Weltbezug aufweisen. Ebensowenig wird ein solcher Weltbezug durch einzelne Gedankeninhalte gewährleistet, sondern durch Denk*formen*, »Denk*arten*«. Das heißt, es sind kategoriale Fähigkeiten, die unser konkretes Denken, Empfinden und Wollen dem Begegnenden (transzendental) gewachsen sein lassen; die – in der Sprache der testpsychologischen Schizophrenieforschung – eine adäquate Konzeptbildung ermöglichen (vgl. *R. W. Payne* u. a.). Diese kategoriale Organisation des Welt- und Selbstverhältnisses hat bei jedem einzelnen Menschen ihre faktische Genesis. Sie muß selbst gewachsen sein. Dieses Wachstum – so sahen wir (S. 113 ff.) – hat eine andere Zeitstruktur als das, was der gegenständlichen Erfahrung zugänglich ist. Es kann weder alleiniger Forschungsgegenstand der Naturwissenschaften, noch auch der Geisteswissenschaften sein. Ohne auf die damit zusammenhängenden Aporien einzugehen, genügt es festzuhalten: was in diesem Sinne wachsen muß, sind die Gefühls*formen* und »Denk*arten*«; Emotionen und Gedanken*inhalte* haben dagegen diesen unmittelbar von der Zeitigung des Daseins geprägten Charakter nicht, sondern kommen in der Zeit vor. Sind die Denkinhalte auf Gegenstände bezogen, so die Denk*arten* auf Seinsweisen, d. h. auf das, worinnen Seiendes überhaupt begegnen und gegenständlich werden kann; d. h., sie sind in einem strengen Sinne *weltbezogen*. Das wird erst recht deutlich, wenn A. über die »Denkarten« hinaus nach noch Allgemeinerem, nach dem schlechthin »Einfachsten« sucht. Das Wort »Denkarten« bezeichnet ihr noch nicht diejenige Unmittelbarkeit, die sie im Blick hat. Was sie im Blick hat, ist vielmehr, wie aus dem nächsten Satz hervorgeht, jene »Intentionalität«, die der Mensch nicht hat oder leistet, sondern die er selber *ist*: »Jeder Mensch ist doch etwas.« Nach dem viel zitierten Satz *Hegels* »Die Individualität ist, was ihre Welt als die ihrige ist; sie selbst ist der Kreis ihres Tuns ...« (Phän. d. G., S. 203), »ist« der Mensch seine Welt. Aber woheraus wird ihm diese – dem transitiv zu verstehenden eigenen Sein korrespondierende – Welt? Das »Einfachste«, von dem A. spricht, ist offenbar das Welt- oder Seinsverständnis überhaupt. Dazu bedarf es nicht eines Verweises auf *Heidegger*, die Aussagen der Patientin selbst besagen es, wenn man sie nur genau nimmt. A. verwendete immer wieder vereinzelt Intransitiva wie »sein« oder »leben« transitiv; z. B. in solchen Wendungen wie »ich kann die berufliche und gesellschaftliche Stellung nicht leben« u. ä. (vgl. auch S. 131). In solche Ausdrucksweisen spiegelt sich bereits sprachlich jener Grad vorintentionaler Unmittelbarkeit, der dem Selbst- und Weltverhältnis – damit aber auch dem Verhältnis zum Andern – zukommt, das sich hier als verändert erweist.

Das Miteinandersein ist jedoch nicht nur eine äußerste Erfüllung – und damit ein Gradmesser – des Seins-zur-Welt[108], sondern steht ihm zugleich Pate. Es ist nicht nur konstituiertes, sondern in das weltkonstituierende Geschehen als mitkonstituierendes hineinverflochten. Dies ist der Sinn, der sich hinter dem Titel »transzendentale Intersubjektivität« verbirgt. Wenn *Husserl* bis zuletzt darum rang, die als transzendental anerkannte Intersubjektivität letztlich doch wieder in einem transzendentalen Ego begründet sein zu las-

108 Dieser von *Merleau-Ponty* stammende Terminus darf eigentlich nicht zusammen mit von *Heidegger* stammenden Termini wie In-der-Welt- oder Miteinandersein verwendet werden, da er auf ein anderes Reflexionsniveau verweist. Der Weltbegriff ist ein je unterschiedlicher. Bei *Heidegger* meint Welt nicht das Begegnende schlechthin, sondern das Ganze von Bedeutsamkeiten und Bewandtniszusammenhängen, *innerhalb* dessen überhaupt etwas begegnen kann. Dementsprechend stellt für ihn das In-der-Welt-Sein den ontologischen Rahmen auch noch für jegliches »Sein-zur-Welt« i. S. von *Merleau-Ponty* dar. – Da es hier aber nicht um Ontologie geht, rückinterpretieren wir ganz bewußt, wie anfangs betont, *Heidegger* ständig in Richtung auf eine konstitutionsphänomenologische Anthropologie, d. h. auf eine Ebene, auf der die – vor allem ontologische begründeten – Differenzen der einzelnen phänomenologischen Schulen an Bedeutung verlieren. Das gilt nicht nur an dieser Stelle, sondern für unsere gesamte Untersuchung.

sen[109], so fragt es sich, ob er nicht mit diesen Bemühungen die Radikalität des Problems wieder zudeckte, – ob der Ansatz bei einem von vornherein monadisch konzipierten Bewußtsein nicht notwendig den Blick auf den vollen Umfang und die ganze Tiefe der Intersubjektivitätsproblematik verstellen mußte. Das braucht uns hier nicht weiter zu beschäftigen. Uns interessiert lediglich die Frage, welche Rolle die Intersubjektivität faktisch in der Genesis des transzendental »leistenden Lebens« spielt.

Diese Genesis – es ist zugleich die des In-der-Welt-Seins – ist noch weitgehend unerforscht. *Heidegger* hat das Problem des »Auf-die-Welt-Kommens« des Daseins ebenso wie das damit verbundene der Leiblichkeit eingestandenermaßen nicht bewältigt. Es läßt sich jedoch auch nicht einfach mit einem Hinweis auf die – phänomenologisch ungeklärte – biologische Wirklichkeit (*Straus*) lösen. Das würde eine Metabasis eis allo genos bedeuten, einen »Schichtenirrtum« i. S. *N. Hartmanns.* Das »Auf-die-Welt-Kommen« ist zwar von biologischen Vorgängen abhängig, läßt sich aber von diesen her nicht interpretieren.

Wir können auf diese schwierigen Fragen hier nicht eingehen, sondern beleuchten das Problem des Zusammenhanges von natürlicher Selbstverständlichkeit und transzendental fungierender Intersubjektivität lediglich mit Hilfe des *Bildes*, das uns A. von ihrem Verhältnis zur Mutter gab. Dabei müssen wir uns hüten, dieses Bild, was vom psychodynamischen Standpunkt aus verlockend wäre, ohne weiteres als Wirklichkeit zu nehmen. Dazu sind wir im Rahmen einer im wesentlichen eidetisch gerichteten Untersuchung methodisch nicht berechtigt.

Alle Erwartungen A.'s konzentrierten sich auf die Mutter. Von ihr allein könne Hilfe kommen: »Dasein ist Vertrauen zu ihrer Art ... Wenn die Mutti kommt, dann *hat* das einfach Sinn. ... Das, was mir fehlt, kann ich nur mit der Mutti besprechen. Das kann mir nur die Mutti wiedergeben. Oder es muß eine Familie sein, die dieses Natürliche wiedergibt.« Es war so etwas wie der Archetypus der »großen Mutter« im Sinne von *C. G. Jung* und *E. Neumann,* das sie entwarf; das Bild eines Wesens, das unmittelbar den Sinn des Daseins verkörpert und zu vermitteln weiß, das die Verläßlichkeit, Natürlichkeit, Verständlichkeit und Geläufigkeit des Alltäglichen garantiert, dem Dasein die Selbstverständlichkeit schenkt. Ein personales Verhältnis zur wirklichen Mutter spielte dabei kaum eine Rolle. Fand sie doch für diese nur schärfste

109 Vgl. demgegenüber *G. Marcels* These, »daß das Subjekt seiner Eigenstruktur nach schon und wesentlich intersubjektiv ist« (1952, 245). Die Alternativfrage, was »ursprünglicher« sei, das Ich oder das Wir, ist wahrscheinlich vom Ansatz her falsch gestellt. Es herrscht offensichtlich zwischen beiden ein dialektisches Verhältnis wechselseitiger Steigerung.

und bitterste Kritik, die sich gelegentlich bis zu einem Aburteilen steigerte. So sehr sie, einerseits jede Antwort auf ihre Fragen der Mutter von den Lippen ablas, so sehr verächtlich meinte sie doch auf der anderen Seite: »Bei meiner Mutter klingt alles, was sie mir sagt, so angelernt.« Oder ein andermal: »Mein Bemühen ist es, meine Mutter richtig verstehen zu lernen und ihr gewachsen zu sein, damit ich mich nicht mehr falsch beeinflussen lasse. Dabei finde ich es bis jetzt noch schwierig zu unterscheiden, wann sie im Recht ist und wann nicht ... Noch heute habe ich Angst, daß ich im Gespräch mit ihr von irgend etwas Unerklärlichem überrascht werde und dann wieder alles anzweifle.«

Wenn wir berücksichtigen, was oben über den Stellenwert der »Denk*arten*« gesagt wurde, erhellt die Bedeutung dessen, was A. immer wieder über »dieses unlogische Denken« der Mutter vorbrachte. Ihre diesbezüglichen Aussagen lesen sich wie ein – eigener leidvoller Erfahrung entstammender – Kommentar zu den Arbeitshypothesen von *Lyman C. Wynne* und seinem Arbeitskreis über die Relationen zwischen den Persönlichkeitsorganisationen incl. Denkstilen von Schizophrenen und den Kommunikations- und Beziehungsformen in ihren Familien. Diese Aussagen verdienen auch unabhängig von den psychodynamischen Problemen, die sie aufwerfen, phänomenologisches Interesse, wobei gerade hier deutlich wird, wie sehr diese beiden von ganz verschiedenen Seiten her, kommenden Fragerichtungen auf einen gemeinsamen Punkt hin konvergieren.

Psychodynamisch spielte bei A. vermutlich eine ambivalente Bindung an den Vater eine große Rolle. Für sie selbst stand das problematische Verhältnis zur Mutter jedoch ganz im Vordergrund: »Wie sie so handelt – das sehe ich. Aber das reicht nicht. Genauso ist es mit meinem Vater; aber da kann ich das noch eher. Wenn Streitigkeiten waren, dann habe ich meinen Vater immer noch eher verstanden als meine Mutter. – Wenn man beide beurteilen und einschätzen würde, dann würde man sagen: meine Mutter wäre die Überlegenere und Differenziertere, und mein Vater ist einfacher und charakterlich schlecht. Und trotzdem finde ich, daß mein Vater in seiner Denkweise einsichtiger war und logischer. – Und wenn ich das jetzt vergleiche, so ist meine Mutti mir zwar überlegen, klüger – aber das braucht sie doch nicht, denn ihre Urteile waren – sind – gar nicht verständlich. Es ist irgendwas, was ganz *anders* ist! Dieses Vernünftige und Logische, das hat einfach gefehlt! Das Neinsagenkönnen, daß man jemanden nicht an sich herankommen läßt, das hat meine Mutter nie gekonnt ... Wenn Streitigkeiten waren, dann war es immer so, als ob sie Anschauungen hätte, woher und woraus weiß ich nicht ... Meine Mutti war dann so unverständig. Erst jetzt (!) erleb' ich, daß sie dann gar nicht reagierte. Sie hätte dann vielleicht gesagt: ›Das mußt Du nicht tun‹, aber nicht wie von Natur aus. Die natürliche Selbstbehauptung, die hat ihr ganz gefehlt. Das Selbstsein hat gefehlt! ... Als Mensch könnte sie auch jetzt sich nicht ausdrücken – so natürlich, so durchsetzen, daß sie sich nicht alles gefallen läßt, so bloß und wehrlos dasteht und nur so unnatürlich lächelt …« Ihre Anklagen gipfelten in dem Satz: »Mutti denkt anders, daran bin ich zerbrochen.« Die Konsequenz, die sie für sich daraus zog, lautete: »Ich kann nicht denken, nicht handeln, so lange ich nicht grundsätzlich weiß, wie meine Mutter *ist*.«

Nach alledem hat das gestörte Verhältnis zur Mutter eine doppelte Bedeutung: einmal steht es exemplarisch für das gestörte Verhältnis zum Andern überhaupt, andererseits verweist aber das »Nichtfühlen der Andern« in einem tieferen Sinn auf das »Unverstandensein« der Mutter als des *ersten* Anderen zurück.

In diesem Zusammenhang sind die Vorstellungen von einer das Kleinkind umgebenden mütterlichen »Hülle« interessant, die *R. Steiner* (1907) entwickelt hat. *Tellenbach* (1968) schreibt (unabhängig davon): »Es sind bestimmte Prädikate der von der Mutter ausstrahlenden Atmosphäre, welche in der vorsprachlichen Phase seiner Entwicklung das Vertrauen des Kindes begründen: der Duft und Geschmack ihres Spendens und die Zuverlässigkeit dieses Spendens (*R. Spitz, H. Erikson*). In diese Atmosphäre geht das Kind ein wie in eine Aura des Mütterlichen, die sein Wachsen umhüllt. In dieser Aura des Mütterlichen, die sich später in die Sphäre der Familie weitet, entwickelt sich die Fähigkeit zu einem zuverlässigen atmosphärischen Gespür für die Qualität des Mitmenschlichen – wie auch das Vermögen zu eigener atmosphärischer Ausstrahlung.« *Steiners* Idee, daß der Mensch erst in größeren Zeitabständen nach der Geburt seines physischen Körpers eine solche eines *eigenen* Lebensleibes, einer ihm eigenen seelischen Organisation und schließlich des ihm eigensten Ich durchmacht (vgl. *Treichler* 1967, 113 ff.), scheint als psychosomatisches Vorstellungsmodell für eine differenziertere phänomenologische Betrachtung fruchtbar. Hierher gehört auch der Hinweis *Steiners* (1920) auf die Bedeutung eines eigentümlichen, in die betr. Entwicklungsphase nicht hineinpassenden Phlegmas bei später an Schizophrenie erkrankenden Kindern. [Die Mutter von A. sprach z. B. von einer »Schlafhaltung« oder auch »Schlafigkeit«, mit der A. als Kleinkind alles über sich hätte ergehen lassen (s. S. 50)]. Speziell bei symptomarm verlaufenden Schizophrenien (Hebephrenien) fanden wir ebenso wie andere Autoren (z. B. *Janzarik, Bräutigam, Kisker, Hüllemann, Klingler, Dreves*) in der Vorgeschichte auffallend häufig eine von den Angehörigen eindringlich beschriebene *Überangepaßtheit* (vgl. Anm. S. 124), die meist erst unmittelbar vor oder zu Beginn der Psychose in situationsinadäquate, frustrane Verselbständigungsversuche (vgl. S. 163) bzw. schon als psychotisch zu bewertende Entgleisungen umschlug.

Entwicklungspsychologisch und *-biologisch* liegt es in Fällen wie dem vorliegenden nahe anzunehmen, daß wir es mit einer in den ersten Lebensjahren veranlagten, sicher auch erbbiologisch fundierten (man denke an die Verzögerung der frühkindlichen Entwicklung und den Pylorospasmus bei A.) Unterminierung des Urvertrauens (»basic trust« *Eriksons,* in dem Selbst- und Weltvertrauen noch nicht geschieden sind) zu tun haben; eine Unterminierung, die verborgen mitwächst und erst im Zuge der Verselbständigungs- (*Kulenkampff* 1964) und Reifungsanforderungen zwischen Pubertät und Mündigkeit zur Dekompensation führt, wobei die Mündigkeit als eigentliche Ichgeburt (*Steiner*), »psychosoziale Selbstdefinition« oder Identitätsfindung (*Erikson*) beträchtlich über das 21. Lebensjahr hinausgerückt, ja sogar gänzlich unerreichbar geworden sein kann. – Entwicklungspsychologisch orientierte Arbeiten haben immer schon darauf hingewiesen, daß gerade bei Hebephrenen häufig eine weit in die Kindheit zurückreichende Retardierung vorliegt, was durch neuere Untersuchungen (s. S. 124) bestätigt wird. Unter unseren 153 Hebephrenen fanden sich, wie schon gesagt, 18 mit einer extremen Verzögerung der gesamten Persönlichkeitsentwicklung, die in geringerem Ausmaß auch bei einem Großteil (97) der übrigen anzutreffen war. 34 wiesen somatische Auffälligkeiten (dysplastische Konstitution, sog. degenerative Stigmata, »Organminderwertigkeiten« i. S. *Adlers,* »physical handicaps« i. S. d. amerik. Lit.) auf. Daß dergleichen im Vorfeld der Schizophrenie quantitativ gehäuft vorkommt, ist statistisch belegt (*O'Neal* und *Robins*).

Für die relativ seltenen Fälle, bei denen sich in der Vorgeschichte keinerlei Retardierung, Ich-Schwäche oder neurotische Entwicklung nachweisen läßt, bei denen prämorbid sogar ein recht sicheres Welt- und Selbstvertrauen imponiert, müssen wir die Möglichkeit in Betracht ziehen, daß ein – wie auch immer ätiologisch zu deutender – psychotischer Einbruch die Existenz bis zu den Wurzeln des Urvertrauens hin aufbricht und frühkindliche Problematik aufwirft, wie sie vielleicht prinzipiell bei jedem Menschen aufgeworfen werden könnte, wenn ihn ein solcher Einbruch träfe. Diese Möglichkeit wird man bei allen genetischen Deutungen (vgl. z. B. *Arieti*), die sich ja gerade bei der Hebephrenie aufdrängen, im Auge behalten müssen. Die konstitutionsphänomenologische Fragestellung bleibt hiervon unberührt.

Nicht, inwieweit die familiäre Situation[110] – speziell das Verhältnis zur Mutter – de facto eine wesentliche Vorbedingung für die Entstehung des vorliegenden Zustandsbildes war, oder inwieweit sie ihren besonderen Stellenwert erst durch eine abnorme Veranlagung der Kranken erhielt und inwieweit die Charakterisierung der Mutter durch eine Patientin wie A. projektionsbedingte Verzeichnungen oder Übertreibungen tatsächlich vorhandener Wesenszüge einschloß, kann uns hier beschäftigen. Diese Fragen sprengen den Rahmen einer phänomenologischen Untersuchung. Es galt lediglich, die enge Verzahnung von konstitutiver Genesis der natürlichen Selbstverständlichkeit und Entwicklung der zwischenmenschlichen Beziehungen, wie sie sich im Erle-

110 Vgl. die zahlreichen Arbeiten zur Familienforschung bei Schizophrenen, unter denen die Veröffentlichungen der Arbeitskreise von *Bateson, Bowen, Lidz* und *Wynne* am bekanntesten geworden sind. Eine Auswahl von 12 der wichtigsten angloamerikanischen Arbeiten erschien unter dem Titel »Schizophrenie und Familie« in deutscher Übersetzung mit einem Vorwort von *C. Kulenkampff* bei Suhrkamp 1969.

ben der Patientin A. darstellt, deutlich zu machen. Auf das wichtige Problem des Zusammenhanges zwischen faktischem Werden und konstitutiver Genesis können wir hier nicht weiter eingehen (vgl. S. 118). Man muß sich darüber im klaren sein, daß die Frage nach dem Gründungsverhältnis von natürlicher Selbstverständlichkeit und Intersubjektivität allein mit dem Hinweis auf die Entfaltung in der frühen Kindheit nicht gelöst ist, was nicht heißt, daß deren Erforschung nicht auch für die konstitutionsphänomenologische Fragestellung wichtiges Material erbringen kann. Manches spricht dafür, daß die *Ursprungsstelle von transzendentaler Geborgenheit und Ungeborgenheit* zugleich diejenige *Stelle* ist, *an der Kausalität und Intentionalität, Natur und Geschichte im menschlichen Dasein zusammenhängen.*

Damit hat sich die konstitutionsphänomenologische Untersuchung des erlebten Verlusts der natürlichen Selbstverständlichkeit vorläufig abgerundet. Wir sahen, wie Selbstverständlichkeit und Selbst-Stand nicht nur aufeinander, sondern zugleich auf die mitmenschliche Wirklichkeit bezogen sind. Der Andere stellt nicht nur einen Spezialfall von innerweltlich Vorkommendem dar; das Verhältnis zu ihm erweist sich vielmehr – insofern es intersubjektivitätsstiftend und d. h. zugleich weltbildend ist – als ein konstituierendes Moment, das die Innerweltlichkeit und damit auch die natürliche Selbstverständlichkeit des menschlichen Daseins mitbestimmt.

IX. Reflektierte und unreflektierte Alienation

Nach dem bisher Erörterten könnte man meinen, wir wollten den erlebten Verlust der natürlichen Selbstverständlichkeit, wenn nicht als Grundsymptom, so doch als ein anthropologisches Radikal herausstellen, welches schizophrene Basissyndrome kennzeichne.

Dazu ist zu sagen, daß der erlebte und als Erlebnis durchreflektierte Verlust der natürlichen Selbstverständlichkeit selten ist, ja als Ausnahme betrachtet werden muß; freilich als eine Ausnahme[111], die Licht auf das geläufigerweise Vorkommende wirft. – Das Gegenteil springt viel häufiger ins Auge: der Anschein einer eher zu großen – d. h. »unnatürlichen« – Selbstverständlichkeit, mit der sich Schizophrene bei symptomarmer Verlaufstypik in ihrer Welt bewegen. Es ist das Bild der schizophrenen »Wurstigkeit«, das sie bieten. Bisher wurde es noch kaum unter phänomenologisch-daseinsanalytischen Gesichtspunkten ins Auge gefaßt.

Die Kranken verhalten sich so, als ob es nichts Selbstverständlicheres auf der Welt geben könne als die Art und Weise, in der sie sich benehmen, sich durch die Welt hindurchflegeln, -albern, -faulenzen usw. Sie leben mit einer Selbstverständlichkeit in den Tag hinein, die den oberflächlich Beobachtenden aufreizt und verärgert, den aufmerksamen Betrachter jedoch zutiefst erschüttert und befremdet, vielleicht mehr, als es manches skurrile Wahnsystem vermag.

Diese »unnatürliche« Selbstverständlichkeit tritt am auffälligsten da zutage, wo die Patienten mit der größten Seelenruhe etwas höchst Abwegiges tun. Man denke an den von *Bumke*[112] beschriebenen Vater, der seiner krebskranken Tochter einen Sarg unter den Weihnachtsbaum legte, oder an den schon genannten Patienten *Binswangers,* der zwecks Kühlung ein Stück Kalter Zunge quer über seine Glatze ausgebreitet hatte. – Einer unserer Kranken, Paul P., erwiderte auf die Frage, wo er sich befände, mit der gleichmütigsten Miene: »Im Atomzeitalter«; auf die, wo er gerade gewesen sei (Röntgenabteilung): »Ich weiß nicht, vielleicht auf dem Fußballplatz, vielleicht im Sündenhimmel« usw. – Ein anderer Patient, Josef W., der in unnachahmlicher Weise

111 Unter unseren 405 schizophrenen Patienten fanden sich insgesamt nur 23 (17 Männer, 6 Frauen), bei denen die hierzu notwendige, beträchtliche Reflexionsfähigkeit über mehr oder weniger lange Zeit bestand und das gesamte Zustandsbild prägte. Hiervon waren 12 (9 Männer, 3 Frauen) Hebephrene. Vgl. die Tabelle S. 40.

112 Vgl. dazu *L. Binswanger* (1956, 35 ff.).

auf den Zehenspitzen stehend angetroffen wurde, gab nach dem Grund befragt lakonisch zur Antwort: »Man muß sich doch hocharbeiten im Leben!« – Der 19jährige Hans S. fiel erstmals dadurch auf, daß er sich mit weißen Glacé-Handschuhen in einem Restaurant zu Tische setzte; »einfach nur so«, er habe sich nichts dabei gedacht. Dieses »einfach nur so« bringt eine Selbstverständlichkeit zum Ausdruck, die *für uns* alles andere als selbstverständlich ist. Doch bleibt – im Gegensatz zum Fall A. – die Befremdung hier unsere Sache, die Kranken selbst scheinen in der Entfremdung heimisch geworden zu sein und sich mit ihr zu identifizieren.

Auch da, wo diese Patienten nichts tun, fallen sie auf. Das heißt, sie fallen mit ihrem Nichtstun aus dem uns geläufigen sozialen Rahmen. Sie stehen oder sitzen »herum«, gähnen in den Tag hinein, machen gelegentlich ein paar »faule« Witze, entwaffnen ihr Gegenüber mit einem breiten Grinsen, sind durch nichts aus der Ruhe zu bringen und scheinen es nicht wenig zu genießen, daß die anderen Menschen sich darüber aufhalten, wie sehr sie *neben* der Gemeinschaft stehen, d. h. außerhalb derjenigen Bewandtnis- und Verweisungszusammenhänge, die unser gemeinsames In-der-Welt-Sein, unser Miteinandersein, ausmachen. So erwiderte der hebephrene Alfred I., bei der Visite in der beschäftigungstherapeutischen Werkstatt gefragt, warum er nichts tue, mit verblasenem Lächeln: »Herr Doktor, ich muß die Faulenzerei lernen, das ist eine schwere Arbeit.« Von dem Nichtstun dieser Patienten strahlt in noch reinerer Form als von irgendwelchen absonderlichen Handlungs- oder Redeweisen jene unnatürliche Selbstverständlichkeit aus, die wir hier im Blick haben.

Der 20jährige Klaus-J. H. wurde erstmals dadurch auffällig, daß er, ohne sich die Mühe zu machen, nach irgendwelchen Gründen zu suchen, »einfach nicht« zur Musterung ging. Bei der Frage nach dem Warum, zeigte es sich, daß er über die Bewandtnisse, die es mit einem Musterungsbefehl auf sich hat, genau unterrichtet war. Trotzdem ließ er die Tatsache, daß er nicht hingegangen war, als das Selbstverständlichste von der Welt einfach abgetan sein.

Welche Abwandlung der Befindlichkeit bzw. Mitbefindlichkeit drückt sich in diesem »einfach nicht ...« aus? Derartige Kranke sind aus den uns tragenden Bewandtnis- und Verweisungszusammenhängen *heraus*versetzt. Eine Fülle von Dingen, die uns unmittelbar zum Motiv werden, uns »bewegen«, gehen sie nichts mehr an. Ihre Angänglichkeit[113] ist reduziert. Sie kümmern sich um

113 Hinsichtlich der Angänglichkeit als Existential vgl. *Heidegger* (1927, 137).

nichts mehr, wie überhaupt das Unbekümmerte, Sorglose zu ihrer Grundverfassung zu gehören scheint. Das illustriert z. B. jener ehemalige Patient, von dem *G. Benn* berichtete, daß er auf offener Feldpostkarte schrieb, seine schizophrene Wurstigkeit könne man hier draußen an der Front gut brauchen. Gerade diese basale Strukturabwandlung zeigt, wenn auch im Negativ, wie sehr die »Sorge« (*Heidegger*) konstitutiv ist für menschliches In-der-Welt-Sein. Was uns in die Welt hineinverspannt, läßt diese Patienten unberührt. Sie lassen sich »bei« nichts mehr nehmen[114], weder bei ihrer Ehre, noch bei ihrem Stolz oder sonst irgendetwas, oft nicht einmal mehr bei einer schwachen Stelle. Was Ärzte, Pfleger, Putzfrauen etc. um sie her verrichten, erleben sie aus großer Distanz von außen, so sehr, daß es ihnen als leere »Schafferei und Macherei« erscheint, wobei das »-ei« zum Ausdruck bringt, daß es sich dabei für sie um in sich abgeschlossene Tätigkeits- und Bewandtniskreise handelt, in die es für sie kein Einsteigen mehr gibt. *Selbst nicht eingelassen, lassen sie sich auf nichts mehr ein.* In diesem Außerhalb-Stehen beruht das Wesen der schizophrenen Wurstigkeit.

Während für A. noch die Alternative bestand, entweder in das uns gemeinsame Leben und Lebensverständnis zurückzufinden oder Suizid zu begehen, gibt es für die meisten dieser Kranken eine solche Alternative nicht mehr; sie haben sie hinter sich. In extremen Endzuständen scheinen sie nur noch die elementaren Triebbedürfnisse Hunger, Durst, Sexualität (hemmungsloses Onanieren) usw. zu kennen. Bis zu einem gewissen Grade können sie darin sogar hirnorganisch Dementen ähneln. Dennoch spricht vieles dafür, daß es sich auch bei ihnen um eher entgegengesetzte Veränderungen des Selbst- und Weltverhältnisses handelt. *Häfner* (1963) hat im Rahmen einer anthropologisch orientierten psychopathologischen Systematik Restriktions- und Abwandlungsprozesse gegen Abbauprozesse abgehoben. Aus differentialphänomenologischer Sicht sind diese Unterschiede bislang noch nicht näher untersucht worden. Als These bietet sich vorläufig an: So wie hirnorganisch Demente die elementaren Triebbedürfnisse nicht mehr in Richtung auf soziale und andere Bewandtniszusammenhänge zu transzendieren vermögen, so sehr können die hier gemeinten chronisch Schizophrenen nicht mehr auf letztere *zurück*kommen. – Dies ist freilich eine These, die sorgfältig überprüft werden muß. Hierzu wären einerseits vergleichende phänomenologische Untersuchungen an schizophrenen und hirnorganisch bedingten Endzuständen

114 Zum »Nehmen-bei« vgl. *Binswanger* (^{4}1964, 273 ff.), *Callieri*, *Prütter*.

notwendig, andererseits die begriffliche Klärung dessen, woraus denn solche Kranke allem Anschein nach nicht mehr »zurück«-kommen können, d. h. der Sinn des »außerhalb«, worauf dieses »nicht zurück« verweist.

Wir sagten: diese Patienten stehen so weit außerhalb aller Bewandtniszusammenhänge unseres Alltags, daß man sie »bei« nichts mehr nehmen kann. So wie ihnen nichts mehr von der Hand geht, so sind auch sie selbst im alltäglichen Umgang für ihre Mitmenschen nicht mehr »zuhanden«. Sie fügen sich nicht mehr ein in die uns gemeinsame Lebenswelt mit der ihr eigenen Räumlichkeit[115]. Daher ist es verständlich und auch adäquat, wenn in den Charakterisierungen der Seinsverfassung Schizophrener immer wieder quasi räumliche Bestimmungen auftauchen. Das ist schon 1946 durch *Wyrsch* geschehen: Schizophrene stünden wie »neben« ihrer Welt, »schief und uneingepaßt«, von ihrem »Hintergrund losgelöst« und »ausgestanzt«, heißt es da, »wie Marionetten, bei denen die Schnüre teils zu straff gespannt sind und teils locker lassen«.

Das sind Formulierungen, die das lebensweltliche Wo der Befindlichkeit[116] dieser Kranken zu treffen suchen. Wenn man sich näher auf die ihnen zugrunde liegenden phänomenologischen Erfahrungen einläßt, wird deutlich, daß umgangssprachliche Ausdrücke wie »ver-rückt« oder »daneben« mehr enthalten als nur unverbindliche Umschreibungen eines Aliter. Sie entstammen vielmehr einem dunkel bewußten, unthematischen Wissen um Strukturabwandlungen der lebensweltlichen Verankerung (des »In-Seins« i. S. von *Heidegger*), die es phänomenologisch herauszuarbeiten gilt. Diese Strukturabwandlungen sind selbstverständlich nicht solche innerhalb der dreidimensionalen Räumlichkeit der geläufigen gegenständlichen Erfahrung, sondern solche der Räumlichkeit des Daseins. Ihre Modifikationen selbst wieder mit räumlichen Bezeichnungen zu umschreiben, bedeutet kei-

115 Genauer: Zuhandenheit in dem weiten Sinn, den *Heidegger* diesem Terminus gegeben hat, ist ein konstituierendes Moment der Lebenswelt (i. S. *Husserls*). Ihr entspricht eine eigene Weise der Räumlichung des Daseins (Sein u. Zeit S. 101 ff.). Der Zusammenhang von Befindlichkeit und Räumlichung des Daseins, auf den das Folgende verweist, findet sich – wie auch das Leibproblem – bei *Heidegger* nicht ausgearbeitet. Im Zuge der Analyse des In-der-Welt-Seins Schizophrener werden wir jedoch fortwährend darauf gestoßen. Es ist dies eine der Stellen, an denen die psychopathoiogische Erfahrung die allgemeine phänomenologische Anthropologie zu einer Differenzierung und Weiterbildung nötigt. – Hinsichtlich der Entfaltung des Leibproblems in der phänomenologischen Forschung ist auf *A. Podlech*, *W. Maier* und *R. M. Zaner* zu verweisen. Für die Innere Medizin sind vor allem die Arbeiten von *Plügge* wichtig, vgl. auch *Christian* (1969), für die Psychopathologie, speziell der Schizophrenie, die Arbeiten von *G. Pankow*.

116 »Nur wenige von uns kennen das Gelände, auf dem er (der Kranke) verloren ging« (*R. D. Laing* 1969).

ne Willkür, da sich diese von selbst anbieten und sich – wenn auch nur metaphorisch – ohne weiteres auf die (einer anderen konstitutionsphänomenologischen Dimension angehörigen) Räumlichkeit des Daseins beziehen lassen[117].

Manche Kranke bringen diese Umstrukturierung ihrer Verankerung in der Lebenswelt auch selbst einprägsam zum Ausdruck. Ein junger Hebephrener (Freimut E.) segelte mit weitausgespannten Armen fledermausähnlich, seltsame Töne ausstoßend, durch die Gänge der Station und ließ als Kommentar dazu verlauten: er sei ein »Nachtschattenwandler zwischen zwei Welten«. Diese Kontamination von Nachtschattengewächs und »Der Wanderer zwischen beiden Welten« (von *W. Flex*) sowie das fledermausähnliche Gebaren brachten – wenn auch nur bildhaft – die Eigenart der abgewandelten Seinsverfassung vielleicht adäquater zum Ausdruck, als es mit den Mitteln unserer in dieser Hinsicht recht groben und wenig differenzierten psychopathologischen Begrifflichkeit möglich ist. – Ein anderer Hebephrener (Helmut W.) bestätigte ganz spontan auf seine Weise die Charakterisierung von *Wyrsch:* »Ich komme mir vor wie 'ne Marionette.« Wieder ein anderer Kranker (Hans-J. K.) erlebte sich bei jeder Bewegung in seinem ganzen Wesen verändert: »Jede Bewegung löst im Menschen eine bestimmte Schreckempfindung aus ... Es gibt keine Sprache dafür, weil die gewöhnlichen Menschen diese Seelenzustände nicht beobachten, sondern darin leben ... Alles ist zu nuanciert. Das sind Differenzierungen, die man nicht ausdrücken kann.« Er könne sich durch unterschiedliche Muskelanspannungen jeweils zu einem ganz anderen Menschen machen (vorausgegangen war ein forciertes Jogastudium): »Ja, (gequält:) ich weiß gar nicht mehr, *wo* ich mich finden soll.«

Wenn die Selbstexplikationen der Patienten und der ausdrucksphänomenologische Aspekt sich derart decken, wie es häufig der Fall ist, kann das wohl kaum Zufall sein. Beim Studium der schizophrenen Alienation werden wir von einer Seite auf die Befindlichkeit des Da-Seins gestoßen, welche unmittelbar auch die räumliche Bedeutung dieses Wortes – d. h. nicht nur die Frage nach dem Wie, sondern auch die nach einem Wo des Befindens – gerechtfertigt erscheinen läßt.

Nach alledem haben wir es bei dem Dahinleben dieser Kranken nicht mit jenem »einfach irgendwie so leben« zu tun, das wir schon aus den Aussa-

117 Vgl. hierzu oben S. 79, 123.

gen der Patientin A. kennen. Bei ihr bezeichnete diese Formel die natürliche Selbstverständlichkeit des gesunden alltäglichen Daseins. Es war für sie das ebenso unverständlich-befremdende wie heiß ersehnte Attribut gesunden Sichdarlebens, um das sie alle anderen Menschen beneidete. Die Seinsweise der hier gemeinten Kranken zeichnet sich jedoch durch ein entgegengesetztes »einfach« aus: sie scheinen das »einfach-irgendwie-so-leben« auf eine Weise fertig zu bringen, wie es der Gesunde selbst nie vermag.

Dem Verlust der Selbstverständlichkeit steht demnach das Übermaß einer Selbstverständlichkeit ganz anderer Art gegenüber. Beide gehören jedoch zusammen. Was sich auf den ersten Blick als gegensätzlich darstellt – das Zuwenig und Zuviel an Selbstverständlichkeit –, bemißt sich nur am subjektiven Entwurf (d. h. daran, als[118] was der Kranke durchmacht, was er durchmacht). In objektiver Sicht führt beides auf ein und dasselbe zurück: auf den Verlust der Natürlichkeit, aus der sich das dem Sein in der Situation Angemessene bestimmt.

Die Natürlichkeit ist nicht mit der Selbstverständlichkeit identisch. Sie bestimmt das Maß für Selbstverständlichkeit und Unselbstverständlichkeit, gehört also einem anderen Reflektionsniveau an. – Die Situation selbst gibt dem Gesunden zu verstehen, wie sie »genommen« sein will. Das betrifft nicht nur die sachentsprechenden kategorialen Entwürfe (S. 106 ff.), sondern auch die subjektrelevanten Modalitäten, z. B. die Grade von Selbstverständlichkeit bzw. Unselbstverständlichkeit, Unreflektiertheit bzw. ausdrücklicher Thematisierung usw., die ihr zuträglich sind. Inwieweit das der Situation Angemessene mitkonstituiert ist durch die transzendental fungierende Intersubjektivität, wurde oben (S. 138 ff.) erörtert. Entscheidend ist dabei, daß die intersubjektive Konstitution des Welt- und Selbstverhältnisses offenbar zu dem ersten gehört, was sich auf dem Weg in die Schizophrenie verändert bzw. deren Labilität eine Vorbedingung für das Einsetzen der Alienation darstellt.

Die »wurstige« Selbstverständlichkeit, die diese Kranken zur Schau tragen, ist also eine ausschließlich subjektiv, nicht intersubjektiv konstituierte und – insofern das Attribut »natürlich« nur letzterer zukommt[119] – »unnatürlich«. Auch solche Patienten leiden – wenngleich nur in unseren Augen – an einem Verlust der *natürlichen* Selbstverständlichkeit. Ist ihr subjektives Befinden auch dem solcher Kranker wie A. polar entgegengesetzt, so doch

118 Zur Struktur dieses »als« vgl. *Heidegger* (1927, §§ 32, 33, 44b, 69b). Es handelt sich dabei, wie wir noch sehen werden, um das Verhältnis zwischen Selbst-Erschlossenheit und Befindlichkeit bzw. Geworfenheit.

119 Die Behauptung, daß das menschliche Dasein gerade in seiner »Natürlichkeit« intersubjektiv mit konstituiert ist, ist eine These, die über den Rahmen dieser Schrift hinausweist.

nicht ihre Befindlichkeit[120]. Hier wie dort stoßen wir auf jenes oben charakterisierte »außerhalb« im Sinne einer partiellen Aufhebung der Mitbefindlichkeit. Wie es der Patient erlebt, ob er es als äußerst quälend empfindet, es gleichmütig erträgt, ob er es überhaupt nicht wahrzunehmen oder gar zu genießen scheint, kommt erst in zweiter Linie in Betracht, wirft aber bereits ein Licht auf die Verklammerung von Befindlichkeit und Verstehen (*Heidegger*), der wir uns zum Schluß zuwenden wollen. – Dabei ist wichtig, daß die Affektivität der Hebephrenen weder identisch ist mit der veränderten Befindlichkeit, noch ausschließlich als »Reaktion« auf dieselbe anzusehen ist. – Neben der leeren Gequältheit, die wir bereits zur Genüge kennengelernt haben, ist die läppische Heiterkeit bzw. wurstige Gleichgültigkeit besonders charakteristisch.

Der Patient Werner S. mit einem typischen hebephrenen Wesenswandel meinte: »Ich bin so heiter geworden wie früher gar nicht; so heiter ...« Wolfgang K.: In dieser Zeit habe er oft viel lachen müssen, meist über läppische Dinge, oft auch über sein Lachen[121]. – Philipp W., der im Rahmen eines schleichenden Verlaufs nach einem längeren depressiv-paranoischen Stadium allmählich immer gleichgültiger wurde, äußerte eines Tages, er bekäme so »Anwandlungen«: »Die Olala-Stimmung, glaube ich, nennt man das: so wurschtig, gleichgültig, wo man alles kann abschalten. Es wird leichter überall, wie wenn ich jünger würde und kindisch. Auch die Hemmungen habe ich nicht mehr so wie früher.« Das imponiert bei vielen Patienten auf den ersten Blick als Besserung und scheint der Gequältheit diametral entgegengesetzt zu sein; beides trügt.

Psychodynamisch gesehen, entpuppt sich die läppische Heiterkeit bei vielen Hebephrenen nur als eine andere – basaler strukturierte und daher im allgemeinen prognostisch ungünstigere – Form der Abwehr. Unsere Patientin A. sagte einmal spontan: »Wissen Sie, eines ist doch komisch, immer wenn ich länger mit Menschen zusammen bin, so beim Warten, oder wenn

120 Daraus erhellt bereits die terminologische Differenz der Begriffe »Befinden« und »Befindlichkeit«. Ist das Befinden schon nichts mehr i. e. S. psychologisch Faßbares (*Plügge*), so gehört es als ein Grenzphänomen des Erlebens doch der menschlichen Innenwelt an. Die Befindlichkeit ist dagegen Sache einer transzendental objektiven Erfahrung (*Szilasi*). Sie bezeichnet das durch Innenaspekt und Außenaspekt *hindurch* erfaßbare Sein-zum-Leib, d. h. die Weise der Inkarnation (vgl. S. 35-39).

121 Dabei kamen ihm »Gedankenblitze und Wortspiele wie von selbst«. Zum Beispiel habe er seinem Meister ein Döschen Lack, damit er nicht der Gelackmeierte wäre, in der Verpackung einer Glühbirne geschenkt, um ihm ein Licht aufzustecken. – Der hebephrene Umgang mit Sprache und Denken und das darin zum Ausdruck kommende Verhältnis zu beidem ist selbst wieder ein Problem der Befindlichkeit.

mir im Heim (wo sie später arbeitete) einer länger in die Augen guckt, dann muß ich furchtbar lachen. Einfach so – bloß lachen über gar nichts. Die zu Hause sagen schon, ich sei furchtbar albern und kindisch. Aber ich brauche das einfach, ich kann nicht immer so ernst und erwachsen sein. Aber es ist auch nicht nur so einfaches Lachen: – wenn's nämlich so weh tut, ein Eindruck oder der Mensch und so, dann probier' ich das *weg*zulachen, damit's leichter wird. Und wenn ich nicht lachen kann ..., dann spreche ich ganz laut oder lenke auf irgend etwas ab, damit Ich den Blick, das Anschauen, weg habe von mir. Das passiert mir oft.« Wir sehen hier den Übergang von einer unbewußten in eine bewußte Abwehrtechnik, wobei aber zugleich deutlich zutage tritt, daß die Form dieser Abwehr durch die veränderte Befindlichkeit vorweg gebahnt ist.

Eine andere Patientin, Dorothea D., klagte verzweifelt darüber: »Ich kann doch gewiß ernst sein, aber dann bin ich wieder so läppisch. Dagegen komm' ich nicht an. Ich bin dann ganz *außer* mir. Was soll ich da machen?« – Oder Alfred I. (mit einem Unterton von Gequältheit): »Ich komme mir so komisch vor!«

Fuchs-Kamp hat von einer psychotherapeutisch behandelten Kranken berichtet, die nach Abklingen einer hebephrenen Psychose über ihre Albernheit zu Beginn des Schubes sagte: »Kichern heißt etwas ins Lächerliche ziehen, was eigentlich todernst ist, was sehr wichtig für einen wäre; etwas zur Bagatelle machen vor sich selbst und vor anderen.« Man versuche sich nur über die Wirklichkeit »hinwegzuschwindeln«. Hiermit ist zusammenzuhalten, was seit langem über den schizophrenen Witz und Humor bekannt ist (*Mayer-Gross, Kloos, Willeford* und *Elrod*).

Lachen[122] ist eine Weise der Annullierung des Ernstnehmens, darüber hinaus aber des Verstehens überhaupt. In jedem Lachen haben wir es mit einer partiellen Ablösung vom Sein-zur-Welt zu tun. Beim Lachen des Gesunden bleibt jedoch diese Ablösung, die die Seinsmöglichkeit des Menschseins mitkonstituiert, einbehalten in das Ganze von Mitsein, Mitbefindlichkeit und Mitverstehen. Das zeigt sich daran, daß – wenigstens prinzipiell – stets die Möglichkeit des Miteinanderlachens offenbleibt, worin auch der »ansteckende« Charakter des Lachens beruht. Noch wichtiger ist, daß das Lachen des Gesunden gerade bei aller Herauslösung aus einer konkreten Situationsverhaftung doch im ganzen seine Weltbezogenheit behält. Dies verliert sich erst

122 Vgl. hierzu die phänomenologischen Untersuchungen von *Buytendijk*, *Plessner*, *Zutt* u. a.

beim Übergang zum läppischen Gebaren. Ernstnehmen und Nichternstnehmen sind hierbei nicht mehr dynamisch aufeinander bezogen; letzteres verabsolutiert sich, fällt aus dem dialektischen Bezug und damit aus der Weltbezogenheit überhaupt heraus. Der Strukturzusammenhang von Angesprochenwerden und Ansprechenkönnen zerbricht. Wie überall im schizophrenen In-der-Welt-Sein sehen wir statt dessen eine wechselseitige Steigerung (im Sinne eines malignen Circulus vitiosus) von Nichteingelassensein und Sich-nicht-einlassen-Können bzw. -Wollen, wie noch zu zeigen sein wird. Grund und Boden können diese Kranken weder finden noch nehmen.

Die genetische Frage, inwieweit ein solches Nichteingelassensein durch lebensgeschichtliche Faktoren mitbestimmt ist oder nicht, haben wir hier nicht zu untersuchen. Wie sehr aber ein läppisch-wurstiges Gebaren als Ausdruck schizophrener Alienation auf dem Hintergrund einer ins Auge springenden realen Bodenlosigkeit – sie widerspiegelnd – sich entfalten kann, illustriert die Krankengeschichte des 19jährigen Elektrolehrlings Paul B., der als Findelkind mit 4 Jahren irgendwo auf der Flucht von Ostpreußen aufgefunden, von Unbekannten nach Mitteldeutschland gebracht, dort in Heimen aufwuchs. Ermittlungen über seine Herkunft verliefen ergebnislos. Name und Geburtstag wurden ihm willkürlich von Amts wegen zudiktiert. (Bürokratische Versehen führten dazu, daß er unter zwei verschiedenen fiktiven Geburtsdaten geführt wurde, weswegen noch während seines stationären Aufenthaltes bei uns ein Gutachten darüber erstattet werden mußte, welches der beiden um ein Jahr differierenden Geburtsdaten mehr Wahrscheinlichkeit für sich habe.) Nach einer Flucht in den Westen mit 17 Jahren scheiterte er an mehreren Lehrstellen wegen »Faulheit und mangelhafter Leistungen«, er beging kleinere Betrügereien und wurde homosexuellen Umgangs beschuldigt. Hilfsarbeiter geworden, kündigte ihm das Lehrlingsheim wegen Randalierens am Heiligen Abend. Nach einem unklaren »Zusammenbruch« am Arbeitsplatz ins örtliche Krankenhaus gebracht, sprang er, ohne zuvor irgendwelche Suizidabsichten bekundet zu haben, völlig unerwartet durch ein großes doppeltes Glasfenster aus dem dritten Stock. Mit einer Kompressionsfraktur des 3. BWK in unsere Klinik eingeliefert, bot er nach einem eher teilnahmslos-apathischen als stuporösen Zustand bald eine heitere läppisch-wurstige Indifferenz mit flegelhaft-flachsigem Benehmen. Nur eine gelegentlich durchscheinende vergrübelt-ratlos wirkende Versonnenheit verwies auf den Hintergrund dieser – durch einen extremen Identitätsverlust gekennzeichneten – Verfassung. Die Erkrankung nahm einen ungünstigen Verlauf. Trotz intensiver Therapie- und Rehabilitationsbemühungen gelang es nicht, eine Dauerhospitalisierung zu verhindern.

Uns interessiert – im Rahmen der Frage nach dem Wesen der schizophrenen Alienation – in erster Linie das Heraustreten aus der uns gemeinsamen intersubjektiv konstituierten Lebenswelt. Es gibt offenbar verschiedene

Weisen eines solchen Heraustretens. Wir sehen, daß die läppische Heiterkeit der Hebephrenen keineswegs nur Ausdruck eines beneidenswerten reinen Genießens ist, sondern – wenn nicht immer, so doch häufig – die Kehrseite einer unbewältigten Existenznot, die keine Konfrontation mehr erlaubt. Auf der anderen Seite ist sie aber auch als Abwehrmechanismus sicher nicht hinreichend charakterisiert, so wichtig dieser Aspekt auch gerade für jedes psychotherapeutische Vorgehen ist. Die Form dieser Abwehr setzt vielmehr schon ein »Draußensein«-*Können* voraus. Worausher und Woraufhin dieser Emotionalität schließen sich kreisförmig zusammen. Die läppische Heiterkeit Hebephrener entspricht, um ausschließlich als Abwehrform verstanden werden zu können, viel zu sehr einem eigenen Daseinsstil – dem einer jenseitigen Indifferenz. Was damit gemeint ist, verdeutlicht manches Gedicht des kranken *Hölderlin*, aber z. B. auch jener Patient von *Mayer-Gross* (1921), der sich als »Gotteskind« bezeichnend vorwiegend mit dem Fallenlassen kleiner Stanniolpapierfetzen beschäftigt war und dazu verlauten ließ: »Das ist das volle Leben, wenn der Mensch mit den Sachen spielt, seinen Geist zerstreut.«

In allen diesen Fällen handelt es sich um ein bestimmtes Draußensein, um eine partielle Ablösung vom Sein-zur-Welt (*Merlau-Ponty*), die unabhängig von allen psychodynamischen Deutungsmöglichkeiten phänomenologisch in ihrer Struktur zu klären ist.

Dieses »Draußensein« prägt die Affektivität der Hebephrenen, ohne selbst ein Modus derselben zu sein. Wenn die Kranken als flach, leer, läppisch, schal, ohne Modulation, Mitschwingen und Resonanz beschrieben werden, betrifft das nicht nur die Affektivität oder Stimmungslage als solche, sondern etwas viel Allgemeineres, Grundlegenderes, was sich an beidem nur abschattet. Daß die schizophrene Alienation – ganz im Gegensatz zu den Entfremdungserlebnissen der Depressiven – nicht im affektiven Bereich gründet, wird an solchen Kranken wie z. B. A. deutlich, bei denen sie den affektiven Veränderungen vorausgeht. Überdies erscheint es verhältnismäßig unwesentlich, ob sich die Stimmungslage in Richtung des Heiteren oder des depressiven Gequältseins verschiebt. Entscheidend ist jeweils die Leere, die zum Beispiel der Heiterkeit ihren läppischen Anstrich gibt, die aber nicht weniger die hebephrene Verzweiflung i. S. einer »leeren Gequältheit« (*Ruffin*) prägt und vielleicht am reinsten in der wurstigen Indifferenz zutage tritt. Die Attribute ›leer‹, ›läppisch‹, ›schal‹, ›nivelliert‹ usw. sind es denn auch, mit denen wir differentialdiagnostisch bzw. -typologisch Schizophrene von Manisch-Depressiven zu unterscheiden pflegen. Sie betreffen nicht das Affektive selbst, sondern den *Rahmen*, innerhalb dessen Stimmungen und Affekte eingegliedert sind in das Ganze des Da-Seins. Die Befindlichkeit ist nicht bloß ein Oberbegriff, der Affekte und Stimmungen zusammenfaßt, sondern dasjenige, was den Selbst- und Weltbezug derselben bestimmt. Sie prägt nicht nur das Wie von Affekten und Stimmungen, sondern auch deren Daß, d. i. das Gestimmtsein als solches. Dieses ist hier nicht im ontologischen Sinne als unveränderliche formale Struktur Gegenstand der Betrachtung, sondern in seinen mannigfaltigen Modalitäten, die kaum anderswo so deutlich hervortreten wie im hebephrenen Wesenswandel. – Abgewandelt ist demnach bei diesen Kranken nicht primär das Gefühlsleben[123] bzw. der Bereich der Stimmungen, sondern der *transzendentale Rahmen* – die Art der Selbst- und Weltbezogenheit – des Erlebens.

Wie deutlich geworden sein wird, richtet sich – im Unterschied zu den daseinsanalytischen Studien von *Binswanger, Kuhn, Häfner* – unser Hauptaugenmerk nicht in erster Linie auf die Welt- und Selbstentwürfe[124] der Kranken, sondern auf die Abwandlung ihrer Befindlichkeit. An diese kommt man, wie schon anfangs betont, bei Hebephrenen und Simplexfällen leichter heran als bei Wahnkranken. Aber wie die paranoiden Welt- und Selbstentwürfe nie ganz adäquat, ohne Berücksichtigung der Befindlichkeit, die ihnen zugrunde liegt, erfaßt werden können[125], so umgekehrt bei den Hebephrenen die jeweilige Befindlichkeit nicht ohne den ihr entsprechenden Entwurf, welcher bestimmt, *als* was der Patient lebt, erlebt und begreift, was ihm widerfährt. Die Alienation betrifft durch die Befindlichkeit hindurch in irgendeiner Weise immer auch das Selbst- und Weltverständnis und damit die Erschlossenheit des Daseins.

Bei dem oben dargestellten Gegensatz von bewußt erlebtem Verlust der natürlichen Selbstverständlichkeit und jener abnormen Selbstverständlich-

123 Zu der Auffassung, daß bei Schizophrenen keine primäre Gefühlsstörungen i. e. S. vorliegen, gelangt auch *Wieck* (1969, 141).

124 Nach *Heidegger* entspringen die Daseinsentwürfe einem ursprünglichen *Verstehen*. Verstehen meint dabei nicht so sehr rationale Auseinandersetzung mit etwas als vielmehr jenes unmittelbarere Weltverhältnis, welches in erster Linie bestimmt, wie etwas gelebt, erlebt und angefaßt, erst in zweiter Linie wie es aufgefaßt wird. Das prädikative Verstehen stellt sich so als ein Grenzfall des vorprädikativen Verstehens dar. Dieser Aspekt bringt die Gefahren des Irrationalismus mit sich; er erweist sich aber in gewissen Grenzen gerade für die Psychopathologie der Schizophrenie als außerordentlich fruchtbar.

125 Dies zeigt gerade das letzte Werk von *Binswanger* (1965) über den Wahn.

keit, mit der andere Hebephrene in den Tag hinein leben, handelt es sich um zwei polare Möglichkeiten der Entsprechung zwischen Befindlichkeit und Verstehen:

1. Das Verstehen (d. h. das Selbst- und Weltverständnis) macht die Bodenverschiebung, als welche sich die Abwandlung der Befindlichkeit darstellt, nicht mit. In dem Maße, in dem ihm der natürliche Boden der Befindlichkeit, speziell der Mitbefindlichkeit, entzogen wird, hört es auf, befindliches Verstehen zu sein, d. h. jenes Verstehen, in welchem – wie wir gesehen haben – die natürliche Selbstverständlichkeit gründet. Es beschränkt sich auf ein reines Konstatieren. Als unbefindlich gewordenes Verstehen zieht es sich auf ein Verstehen der Unbefindlichkeit zurück. Die »bestimmte Unverständlichkeit« (*Müller-Suur*) wird für den Patienten selbst zum Hauptthema, zum Haupt»inhalt«. Das kommt deutlich zum Ausdruck, wenn eine Kranke wie A. immer wieder verzweifelt stammelt: »Ich verstehe alles gar nicht ...« Auffallend ist bei all diesen Patienten (Anne R., Karlheinz E., Wilhelm G., Helmut W., Karlheinz Z., Elisabeth H., Ulrich E. u. a.) die Diskrepanz zwischen dem hohen Niveau ihrer Selbstreflektion und dem Versagen vor den geringsten Anforderungen des alltäglichen Lebens. Das Verstehen bewahrt seine Autonomie – d. h. es wird nicht zum Wahn –, indem es alle Brücken zur Befindlichkeit hin abbricht und damit das gesamte vorprädikative Welt- und Selbstverständnis weitgehend preisgibt[126]. Es resultiert die schizophrene *Ratlosigkeit*, die in den seltenen Fällen, in denen es zu einer Verfestigung der »reflexiven Demarkation« (*Simkó*) kommt, über lange Zeit persistieren kann.

2. Das Verstehen wird von der abgewandelten Befindlichkeit gleichsam absorbiert und erlischt. Meist handelt es sich um den Typus der »schleichenden Überwältigung« (*Mayer-Gross*). Dem Selbst und Selbstverständnis wird in elementarer Weise der Boden entzogen, ohne daß Raum zu irgendeiner Form der Auseinandersetzung oder eines Rückordnungsversuches (*Kisker* 1960) bliebe. Es resultiert die schizophrene »Wurstigkeit«, die Leere, Indifferenz, Verödung nahezu allen seelischen Lebens.

Zwischen diesen beiden Polen einer gänzlich unreflektierten und einer im höchsten Maße reflektierten Alienation spannt sich die schizophrene Symptomatik aus als ein Spektrum mannigfaltiger Formen der Auseinandersetzung,

126 Es handelt sich hier also um eine besondere Form der schizophrenen »Verstehensverweigerung« (*Bash*), die immer zugleich auch »Daseinsverweigerung« (*Storch*) bedeutet. Beide Ausdrücke sind selbstverständlich metaphorisch zu verstehen im Sinne eines »als ob«, das vorerst gänzlich ungeklärt ist.

wie es z. B. *Kisker* unter psychonomisch-topologischen Gesichtspunkten ausführlich dargestellt hat[127]. Die wichtigste Form ist zweifellos das wahnhafte Erleben, bei dem das Verstehen zum Instrument bzw. zum Organ der abgewandelten Befindlichkeit geworden ist. Wir haben es hier bewußt ausgeklammert.

Eine besondere Spielart der Auseinandersetzung verdient jedoch im Rahmen unserer Untersuchung gesondert erwähnt zu werden. Es ist die der *pseudowillkürlichen Übernahme der Alienation* durch die Kranken. Der Verlust der natürlichen Selbstverständlichkeit imponiert nicht als Verlust, sondern als Befreiung. Auf dem Boden einer zunächst unterschwellig veränderten Befindlichkeit kommt es zu spontan anmutenden Abwandlungen der Selbst- und Weltentwürfe. Sie können ebenso in Abartigkeiten des Verhaltens und der Lebensführung wie in Umbrüchen der Weltanschauung zum Ausdruck kommen. Stehen sich auf der transzendentalen Ebene Befindlichkeit und Verstehen gegenüber, so auf der psycho(patho)logischen Ebene Befinden und Verhalten (*Blankenburg* 1965d).

Als Beispiele wären die mannigfaltigen Ausbruchsversuche aus dem Rahmen vorgegebenen Miteinanderseins anzuführen, die häufig den Auftakt hebephrener Psychosen bilden. Sei es nun, daß ein bis dahin apathisch, träge und uninteressiert dahinlebender junger Mann (Arno M.) plötzlich von Bildungsfieber[128] und einem Zug zum Höheren ergriffen sich aufmacht, um in Paris Sprachen zu lernen, dort aber nicht recht vorwärtskommt und wohl nur fassadenhaft ein Studium betreibt, bis er schließlich eines Nachts völlig verwahrlost und verstört – nicht unähnlich dem aus Frankreich schizophren zurückkehrenden Hölderlin – wieder vor der Tür seines Elternhauses steht. Sei es, daß ein braves Muttersöhnchen (Werner S.) mit Pistolen bewaffnet in die Schweiz aufbricht und später – ebenso wie der anankastisch-narzistische kaufmännische Lehrling Hans S. – einen Raubüberfall inszeniert. Sei es, daß ein begabter Oberschüler (Detlev J.) zum Erstaunen der Lehrer und Eltern trotz guter Noten die Schule verläßt, eine Brieffreundschaft mit einem Moslem beginnt und – früher ein ausgesprochener Nesthocker[129] – plötzlich, ohne

127 Es handelt sich dabei selbstverständlich nicht um bewußte Auseinandersetzung, sondern, wie im weiteren ausgeführt wird, um die Dialektik von Geworfensein und Entwurf, von Befindlichkeit und Verstehen. Bei *Kisker* stellt sich diese Dialektik als Dynamik unerlebter Feldkräfte dar, d. h. als Ineinander von Entordnungs- und Rückordnungstendenzen, wobei das Schwergewicht in seiner Darstellung ganz auf letzteren liegt.

128 Einen ähnlichen Beginn haben wir öfters bei Pfropfhebephrenien beobachtet.

129 Das »Nesthockerdasein« als Kennzeichen der präpsychotischen Entwicklung Hebephrener hat *Hüllemann* (1965) besonders deutlich herausgearbeitet. Vgl. auch die Arbeiten von *Kisker* und *Süllwold-Strötzel*.

irgend jemanden davon zu unterrichten, nach Nordafrika reist und zum Islam übertritt, um dann wenige Tage nach seiner Rückkehr manifest psychotisch zu erkranken. Die Reihe derartiger Beispiele könnte fortgesetzt werden. Es handelt sich um – jedem Psychiater bekannte – Prodromi oft besonders deletär verlaufender Psychosen.

Bei mehr chronischem Verlauf oder in Residualzuständen kann auch die Landstreicherexistenz (vgl. schon *Wilmanns* 1906, 1940) eine solche Funktion übernehmen. Heutzutage treten diese Kranken gern als Gammler, Hippies oder »Existenzialisten« auf. So sagte der hebephrene Patient Werner S.: »Ich bin Existenzialist, mir ist alles egal, ich brauche keine Diplome. Existenzialisten sind Leute, denen alles egal ist ...«

Solche Ausbruchsyndrome – *Conrad* zählte sie zum »Trema« – stehen, ähnlich wie die hebephrene Affektivität, in einem eigentümlichen Zwielicht. Sie lassen sich weder ausschließlich als kausal determinierte Folge oder als schlichten Ausdruck einer Alienation auffassen, noch ausschließlich als eine Form der Auseinandersetzung. Wir haben es mit einer ganz bestimmten Zwischenstufe innerhalb der Dialektik von Freiheit und Notwendigkeit, Mittelbarkeit und Unmittelbarkeit zu tun. Die Abwandlung der Welt- und Selbstentwürfe imponiert nicht nur als Ausfluß der Alienation, sondern zugleich als Versuch, letztere in den Freiheitsraum des Entwerfens zurückzunehmen.

Auch *pathogenetisch* gesehen, stehen diese Syndrome in einem eigentümlichen Zwielicht. Es handelt sich bei ihnen nicht nur um die Dialektik zwischen Befindlichkeit und Verstehen, sondern zugleich um eine solche zwischen realer Situation und Verstehen (bzw. Entwurf). Der Entwurf muß sowohl der inneren Situiertheit (Befindlichkeit) als auch der äußeren Situation[130] entsprechen.

Neben Situationen, die ein Patient selber herbeiführt, sind solche zu berücksichtigen, in die er ohne sein Zutun gerät. Nicht nur der bereits auf dem Boden der Alienation geschehende, sondern auch der durch unbeeinflußbare Lebensumstände provozierte Wandel im Weltverhältnis muß ins Auge gefaßt werden. Schon das Älterwerden als solches führt in neue Situationen hinein. Nicht zufällig treten diese Psychosen vorzugsweise in der Postpubertät (d. h. zwischen Pubertät und Mündigwerden) auf, einer Lebensphase, in welcher naturgemäß das Thema der Verselbständigung (*Kulenkampff* 1964) den Ton angibt.

Bei den Lebensumbrüchen, die man im Beginn der Hebephrenie findet, handelt es sich also nicht in jedem Falle darum, daß ein bereits Kranker versucht, einer veränderten Befindlichkeit durch veränderte Welt- und Selbstentwürfe und daraus resultierenden Ver-

130 Auch diese könnte man der – nun in einem weiteren Wortsinn verstandenen – Befindlichkeit unterordnen. Dabei handelt es sich nicht um Wortspielereien, sondern um die Frage, wie der komplexen Struktur von Abwandlungen des In-der-Welt-Seins begrifflich am ehesten gerecht zu werden ist.

haltensweisen eine Situation zu verschaffen, der gegenüber eher die Kohärenz (d. h. eine Realitätsbindung) gewahrt bleiben kann. Häufig geht es um die Frage, ob eine bestimmte transzendentale Organisation einer erzwungenen Situationsveränderung – und sei es nur die, die das Erwachsenwerden von selbst mit sich bringt – gewachsen ist oder nicht. Das Problem einer »komplementären Situagenie« (*v. Baeyer* 1966) drängt sich auf. Die Beantwortung dieser Fragen nicht von ideologischen und methodologischen Vorentscheidungen (*Conrad* 1958) abhängig sein zu lassen, die in unfruchtbare Alternativen hineinführen, sondern zur Sache einer subtileren Empirie zu machen, ist eine der wichtigsten Aufgaben der gegenwärtigen Psychiatrie. Eine phänomenologische Untersuchung, wie die vorliegende, kann zwar nicht zur bedingungsanalytischen Aufschlüsselung pathogenetischer Faktoren beitragen, wohl aber auf die Notwendigkeit einer Differenzierung der leitenden Fragestellungen und Vorstellungsmodelle aufmerksam machen.

In reinster Form finden wir das oben gekennzeichnete Auffangen einer schizophrenen Alienation dort, wo Patienten nicht nur ganz allgemein ein Anderssein, sondern speziell das Verrücktsein in den eigenen Lebensentwurf hineinzunehmen versuchen. Die gewollte Ungewöhnlichkeit (*Gruhle*) der Schizophrenen und ihr »Zug zum Befremdlichen« (*C. Schneider*) weisen bereits in diese Richtung. In einer früheren Arbeit (1965d) wurde über einen 17jährigen Oberschüler (Hans J. K.) berichtet, dessen Krankheit damit begann, daß er vor seiner Klasse »aus ganz bestimmten Gründen«, wie er sagte, »Spaltungsirresein« zu »spielen« versuchte. Auch auf der Station beteuerte er immer wieder – teils flehend bittend, teils provokativ fordernd, ihm doch Glauben zu schenken –, daß er »den Schizophreniker« nur mime (was er immer wieder durch ein jeweils allerdings nur kurz andauerndes Normalverhalten zu »beweisen« suchte), ohne zu merken, daß das »Spiel« schon lange kein Spiel mehr war. In solchem »Spielen« bekundet sich eine Daseinsweise, in der unterschwellige Änderungen der Befindlichkeit das Entwerfen bestimmen und sich so im Gewande der Freiheit zur Geltung bringen, indem sie durch den Entwurf als Entwurf in den Freiheitsraum menschlicher Selbstverfügbarkeit[131] reintegriert erscheinen. Wir haben hier im Spielen-Wollen bzw. -Müssen in reinster Form jene oben besprochene Zwielichtigkeit oder Ambiguität vor uns, die in ihrer dialektischen Struktur das Problem der Alienation – an der Umschlagstelle zwischen Autonomie und Heteronomie – als ein allgemein anthropologisches ausweist[132]. Auch in chronischen Verläufen gibt

131 Vgl. *Kiskers* Interpretation psychotischer Schübe als »Wandlungen der Selbstverfügbarkeit der Schizophrenen« (1960, 26 ff.), ferner *Abelys* Auffassung der Hebephrenie als »dernier bastion de la liberté intégrale« (1965).

132 Daß es sich hierbei nicht nur um eine beliebige psychopathologisch klassifizierbare und psychody-

es Patienten, die mit ihrer Psychose zu kokettieren, sie bis zu einem gewissen Grade zu spielen, ja sogar auszuspielen verstehen. Es handelt sich hierbei meist um pseudopsychopathische oder pseudoneurotische Schizophrenien i. S. von *Hoch* et al., »ambulatory schizophrenia« i. S. von *Zilboorg,* also um »borderline cases« (*Schmiedeberg*) oder »Grenzpsychosen« (*Benedetti*)[133].

In jedem Falle geht es um die Natürlichkeit der Selbstverständlichkeit, d. h. um die Art der Verankerung in der Lebenswelt als intersubjektiv konstituierter. Die Ausdrücke »selbstverständlich« und »natürlich« verweisen beide darauf, aber in unterschiedlicher Akzentuierung; liegt bei ersterem die Betonung mehr auf der transzendental subjektiven, so bei letzterem auf der transzendental objektiven Konstitution des Daseins. Der Begriff der Natürlichkeit ist demnach der grundlegendere. Er bezeichnet das natürliche Apriori, die Naturstelle menschlichen Wohnens (*Szilasi*) und bahnt damit zugleich den Weg zu einer transzendental objektiven Bestimmung des mit ihm verwandten Begriffs der *Normalität*[134].

Im Rahmen der klassischen Psychopathologie ist die Normalität des Normalen ein vorgegebener, aus der vorwissenschaftlichen Erfahrung und Lebenspraxis stammender Begriff, den sie als Maßstab voraussetzt und nur hinsichtlich der einzelnen psychopathologischen Tatbestände präzisiert, den sie mit ihren eigenen Erkenntnismitteln jedoch weder zu klären noch zu begründen vermag. Dies ist Aufgabe der phänomenologischen Forschung. Erst sie ist ihrem methodischen Ansatz nach in der Lage, die Struktur der Normalität und ihre Begründung als Problem der Verankerung in einer intersubjektiv konstituierten Lebenswelt zum Thema zu machen.

Es gibt viele abnorme seelische Verfassungen. Man braucht nur an die verschiedenen exogenen Reaktionstypen, an depressive, manische, phobische, anankastische und andere Syndrome zu denken. Allem Anschein nach stellt

---

namisch deutbare Variante des Schizophrenwerdens handelt, sondern um ein anthropologisches Problem, hat dichterisch seinen gültigen Ausdruck bei *Shakespeare* gefunden, der neben die reflexionslos hebephrene Ophelia den das Verrücktsein bewußt spielenden Hamlet stellte.

133 In den vorangehenden Erörterungen kamen nur einige Teilaspekte aus dem viel weiteren Problemkreis der Dialektik von Endogenität und Freiheit zur Sprache. Nicht behandelt wurde die Übernahme einer Psychose als selbstverschuldeter. *W. v. Baeyer* hat dieser Thematik 1954 eine eindringliche Studie gewidmet. Auch nach eigenen Erfahrungen steht für die Schizophrenen (in ihrer Selbstinterpretation) nicht selten ein schuldbesetztes Erleben, z. B. das einer Hybris, eines »Seins wie Gott«, oder das Bewußtsein, einer entscheidenden Verführungssituation erlegen zu sein, am Eingang ihrer Psychose (z. B. bei dem 1965b dargestellten Fall). Besonders eindrucksvoll ist diesbezüglich die bekannte von *Schwab* (1919) veröffentlichte Selbstschilderung einer Randpsychose. Die mit der Schuldthematik verbundenen Probleme wurden von *Storch, Siirala* und anderen weiterverfolgt, sie bleiben hier außer Betracht.

134 Zu dem Problem der Norm und der Normalität ist auf *Jaspers* ([7]1959, 236 f., 305 ff., 366 ff.), *Müller-Suur* (1950), *Kunz* (1954/55), *Hofer* (1959), *Natanson* (1963) und *Straus* (1961, 1963) zu verweisen.

die schizophrene Alienation einen herausgehobenen Typus des Abnormen dar, durch den der diesem korrelative Normbegriff eine spezifische Zuspitzung erfährt. Jedenfalls vertieft die Beschäftigung mit schizophrenen Abwandlungen des Da-Seins in besonderem Maße den phänomenologischen Einblick in die Konstitution des normalen In-der-Welt-Seins.

Welche Allgemeingültigkeit kommt den Begriffen der »Norm« und der »natürlichen Selbstverständlichkeit« zu? Erfahrungen aus der vergleichenden Psychiatrie[135] mahnen, kritisch zu sein. *Wulff* (1966) hat z. B. aus Vietnam berichtet, daß es dort einen Bereich tragender Selbstverständlichkeiten, aus dem die Kranken herausfallen könnten, nicht in dem gleichen Maße gäbe wie bei uns. Das scheint die Gültigkeit dessen, was in der vorliegenden Untersuchung herausgearbeitet wurde, einzuschränken. Ist die natürliche Selbstverständlichkeit nur ein an bestimmte soziokulturelle Bedingungen geknüpftes Phänomen?

Natanson (1963, 912 ff.) hat zur Begründung eines psychiatrisch verwendbaren Normbegriffs, der kulturrelativistischen Angriffen standhält, den Unterschied von Inhalt und Form einer Norm betont. So sehr das jeweilige Was der Norm von historischen und anthropologischen Bedingungen abhängig sei, so wenig das generelle Daß einer Norm: »Es ist allgemeingültig für den menschlichen Zustand, daß die Menschen überall und zu jeder Zeit anerkennen, daß es eine Handlungsweise gibt, die für gewisse Situationen als passend und korrekt gilt. Die Ansichten darüber, was in gegebenen Situationen die korrekte Handlung sein soll, sind verschieden ..., aber daß etwas als normales Verhalten erwartet wird, ist eine Konstante menschlicher Erfahrung.« Man könne von einer Ur-Lebenswelt sprechen, aus deren eidetischen Strukturen die Normalität des Normalen sich bestimme. Diese Ur-Lebenswelt wäre demnach eine Art Strukturmodell der Mannigfaltigkeit menschlicher Lebenswelten. Genauer: worauf es für eine Begründung des Normbegriffs ankommt, ist die präzise Kennzeichnung des Umkreises von unterschiedlichen Modi der Verankerung in einer intersubjektiv konstituierten Lebenswelt.

Das bedeutet: Man muß die jeweiligen Lebenswelten in ihrer intersubjektiven Konstitution kennen, um die psychopathologische Relevanz eines Verhaltens beurteilen zu können. – Der krebskranken Tochter einen Sarg zu schenken, gehört nur in unserem Kulturbereich der Welt der »Quere« des Verschrobenen an; in der Lebenswelt des alten China wäre es dagegen eine selbstverständliche, weil sozial legiti-

135 Zur Bedeutung derselben *Zutt* (1967).

mierte Handlungsweise gewesen (*Binswanger* 1956, 41). Wenn, wie wir es erlebten, ein Schwarzwaldbauer den »Bösen« im Stall wähnt, ihm sogar aufzulauern versucht, hält er sich damit im Rahmen der intersubjektiv konstituierten Lebenswelt seiner Umgebung und ist, psychiatrisch gesehen, gesund. Wenn jedoch sein Sohn in einer Grotte die Figur einer Muttergottes sich bewegen sieht und Wasser »tankt« in dem Wahn, es werde sich in Benzin verwandeln, dann bringt er ihn als geisteskrank in die Klinik. – Den Vorstellungsinhalten als solchen ist der Unterschied u. U. kaum anzusehen; erst die genaue Kenntnis ihrer Verwurzelung bzw. ihres Herausgefallenseins aus der intersubjektiv konstituierten Lebenswelt macht ihn anschaulich. – Wie im prädikativen so ist das auch in dem uns hier vor allem interessierenden vorprädikativen Weltverhältnis der Fall: Das manierierte Verhalten eines jungen Mädchens vom Lande, einer Hausfrau, eines Mannequins oder einer Schauspielerin ist je anders zu werten. Somit erweisen sich die Thesen von *Natanson* als ein vorläufiger Ansatz sowohl für eine theoretische Begründung des Normbegriffs als auch des differentialdiagnostischen Vorgehens im psychiatrischen Alltag.

Die These *Natansons,* wonach die »daß-Eigenschaft der Norm« unabhängig sei von soziokulturellen Unterschieden, bedarf aber einer gewissen Korrektur. Schon die allgemeine phänomenologische Betrachtung der lebensweltlichen Verankerung (S. 85 ff.) Gesunder spricht dafür, daß nicht nur die inhaltliche Verschiedenheit der Lebenswelten, sondern auch der Grade ihrer Lebensweltlichkeit zu berücksichtigen ist. Das spielt in dem Grenzbereich zwischen schizoiden Persönlichkeitsentwicklungen und schizophrenen Psychosen eine beträchtliche Rolle. Wir wissen gegenwärtig noch viel zu wenig über die Eigenarten des vorprädikativen Weltbezugs und über seine Variabilität. Das menschliche Dasein ist zwar darauf festgelegt, daß ihm überhaupt etwas – was auch immer – selbstverständlich ist, nicht aber auf ein bestimmtes Ausmaß. Der Grad der Selbstverständlichkeit und der Umfang von Selbstverständlichem liegen nicht fest. Es wäre durchaus denkbar, daß ein gewisser Verlust an natürlicher Selbstverständlichkeit bei dem einen Menschen Psychose bedeutet, bei einem anderen nicht. Immerhin scheint sich diese Variabilität in engen Grenzen zu halten. Genaueres ist darüber bislang nicht bekannt. Vergleiche fallen schwer, da es an einem verläßlichen Maßstab fehlt. Wo solche Phänomene wie Selbstverständlichkeit, Alltäglichkeit, Geläufigkeit, wo die Differenzen zwischen Gewöhnlichem und Ungewöhnlichem, zwischen Diesseits und Jenseits, nicht in dem gleichen Sinne wie bei uns dem Da-Sein einen Raum vorgeben, wo das Verhältnis zu so etwas wie Realität, Wahrheit, Selbst usw. sich von dem unsrigen grundsätzlich unterscheidet (wie es in Ostasien z. B. der Fall zu sein scheint), da handelt es sich nicht nur um andere Lebenswelten, sondern auch um eine andere Lebensweltlichkeit. Dennoch gibt es offenbar auch im Rahmen dieser andersartigen Lebensweltlichkeiten intersubjektiv gewährleistete Konstanten, die – jedenfalls für die Einheimischen selbst – eine Trennung von Geisteskranken und Nichtgeisteskranken ermöglichen. Von einer Alienation muß man auch dort sprechen; nur scheint sie nach den bisher vorliegenden Erfahrungen weniger am prädikativen als am vorprädikativen Weltverhältnis ablesbar zu sein.

Im Gegensatz zu *Natanson* wird man nicht eine strenge Konstanz der »daß-Eigenschaft der Norm« annehmen dürfen, wohl aber eine eingeschränkte Variabilität derselben. Diese Eingeschränktheit der Variabilität lebensweltlicher Verankerung erlaubt offenbar immer noch eine genügend klare Umreißung der Normalität – auch da, wo diese vom Abnormen weniger scharf abgesetzt zu sein scheint als in der weltlichen Welt. Das bedeutet: einen Verlust der natürlichen Selbstverständlichkeit wird es – wenn auch in verschiedenen Graden – in den verschiedensten Populationen geben. Es muß ihn geben, solange der Mensch über seinen Stand in der Welt nicht frei verfügt, d. h. solange er (auch) Naturwesen ist.

Wir sind dahin gelangt, die Natürlichkeit der natürlichen Selbstverständlichkeit (die Gesundheit der gesunden Gewöhnlichkeit) in der intersubjektiven Konstitution von Selbstverständlichkeit und Selbst-Stand im Rahmen der Zeitigung des Daseins zu sehen. Diese komplexe Struktur bedarf weiterer Untersuchungen. Viele Fragen sind offengeblieben. Eine der wichtigsten ist die, von welcher Stelle, von welchem Grad der Verselbständigung ab, der Verlust der natürlichen Selbstverständlichkeit pathologische Bedeutung bekommt. Daß er als solcher nichts Krankhaftes, sondern ein integrierendes Moment im Daseins-Ganzen darstellt, hatten wir deutlich betont. Für die Pathologizität bzw. für den Grad von Normalität oder Abnormität ausschlaggebend ist das dialektische Verhältnis von Selbstverständlichkeit – Selbst-Stand – und intersubjektiver Konstitution, drei Momenten, die aufs innigste ineinander verwoben sind und aufeinander verweisen. Es wird eines viel breiteren Ansatzes bedürfen, um die Bedingungen zu klären, unter denen der Verlust der natürlichen Selbstverständlichkeit eintritt, und diejenigen, unter denen er jene Zustandsbilder nach sich zieht, die wir in der klinischen Diagnostik als schizophren bezeichnen. Zuvor wäre durch vergleichende Untersuchungen herauszuarbeiten, welch unterschiedlichen Stellenwert diesem Verlust in der Entwicklung gesunder, neurotischer und schizophrener Menschen zukommt.

Hierzu bedürfte es differenzierterer Untersuchungs- und Bestimmungsmöglichkeiten der lebensweltlichen Verankerung. Dabei muß das Ziel sein, nach und nach das gesamte Arsenal phänomenologischer Wesensbestimmungen für die empirische Wissenschaft – d. h. in unserem Fall für die klinische Psychopathologie – fruchtbar zu machen. Davon sind wir noch weit entfernt. Vor allem ist zu berücksichtigen, daß dieses »Arsenal« selbst noch ständig im Wachsen begriffen ist, wobei das Ziel sein muß, eidetische und empirische Forschung in eine zunehmend engere Wechselbeziehung zu bringen.

X. Zusammenfassung

Vorliegende Arbeit dient einem Brückenschlag zwischen Psychopathologie und phänomenologischer Anthropologie. Thema ist die basale schizophrene Wesensänderung (Alienation). Die Untersuchung richtet sich in erster Linie auf das vorintentionale Weltverhältnis. Fragen der Ätiologie bleiben außer Betracht. Um wirklich an Grundstrukturen heranzukommen, wird nicht, wie sonst zumeist üblich, vom Wahn, sondern von der relativ symptomarmen hebephrenen bzw. einfachen Form der Schizophrenie ausgegangen.

Hinsichtlich des empirischen Materials ergibt sich die Forderung nach einem Maximum an Selbstexplikation bei einem Minimum an produktiver Symptomatik. Unter 405 schizophrenen Patienten fanden sich 59 mit einer gewissen Reflexionsfähigkeit, aber nur bei 23 war diese deutlich ausgeprägt und bestimmte über längere Zeit das gesamte Zustandsbild. Unter diesen letzteren waren 12 (von insgesamt 153) Hebephrene. Da die Fragestellung ein rein qualitatives Auswahlprinzip bedingt, konzentrieren sich die phänomenologischen Analysen vor allem – wenn auch keineswegs ausschließlich – auf einen Fall, der ein relatives Optimum an Selbstexplikation bietet und zugleich mit seltener Deutlichkeit dasjenige zutage treten läßt, was bei der Mehrzahl der anderen Patienten nur als ein allgemeiner Eindruck zurückbleibt.

Die Methode ist die phänomenologische. Mit ihrer Entfaltung im Rahmen der Psychopathologie beschäftigt sich ein eigener Abschnitt. Es wird auf eine besondere Beziehung dieser Methode (deren Grundlage die phänomenologische Epoché ist) zum Gegenstand (schizophrene Alienation) abgehoben und auf dieser Basis die für das Selbst- und Weltverhältnis konstitutiven Strukturen (»transzendentale Organisation«) untersucht. Besondere Aufmerksamkeit wird dabei der Befindlichkeit geschenkt.

Ausgangspunkt und Leitfaden der phänomenologischen Analysen bilden Klagen über den »Verlust der natürlichen Selbstverständlichkeit«. Dieser Verlust wird im Hinblick auf das Weltverhältnis, die Zeitigung, die Selbstkonstitution und die intersubjektive Konstitution untersucht. Zunächst terminologisch ganz unbestimmt, gewinnt er erst im Laufe der Untersuchung begriffliche Konturen. Mit der These, daß ein Verlust natürlicher Selbstverständlichkeit als treibendes Moment der Daseinsentfaltung an sich nichts Pathologisches darstellt, sondern erst das Mißverhältnis zwischen Selbstverständlichkeit und Unselbstverständlichkeit, gerät der Begriff in Bewegung;

bezeichnet letztlich nur dieses dynamische Mißverhältnis – diese anthropologische Dysproportion – zuungunsten der Selbstverständlichkeit.

Die Analysen laufen darauf hinaus, die Natürlichkeit der »natürlichen Selbstverständlichkeit« in der Verklammerung von Selbstverständlichkeit und Selbst-Stand und deren Verankerung in der intersubjektiv konstituierten Lebenswelt (*Husserl*) aufzuweisen.

An einzelnen Ergebnissen lassen sich herausgreifen:

1. Die Selbstverständlichkeiten des Alltags wandeln sich in Fragwürdigkeiten. Selbst nicht eingelassen, können sich diese Kranken auf nichts mehr einlassen. Die Fähigkeit, Erfahrungen machen zu können, geht in einem sehr spezifischen, näher beschriebenen Sinne verloren. Eindrücke, aus denen der Gesunde seine Erfahrungswelt aufbaut, werden – z. B. als sinnblinder Schmerz erlebt – zu unverarbeitbaren Einbrüchen in die Gefügestruktur des Daseins.

2. Die Umstrukturierung der transzendentalen Organisation erweist sich zugleich als eine solche der Zeitigung: Die Rollen von Apriori und Aposteriori verschieben sich, werden bis zu einem gewissen Grade sogar vertauscht. Das »apriorische Perfekt« schrumpft. Daraus resultiert eine Diskontinuität »nach rückwärts«. Die Basis geht verloren, von der aus der Mensch in die Zukunft hineinleben, d. h. werden und reifen kann.

3. Dem Mangel an natürlicher Selbstverständlichkeit entspricht ein Mangel an Selbst-Stand (Ichschwäche). Dabei wird die phänomenologische Unterscheidung von natürlichem und transzendentalem Ich wichtig. Der das Weltverhältnis – auch der nichtwahnhaften Schizophrenen – prägende Autismus erweist sich als (krampfhafter) Versuch des natürlichen Ich, die Funktionen des transzendentalen Ego zu übernehmen.

4. Die bei Schizophrenen seit langem bekannten Störungen im zwischenmenschlichen Bereich sind nicht einfach dem Verlust der natürlichen Selbstverständlichkeit ein- oder unterzuordnen. Letztere erweist sich vielmehr umgekehrt selbst als intersubjektiv konstituiert. Das Wesen der schizophrenen Alienation ist demnach wesentlich mitbegründet in einer mangelnden intersubjektiven Konstitution der Lebenswelt.

In einem letzten Abschnitt werden die an der reflektierten Alienation gewonnenen Einsichten für ein Wesensverständnis der bei Schizophrenen – speziell in symptomarmen Verläufen – weitaus häufigeren unreflektierten Alienation fruchtbar gemacht.

Bei einer solchen Zusammenfassung ist zu berücksichtigen, daß sich der Gehalt phänomenologischer Analysen nicht in formelhaft mitteilbare Endergebnisse pressen läßt. Er beruht vielmehr wesentlich im »sinnerschließenden Gang der Untersuchung« (*v. Baeyer*). Die Patientenaussagen dienen weder als Beleg noch als Anwendungsobjekt für eine bestimmte Theorie. Der spezifische Sinn phänomenologischer Hermeneutik ist vielmehr der, eine wechselseitige Durchdringung von Erfahrung und Theorie zu fördern, – d. h. erstere auf letztere hin durchsichtig zu machen, letzterer durch erstere zur notwendigen Konkretion und Differenzierung zu verhelfen.

XI. Literaturverzeichnis

Abely, P.: L'hébéphrenie, dernier bastion de la liberté intégrale. Med. Psychol. *123* (I) 533 (1965). – *Alsen, V.:* Diskussionsbemerkung. In: Problematik, Therapie und Rehabilitation der chronischen endogenen Psychosen. Hrsgb. *Fr. Panse.* Forum der Psychiatrie Nr. 19. Stuttgart 1967, S. 246. – *Arieti, S.:* Interpretation of Schizophrenia. New York 1955.

Baechler, B. O.: Psychopathologie der Zeit. Fortschr. Neurol. Psychiat. *23,* 249 (1955). – *Baeyer, W. v.:* Über konformen Wahn. Z. ges. Neurol. Psychiat. *140,* 398 (1932). – Ders.: Die moderne psychiatrische Schockbehandlung. Stuttgart 1951. – Ders.: Zur Psychopathologie der endogenen Psychosen. Nervenarzt *24,* 316 (1953). – Ders.: Über Freiheit und Verantwortlichkeit von Geisteskranken. Nervenarzt *25,* 265, 417 (1954). – Ders.: Der Begriff der Begegnung in der Psychiatrie. Nervenarzt *26,* 369 (1955). – Ders.: Diskussionsbeitrag zu den Referaten von Weitbrecht, Conrad und Bally in Bad Nauheim 1958. Nervenarzt *30,* 507 (1959). – Ders.: Erschöpfung und Erschöpftsein. Nervenarzt *32,* 193 (1961). – Ders.: Situation, Jetztsein, Psychose. In: Conditio Humana. Erwin W. Straus on his 75th birthday. Ed. W. v. Baeyer, R. M. Griffith. Berlin–Heidelberg–New York: Springer 1966, S. 14-34. – Ders.: Jugendliche Problematik und Reifung in ihrer Bedeutung für die Psychiatrie. Ruperta-Carola 20. Jg. (1968) Bd. 45, S. 167-174. – *Bash, K. W.:* Lehrbuch der allgemeinen Psychopathologie. Grundbegriffe und Klinik. Stuttgart 1955. – *Bateson, G.* et al.: Toward a Theory of Schizophrenia. Behav. Sci. *1,* 251-264 (1956). – *Bellak, L.:* On the Etiology of Dementia Praecox. J. nerv. ment. Dis. *105,* 1 (1947). – *Bellak* (Ed.): Schizophrenia, a review of the syndrome. New York (Logos Press) 1958. – Ders.: Research on Ego Function Patterns: A Progress Report. In: The Schizophrenic Syndrome. Eds. L. Bellak and L. Loeb. New York–London 1969. – *Benedetti, G.:* Die Welt des Schizophrenen und deren psychotherapeutische Zugänglichkeit. Schweiz. med. Wschr. *84,* 1029 (1954). – Ders.: Dialektische Begriffspaare in der Psychotherapie. Jb. Psychol. Psychother. med. Anthropol. *9,* 304 (1962). – Ders.: Der psychisch Leidende und seine Welt. Stuttgart 1964. – Ders.: Die Daseinsanalyse in der Sicht eines Psychiaters. Jb. Psychol., Psychother. med. Anthropol. *11,* 272 (1964). – Ders.: Psychopathologie und Psychotherapie der Grenzpsychosen. Praxis d. Psychother. *12,* 1 (1967). – *Benedetti, G., H, Kind* und *F. Mielke:* Forschungen zur Schizophrenielehre 1951-1955. Fortschr. Neurol. Psychiat. *25,* 101 (1957). – *Benedetti, G., H. Kind* und *A. S. Johannsson:* Forschungen zur Schizophrenielehre 1956-1961. Fortschr. Neurol. Psychiat. *30,* 341, 445 (1962). – *Benedetti, G., H. Kind* und *V. Wenger:* Forschungen zur Schizophrenielehre 1961-1965. Übersicht. Fortschr. Neurol. Psychiat. *35,* 1, 41 (1967). – *Beres, D.:* Ego Deviation and the Concept of Schizophrenia. In: The Psychoanal. Study of the Child. New York 1956, *2,* 164-235. – *Berg, J. H. van den:* The Phenomenological Approach to Psychiatry. Springfield 1955. – *Beringer, K.:* Beitrag zur Analyse schizophrener Denkstörungen. Z. ges. Neurol. Psychiat. *93,* 55 (1924). – Ders.: Denkstörung und Sprache bei Schizophrenen. Z. ges. Neurol. Psychiat. *103,* 185 (1926). – Ders.: Das Schizoid.

In: Die Schizophrenie. Hb. d. Geisteskrankheiten. Hrsg. O. Bumke, Bd. IX, Berlin 1932. – *Berger, P.* und *Th. Luckmann:* Die gesellschaftliche Struktur der Wirklichkeit. Ffm. 1969 – *Berze, J.* und *H. W. Gruhle:* Psychologie der Schizophrenie. Berlin 1929. – *Binder, H.:* Zur Psychopathologie der Zwangsvorgänge. Berlin 1926. – *Binswanger, L.:* Einführung in die Probleme der allgemeinen Psychologie. Berlin 1922. – Ders.: Ausgewählte Vorträge und Aufsätze. Bd. I. Bern 1947. – Ders.: Ausgewählte Vorträge und Aufsätze. Bd. II. Bern 1955. -Ders.: Drei Formen mißglückten Daseins. Verstiegenheit, Verschrobenheit, Manieriertheit. Tübingen 1956. – Ders.: Schizophrenie, Pfullingen 1957. – Ders.: Der Mensch in der Psychiatrie. Pfullingen 1957. – Ders.: Psychiatrisches Denken der Gegenwart in der Schweiz. Jb. Psychol., Psychother. *6,* 175 (1958). – Ders.: Melancholie und Manie. Pfullingen 1960. – Ders.: Das Wahnproblem in rein phänomenologischer Sicht. Schw. Arch. Neurol. Psychiat. *91,* 85-88 (1963). – Ders.: Wahn. Beiträge zu seiner phänomenologischen und daseinsanalytischen Erforschung. Pfullingen 1965. – *Bister, W.:* Über die Zeiterfahrung des Schizophrenen. In: Zeit in nervenärztlicher Sicht; hrsg. von G. Schaltenbrand. Stuttgart 1963. – Ders.: Symptomwandel bei Schizophrenen in psychotherapeutischer Sicht. Stuttgart 1965. – *Blankenburg, W.:* Daseinsanalytische Studie über einen Fall paranoider Schizophrenie. Schw. Arch. Neurol. Psychiat. *81,* 9 (1958). – Ders.: Aus dem phänomenologischen Erfahrungsfeld innerhalb der Psychiatrie. Schw. Arch. Neurol. Psychiat. *90,* 412 (1962). – Ders.: Persönlichkeit, Dasein und Endogenität. Confinia Psychiatrica *7,* 183 (1964). – Ders.: Psychotherapie und Wesenserkenntnis. Jb. Psychol. Psychother. med. Anthropol. *12,* 294 (1965a). – Ders.: Zur Differentialphänomenologie der Wahnwahrnehmung. Nervenarzt *36,* 285 (1965b). – Ders.: Die Verselbständigung eines Themas zum Wahn. Jb. Psychol. Psychother. med. Anthropol. *13,* 137 (1965c). – Ders.: Verhalten und Befinden beim Hebephrenen. Nervenarzt *36,* 460 (1965d). – Ders.: Die daseinsanalytische Auffassung. Hippokrates *10,* 379 (1968). – Ders.: Der schizophrene ›Defekt‹ in der Selbstwahrnehmung des Kranken. In: Problematik, Therapie und Rehabilitation der chronischen endogenen Psychosen. Hrsg. Fr. Panse. Forum der Psychiatrie Nr. 19. Stuttgart 1967. – Ders.: Der Versagenszustand bei latenten Schizophrenien. Dtsch. Med. Wschr. *93,* 67 (1968). – Ders.: Ansätze zu einer Psychopathologie des ›common sense‹. Confin. psychiat. *12,* 144 (1969). – *Bleuler, E.:* Dementia praecox oder Gruppe der Schizophrenien. Hb. der Psychiatrie, hrsg. von Aschaffenburg Bd. IV, 1. Leipzig und Wien 1911. – Ders.: Primäre und sekundäre Symptome in der Schizophrenie. Z. ges. Neurol. Psychiat. *124,* 607 (1930). – Ders.: Lehrbuch der Psychiatrie. 10. Aufl. Hrsg. u. bearbeitet von M. Bleuler. Berlin–Göttingen–Heidelberg 1966. – *Bleuler, M.:* Krankheitsverlauf, Persönlichkeit und Verwandtschaft Schizophrener und ihre gegenseitigen Beziehungen. Leipzig 1941. – *Bleuler, M.* und *G. Benedetti:* Forschungen und Begriffswandlungen in der Schizophrenielehre 1941-1950. Fortschr. Neurol. Psychiat. *19,* 385 (1951). – *Boss, M.:* Psychoanalyse und Daseinsanalytik. Bern/Stuttg. 1957. – Ders.: Lebensangst, Schuldgefühle und psychotherapeutische Befreiung. Bern/Stuttgart 1962. – Ders.: Gedanken über eine schizophrene Halluzination. Schw. Arch. Neurol. Psychiat. *91,*

87 (1963). – *Bowen, M.:* A Family Concept of Schizophrenia. In: The Etiology of Schizophrenia. Ed. by Don D. Jackson. New York 1960, p. 346-372. – *Bräutigam, W.:* Psychotherapie in anthropologischer Sicht. Stuttgart 1961. – Ders.: Erlebnisvorfeld und Anlässe schizophrener Psychosen. Vortrag, gehalten auf der 7. Psychiatertagung des Landschaftsverbandes Rheinland am 20./21. Oktober 1965 in Süchteln. – Ders.: Zur Erkrankungssituation und psychotherapeutischen Indikation bei Schizophrenen. Psychothér. Schizophrénie, 3e Symp. int., Lausanne 1964. Basel–New York 1965, pp. 177-188. – *Broekman, J. M.:* Phänomenologie und Egologie. Den Haag 1963. – Ders.: Phänomenologisches Denken in Philosophie und Psychiatrie. Confin. psychiat. *8,* 165 (1965). – *Broekman, J. M.* und *H. Müller-Suur:* Psychiatrie und Phänomenologie. Philos. Rundschau *11,* 161 (1964). – *Buber, M.:* Schriften zur Philosophie. Sämtliche Werke, Bd. I. München 1962. – *Bumke, O.:* Lehrbuch der Geisteskranken. 7. Aufl. München, Berlin 1948 (S. 131). – *Burkhardt, H.:* Die schizophrene Wehrlosigkeit. Nervenarzt *33,* 306 (1962). – Ders.: Dimensionen menschlicher Wirklichkeit. Schweinfurt 1965. – Ders.: Die lebendige Mitte des Menschen. (Die Ichproblematik in psychiatrisch-anthropologischer Sicht.) In: Vom menschlichen Selbst. Stuttgart o. J. – *Buytendijk, F. J. J.:* Allgemeine Theorie der menschlichen Haltung und Bewegung. Springer, Berlin–Göttingen–Heidelberg 1956. – Ders.: Das Menschliche. Wege zu seinem Verständnis. Stuttgart 1958. – Ders.: Die Bedeutung der Phänomenologie Husserls für die Psychologie der Gegenwart. In: Husserl et la Pensée Moderne. Den Haag 1959, S. 94 ff.

Callieri, B.: Beitrag in: Das paranoide Syndrom in anthropologischer Sicht; veranstaltet von J. Zutt mit C. Kulenkampff. Berlin–Göttingen–Heidelberg 1958. – *Ciompi, L.:* Über abnormes Zeiterleben bei einer Schizophrenen. Psychiat. Neurol. (Basel) *142,* 100 (1961). – *Cornu, F.:* Katamnestische Erhebungen über den Verlauf einfacher Schizophrenien. Psychiat. Neurol. (Basel) *135,* 129 (1958). – Ders.: Psychodynamische und pharmakotherapeutische Aspekte bei einfachen Schizophrenien. Psychiat. Neurol. (Basel) *139,* 24 (1960). – *Conrad, K.:* Die beginnende Schizophrenie. Stuttgart 1958. – Ders.: Die Gestaltanalyse in der psychiatrischen Forschung. Nervenarzt *31,* 267 (1960). - *Cullberg, G.:* Das Du und die Wirklichkeit. Zum ontologischen Hintergrund der Gemeinschaftskategorie. Uppsala Universitets Årsskrift 1933, S. 1-250.

Dein, E.: On the concept of autism. Acta Psychiat. Scand. *191,* 124 (1966). – *Descartes, R.:* Discours de la méthode. In: Œuvres et lettres. Paris 1953. – *Diem, O.:* Die einfache demente Form der Dementia praecox (Dementia simplex). Ein klinischer Beitrag zur Kenntnis der Verblödungspsychosen. Arch. Psychiat. *37,* 111 (1903). – *Dreves, K.:* Katamnestische Untersuchungen bei Hebephrenen. Inaug. Diss. Freiburg 1968. – *Drift, H. van der:* Über »offene« Krankheitsbilder, wie sie bei Schizophrenie vorkommen. Psychiat. Neurol. Neurochir. (Amst.) *63,* 377 (1960). – *Drüe, H.:* Edmund Husserls System der phänomenologischen Psychologie. Berlin 1963.

Eggers, Chr.: Prognose und Verlauf kindlicher und präpuberaler Schizophrenien. Inaug. Diss. Marburg 1967. – Ders.: Zwangszustände und Schizophrenie. Fortschr. Neurol. Psychiat. *36,* 576 (1968). – *Eisler, R.:* Handwörterbuch der Philosophie.

2. Aufl. Berlin 1922. – *Elrod, N.:* Beitrag zur Entwicklungspsychologie im Rahmen der schizophrenen Situation. 2. int. Symp. Psychother. Schizophrenie, Zürich 1959, vol. 2, pp. 17 bis 25 (Karger, Basel/New York 1960). – *Erikson, E. H.:* Kindheit und Gesellschaft (Childhood and Society). Zürich/Stuttgart 1957. – Ders.: Identity and the life cycle. With a historical introduction by D. Rapaport. Psychological Issues Vol. I., No. 1. New York 1959. – *Ernst, K.:* Neurotische und endogene Residualzustände. Arch. Psychiat. Nervenkr. *203,* 61 (1962). – *Ey, H.:* Esquisse d'une conception organodynamique de la structure de la nosographie et de l'étiopathogénie des maladies mentales. Hb. Psychiatrie der Gegenwart Bd. I/2. Berlin–Göttingen–Heidelberg 1963, S. 720-762.

Federn, P.: Ichpsychologie und die Psychosen. Bern/Stuttgart 1956. – *Feldmann, H.:* Zur phänomenologischen Strukturanalyse der Störungen des Ichbewußtseins. Arch. Psychiat. Nervenkr. *198,* 96 (1958). – Ders.: Über das Ganzheitsproblem. Akt. Fragen. Psychiat. Neurol., vol. 1, pp. 36-56 (Karger, Basel/New York 1964). – Ders.: Die magisch-mythischen Wahngedanken Schizophrener. Confin. psychiat. *9,* 20, 78 (1966). – *Fink, E.:* Philosophie als Überwindung der »Naivität« (zum Begriff der »ontologischen Differenz« bei Heidegger). Lexis Stud. z. Sprachphilos., Sprachgeschichte und Begriffsforschung. Hrsg. v. J. Lohmann Bd. I, Lahr 1948, S. 107-127. – Ders.: Sein, Wahrheit, Welt. Vorfragen zum Problem des Phänomen-Begriffes. Den Haag 1958. – Ders.: Studien zur Phänomenologie 1930-1939. Phaenomenologica XXI. Den Haag 1966. – *Fischer, F.:* Zeitstruktur und Schizophrenie. Z. ges. Neurol. Psychiat. *121,* 545 (1929). – Ders.: Raum-Zeit-Struktur und Denkstörung in der Schizophrenie. Z. ges. Neurol. Psychiat. *124,* 241 (1930). – *Freud, S.:* Gesammelte Werke. London 1942 ff. – *Frostig, J.:* Das schizophrene Denken. Leipzig 1929. – *Fuchs-Kamp, A.:* Hebephrenie. Grundsätzliches zu Struktur und Therapie. 2. int. Symp. Psychother. Schizophrenie, Zürich 1959, vol. 2, pp. 156-177 (Karger, Basel/New York 1960).

Gabel, J.: La fausse conscience. Essai sur la réification. Paris 1962. – *Gadamer, H. G.:* Wahrheit und Methode. Grundzüge einer philosophischen Hermeneutik. 2. Aufl. Tübingen 1965. – *Gebsattel, V. v.:* Prolegomena einer medizinischen Anthropologie. Berlin–Göttingen–Heidelberg 1954. – *Gehlen, A.:* Der Mensch; seine Natur und seine Stellung in der Welt. 5. Aufl. Bonn 1955. – *Gilbert, A. R.:* Der Mensch als Intentionalitätsgefüge. In: Seelenleben und Menschenbild. Festschrift zum 60. Geburtstag von Ph. Lersch. Hrsg. v. A. Däumling. München 1958, S. 43-51. – *Göppert, H.:* Zwangskrankheit und Depersonalisation. Basel/New York 1960. – *Gruhle, H. W.:* Selbstschilderung und Einfühlung. Z. ges. Neurol. Psychiat. *28,* 147 (1915). – Ders.: Die Psychopathologie. In: Die Schizophrenie. Hb. der Geisteskrankheiten, hrsg. von O. Bumke Bd. IX, S. 135-210. Berlin 1932. – Ders.: s. Berze, J.

Häfner, H.: Symptom und Diagnose. In: Arzt im Raum des Erlebens. Hrsg. v. H. Stolze. München 1959. – Ders.: Psychopathen. Daseinsanalytische Untersuchungen zur Struktur und Verlaufsgestalt von Psychopathien. Berlin–Göttingen–Heidelberg 1961. – Ders.: Neue psychopathologische Konzepte der endogenen Psychosen in ihrer Bedeutung für die Psychotherapie. Z. Psychother. u. med. Psychol. *13,*

170 (1963). – Ders.: Prozeß und Entwicklung als Grundbegriffe der Psychopathologie. Fortschr. Neurol. Psychiat. *31,* 393 (1963). – Ders.: Ein sozialpathologisch-psychodynamisches Modell als Grundlage für die Behandlung symptomarmer Prozeßschizophrenien (Hebephrenie, Dementia simplex). Social Psychiatry Berl. *1,* 33 (1966). – *Hartmann, H.:* Ich-Psychologie und Anpassungsproblem. Psyche *14,* 81 (1960/61). – *Hartmann, N.:* Zur Grundlegung der Ontologie. 3. Aufl. Meisenheim 1948. – *Haug, K.:* Die Störungen des Persönlichkeitsbewußtseins und verwandte Erlebnisse. Stuttgart 1936. – Ders.: Depersonalisation und verwandte Erscheinungen. Bumkes Hb. der Geisteskrankheiten. Ergänzungsband I. Berlin 1938. – *Hecker, E.:* Die Hebephrenie. Ein Beitrag zur klinischen Psychiatrie. Virch. Arch. path. Anat. *52,* 394 (1871). – *Hegel, G. W. F.:* Phänomenologie des Geistes. Jub. Ausg. Leipzig 1907. – *Heidegger, M.:* Sein und Zeit. Halle 1927. – Ders.: Kant und das Problem der Metaphysik. Tübingen 1929. – Ders.: Vom Wesen des Grundes. 3. Aufl. Frankfurt a. M. 1949. – Ders.: Vorträge und Aufsätze. Pfullingen 1954. – *Held, R.:* Psychopathologie du regard. L'Evolution Psychiatrique 1952. – *Hill, L. B.:* Der psychotherapeutische Eingriff in die Schizophrenie. Stuttgart 1958. – *Hinrichsen, O.:* Krankheitsbewußtsein und Krankheitseinsicht bei der Dementia praecox. Z. ges. Neurol. Psychiat. *35,* 223 (1917). – *Hoch, P. H.* and *P. H. Polatin:* Pseudoneurotic Forms of Schizophrenia. Psychiat. Quart. *23,* 248 (1949). – *Hoch, P. H., J. P. Catell, M. O. Strahl* and *H. H. Pennes:* The course and outcome of pseudoneurotic schizophrenia. J. Amer. Psychiatry *119/2,* 106 (1962). – *Hofer, G.:* Phänomen und Symptom. Zum Gegenstandsaspekt in der Psychiatrie. Nervenarzt *25,* 342 (1954). – Ders.: Kasus und Norm. Confin. psychiat. 2, 95 (1959). – Ders.: Der Mensch im Wahn. Basel/New York 1968. – *Hoff, H.:* Lehrbuch der Psychiatrie. Basel/Stuttgart 1956. – *Hohl, H.:* Lebenswelt und Geschichte. Freiburg/München 1962. – *Huber, G.:* Pneumencephalographische und psychopathologische Bilder bei endogenen Psychosen. Berlin–Göttingen–Heidelberg 1957. – Ders.: Chronische Schizophrenie. Synopsis klinischer und neuroradiologischer Untersuchungen an defektschizophrenen Anstaltspatienten. In: Einzeldarstellungen der theoretischen und klinischen Medizin. Hrsg. von H. Schaefer. Heidelberg 1961. – Ders.: Wahn (1954-1963). Fortschr. Neurol. Psychiat. *32,* 429 (1964). – Ders.: Reine Defektsyndrome und Basisstadien endogener Psychosen. Fortschr. Neurol. Psychiat. *34,* 409 (1966). – Ders.: Aktuelle Aspekte der Schizophrenieforschung. In: Schizophrenie und Zyklothymie. Ergebnisse und Probleme. Hrsg. G. Huber. Stuttgart 1969. – *Hüllemann, K.-D.:* Jugendentwicklung bei neun Hebephrenen. Ein Beitrag zu Vorfeldbeobachtungen bei Psychosen. Inaug.-Diss. Heidelberg 1965. – *Husserl, E.:* Logische Untersuchungen. Halle 1900, 1901. – Ders.: Husserliana (Hua.) Bd. I-X. Den Haag 1950-1966. – Ders.: Formale und transzendentale Logik. Halle 1929. – Ders.: Erfahrung und Urteil. Hrsg. von L. Landgrebe. Hamburg 1948.

Irle, G.: Das »Praecoxgefühl« in der Diagnostik der Schizophrenie. Ergebnisse einer Umfrage bei westdeutschen Psychiatern. Arch. Psychiat. Nervenkr. *203,* 385 (1962).

Jacob, H.: Stumme Symptome und Symptomverschmelzung bei endogenen Psychosen. Fortschr. Neurol. Psychiat. *32,* 188 (1964). – *Janet, P.:* Les obsessions et la psychasthenie. 2. Aufl. Paris 1908. – Ders.: A propos de la schizophrénie. J. de Psychol. – Ders.: De l'angoisse à l'extase. II. Paris 1928. – *Janzarik, W.:* Dynamische Grundkonstellationen in endogenen Psychosen. Berlin–Göttingen–Heidelberg 1959. – Ders.: Die Typologie schizophrener Psychosen im Lichte der Verlaufsbetrachtung. Arch. Psychiat. Nervenkr. *202,* 140 (1961). – Ders.: Die Erinnerungen alter Schizophrener und der mnestische Aspekt seelischer Struktur. In: Psychopathologie heute. Festschr. f. K. Schneider. Hrsg. v. H. Kranz. Stuttgart 1962, S. 94-107. – Ders.: Der Aufbau schizophrener Psychosen in der Längsschnittbetrachtung. Nervenarzt *34,* 58 (1963). – Ders.: Psychologie und Psychopathologie der Zukunftsbezogenheit Arch. ges. Psychol. *117,* 33 (1965). – Ders.: Schizophrene Verläufe. Berlin–Heidelberg–New York 1968. – *Jaspers, K.:* Allgemeine Psychopathologie. 5. Aufl. Berlin/Göttingen/Heidelberg 1948. – Ders.: Psychologie der Weltanschauungen. 2. Aufl. Berlin–Göttingen–Heidelberg 1951. – Ders.: Rechenschaft und Ausblick. Reden und Aufsätze. München 1951. – Ders.: Gesammelte Schriften zur Psychopathologie. Berlin–Göttingen–Heidelberg 1963. – *Jilek, W. G.:* The residual dimension. A study of residual syndroms in veterans with chronic psychiatric illness. Psychiat. clin. *1,* 175-191, 193-218 (1968). - *Jung, C. G.:* Psychologische Typen. 4. Aufl. Zürich 1942.

Kahlbaum, G.: Die Gruppierungen der psychischen Krankheiten und die Einteilung der Seelenstörungen. Danzig 1893. Hinsichtlich »Heboid« und »Heboidophrenie« vgl. W. Leibbrand u. A. Wettley: Der Wahnsinn. Freiburg/München 1961, S. 565. – Ders. Über Heboidophrenie. Zeitschr. f. Psychiatrie *46,* 261 (1890). – *Kahn, E.:* Randbemerkungen zum schizophrenen Erleben. Psychiat. Neurol., Basel *121,* 65 (1951). – Ders. Was ist das Schizophrene am Schizophrenen? Psychiat. Neurol., Basel *124,* 328 (1952). – *Kant, I.:* Kritik der reinen Vernunft. Hrsg. v. R. Schmidt. Verlag F. Meiner, Leipzig 1944. – Ders.: Kritik der Urteilskraft. Hrsg. von K. Vorländer. Verlag F. Meiner, Leipzig 1948; zitiert nach der II. u. III. Aufl. Berlin 1793 u. 1799. – *Kehrer, F.* und *Kretschmer, E.:* Die Veranlagung zu seelischen Störungen. Berlin 1924. – *Kimura, B.:* Zur Phänomenologie der Depersonalisation. Nervenarzt *34,* 391 (1963). – Ders.: Zur Wesensfrage der Schizophrenie im Lichte der japanischen Sprache. Jb. Psychol. Psychother. u. med. Anthropol. *16,* 28 (1969). – *Kisker, K. P.:* Psychopathologie in den Vereinigten Staaten und England. Fortschr. Neurol. Psychiat. 27, 187 (1959). – Ders. Der Erlebniswandel des Schizophrenen. Ein psychopathologischer Beitrag zur Psychonomie schizophrener Grundsituationen. Berlin–Göttingen–Heidelberg 1960. – Ders.: Die phänomenologische Wendung Ludwig Binswangers. Jb. Psychol. Psychother. u. med. Anthropol. *8,* 142 (1962). – Ders.: Gedanken zur schizophrenen Wandlung als einer menschlichen Möglichkeit. In: Werden und Handeln, hrsg. von E. Wiesenhütter zum 80. Geburtstag von V. E. v. Gebsattel. Stuttgart 1963, S. 388-407. – Ders.: Kernschizophrenie und Egopathien. Bemerkungen zum heutigen Stand der Forschung und zur Methodologie. Nervenarzt *35,* 286 (1964). – Ders.: Zur Systematik psychiatrischer Erfahrungsweisen. Referat auf der 2. Tagung der Psychiatrischen Akademie Hirschhorn 1965. – Ders.: Die Verrücktheit, die Armut und wir. Nervenarzt *38,* 89 (1967). – Ders.: Phänomenologie der Intersubjektivität. In: Hb. d. Psychologie Bd. VII Hrsg. C. F. Graumann Göttingen 1969. – *Kisker, K. P.* und *L. Strötzel:* Zur vergleichenden Situationsanalyse beginnender Schizophrenien und erlebnisreaktiver Fehlentwicklungen bei Jugendlichen. Arch. Psychiat. Nervenkr. *202,* 1 (1961); *203,* 26 (1962). – *Klaesi, J.:* Über die Bedeutung und Entstehung der Stereotypien. Berlin 1922. – Ders.: Einiges über Schizophreniebehandlung. Z. ges. Neurol. Psychiat. *78,* 606 (1922). – *Kleist, K., Leonhard, K.* und *E. Faust:* Die Hebephrenien auf Grund von katamnestischen Nachuntersuchungen. I. Mitt. Arch. Psychiat. Nervenkr. *185,* 773 (1950). – Ders. Die Hebephrenien auf Grund von katamnestischen Nachuntersuchungen. II. Mitt. Arch. Psychiat. Nervenkr. *186,* 1 (1951). – *Kleist, K., Faust, E.* und *Cl. Schürmann:* Weitere klinisch-katamnestische Untersuchungen an Hebephrenien. I. Mitt. Arch. Psychiat. Nervenkr. *200,* 541 (1960). – *Klingler, R.:* Gruppierungen im Persönlichkeitsvorfeld der Schizophrenien. Inaug.-Diss. Heidelberg 1967. – *Kloos, G.:* Über den Witz der Schizophrenen. Eine denkpsychologische und psychopathologische Untersuchung. Z. ges. Neurol. Psychiat. *172,* 536 (1941). – *König, J.:* Über den Begriff der Intuition. Halle 1926. – *Kraepelin, E.:* Die Erscheinungsformen des Irreseins. Z. ges. Neurol. Psychiat. *62,* 1 (1920). – *Kretschmer, E.:* Schizophrenien und Pubertätskrisen und ihre seelische Führung. Regensburger Jb. ärztl. Fortbildg. *5,* 144 (1956). – Ders.: Die mehrdimensionale Struktur der Schizophrenien mit Bezug auf ihre Therapie. Z. Psychother. *7,* 183 (1957). – *Kretschmer, W.:* Die entwicklungspsychologischen Zusammenhänge im Aufbau der Hebephrenie. II. int. Kongreß f. Psychiatrie, Zürich 1957. Congress Report vol. I, 215-218. Zürich 1959. – *Kronfeld, A.:* Perspektiven der Seelenheilkunde. Leipzig 1930. – *Künkel, F. W.:* Die Kindheitsentwicklung der Schizophrenen. Mschr. Psychiat. Neurol. *48,* 254 (1920). – *Kuhn, R.:* Aus einer Psychotherapiestunde. In: Beiträge zur Philosophie und Wissenschaft. W. Szilasi zum 70. Geburtstag. München 1960. – Ders.: Daseinsanalyse und Psychiatrie. In: Psychiatrie der Gegenwart Bd. I/II, 853-902. Berlin–Göttingen–Heidelberg 1963. – *Kulenkampff, C.:* Entbergung, Entgrenzung, Überwältigung als Weisen des Standverlustes. Zur Anthropologie der paranoiden Psychosen. Nervenarzt *26,* 89 (1955). – Ders.: Erblicken und Erblickt-werden. Das Für-Andere-sein (J.-P. Sartre) in seiner Bedeutung für die Anthropologie der paranoiden Psychosen. Nervenarzt *27,* 2 (1956). – Ders.: Das paranoide Syndrom, anthropologisch verstanden. In: Das paranoide Syndrom in anthropologischer Sicht. Berlin–Göttingen–Heidelberg 1958. – Ders.: Zum Problem der abnormen Krise in der Psychiatrie. Nervenarzt *30,* 63 (1959). – Ders.: Psychotische Adoleszenzkrisen. Nervenarzt *35,* 530 (1964). – *Kunz, H.:* Die Grenze der psychopathologischen Wahninterpretationen. Z. ges. Neurol. Psychiat. *135,* 671 (1931). – Ders.: Die anthropologische Betrachtungsweise in der Psychopathologie. Z. ges. Neurol. Psychiat. *172,* 145 (1941). – Ders.: Die Bedeutung der Daseinsanalytik Martin Heideggers für die Psychologie und die philosophische Anthropologie. In: Martin Heideggers Einfluß auf die Wissenschaften. Bern 1949, S. 37-57. – Ders.: Zur Frage nach dem Wesen der Norm. Psyche *8,* 241

(1954/55). – Ders.: Über den Sinn und die Grenzen des psychologischen Erkennens. Stuttgart 1957. – Ders.: Die eine Welt und die Weisen des In-der-Welt-Seins. Psyche *16*, 58, 142, 221, 378, 464, 544, 705 (1962/63). – Ders.: Vitale und intentionale Bedeutungsgehalte. In: Conditio Humana. Erwin W. Straus on his 75th birthday. Ed. by W. v. Baeyer, R. M. Griffith. Springer: Berlin–Heidelberg–New York 1966.

Laing, R. D.: The Divided Self. London 2. Aufl. 1965. – Ders.: The Self and Others. London 1961. – Ders.: The Politics of Experience. New York 1967, Übers.: Phänomenologie der Erfahrung. Frankfurt 1969. – Ders., H. Phillipson and A. R. Lee: Interpersonal Perception: A Theory and a Method of Research, London u. New York 1966. – *Landgrebe, L.:* Seinsregionen und regionale Ontologie in Husserls Phänomenologie. In: Der Weg zur Phänomenologie. Das Problem einer ursprünglichen Erfahrung. 2. Aufl. Gütersloh 1967. – Ders.: Phänomenologie und Geschichte. Darmstadt 1968. – *Langefeld, M. J.:* Das Selbstvertrauen als Wagnis. In: Verstehen und Vertrauen. O. F. Bollnow zum 65. Geburtstag. Stuttgart–Berlin–Köln–Mainz 1968, S. 85 ff. – *Langfeldt, G.:* Schizophrenie und schizophreniforme Zustände. Arch. Psychiat. Nervenkr. *196*, 574 (1958). – *Lewin, K.:* Principles of topological psychology. New York and London 1936. – *Lidz, Th.:* Zur Familienumwelt des Schizophrenen. Psyche *13*, 243 (1959/60). – *Lidz, Th.* and *St. Fleck:* Human Integration and the Role of Family. In: The Etiology of Schizophrenia. Ed. by D. D. Jackson. New York 1960. – Ders., A. R. Cornelison: Schizophrenia and the Family. New York 1965. – *Loeb, L.:* Adolescent Schizophrenia. In: The Schizophrenie Syndrome. Eds. L. Bellak and L. Loeb. New York–London 1969, 462-477. – *Löwith, K.:* Das Individuum in der Rolle des Mitmenschen. München 1928.

Maier, W.: Das Problem der Leiblichkeit bei Jean-Paul Sartre und Maurice Merleau-Ponty. Tübingen 1964. – *Marcel, G.:* Être et avoir. Paris 1935. – Ders.: Geheimnis des Seins. Wien 1952. – *Matussek, P.:* Über abnormes Bedeutungserleben. Nervenarzt *19*, 372 (1948). – Ders.: Untersuchungen über die Wahnwahrnehmung. Arch. Psychiat. Nervenkr. *189*, 279 (1952) und Schweiz. Arch. Neurol. Psychiat. *71*, 189 (1953). – Ders.: Der schizophrene Autismus in der Sicht eines Kranken. Psyche *13*, 641 (1959/60). – Ders.: Psychopathologie II: Wahrnehmung, Halluzination und Wahn. In: Psychiatrie der Gegenwart. Forschung und Praxis Bd. I/II, 23-76. Springer, Berlin–Göttingen–Heidelberg 1963. – *Mayer-Gross, W.:* Über die Stellungnahme zur abgelaufenen akuten Psychose. Z. ges. Neurol. Psychiat. *60*,160 (1920). – Ders.: Beitrag zur Psychopathologie schizophrener Endzustände. I. Mitt.: Über Spiel, Scherz, Ironie, Humor in der Schizophrenie. Z. ges. Neurol. Psychiat. *69*, 332 (1921). – Ders.: Die Schizophrenie. Kap. IV und V in: Hb. der Geisteskrankheiten. Hrsg. von O. Bumke, Bd. IX. Berlin 1932. – Ders.: On depersonalization. Brit. J. med. Psychol. *15*, 103 (1935). Übers.: Zur Depersonalisation. In: Depersonalisation. Hrsg. v. J. E. Meyer. Darmstadt 1968. – *Merleau-Ponty, N.:* La structure du comportement. Paris 1942. – Ders.: Phénoménologie de la Perception. Paris 1945. – Deutsche Übersetzung: Phänomenologie der Wahrnehmung: übers. und eingef. von R. Boehm. Berlin 1966. – Ders.: Le visible et l'invisible. Paris 1964. – *Meyer, J. E.:* Die Entfremdungserlebnisse. Stuttgart 1959. – Ders.: Depersonalisation und Derealisation. Fortschr. Neurol. Psychiat. *31,* 438 (1963). – Ders.: Die lebensgeschichtliche Zeitstruktur und ihre Bedeutung für den psychotischen Realitätsverlust. In: Zeit in nervenärztlicher Sicht. S. 42. Stuttgart 1963. – Ders.: Statistische Untersuchungen an langjährig hospitalisierten Schizophrenen. Zbl. ges. Neurol. Psychiat. (Sitzungsber.) *188,* 6 (1967). – *Minkowski, E.:* Bleulers Schizoidie und Syntonie und das Zeiterlebnis. Z. ges. Neurol. Psychiat. *82,* 212 (1923). – Ders. Das Problem der primären und sekundären Symptome in der Psychiatrie. Mschr. Psychiatr. *75,* 373 (1930). Wiederabdruck in: Die Wahnwelten (Endogene Psychosen). Hrsg. von E. Straus u. J. Zutt, Frankfurt 1963. – Ders.: Das Zeit- und Raumproblem in der Psychopathologie. Wien. klin. Wschr. *44,* I 346 u. 380 (1931). – Ders.: Le temps vécu. Paris 1933. – Ders.: La schizophrénie. II. Aufl. Paris 1953. – Ders.: Traité de psychopathologie. Paris 1966. – *Mohs, U.:* Statistische Untersuchungen an langjährig hospitalisierten Schizophrenen. Nervenarzt *37,* 34 (1966). – *Müller, C.:* Der Übergang von Zwangsneurosen in Schizophrenie im Lichte der Katamnese. Schweiz. Arch. Neurol. Psychiat. 72, 218 (1953). – Ders.: Weitere Beobachtungen zum Verlauf der Zwangskrankheit. Mschr. Psychiat. Neurol. *133,* 80 (1957). – Ders.: Die Psychotherapie der Psychosen. Fortschr. Neurol. Psychiat. *27,* 363 (1959). – *Müller, M.:* Die Heilungsmechanismen bei der Schizophrenie. Berlin 1930. – *Müller, C.* und *G. Benedetti* (Ed.): III. Int. Symposion über d. Psychotherapie der Schizophrenie. Lausanne 1964. Karger, Basel/New York 1965. – *Müller-Suur, H.:* Das psychisch Abnorme. Berlin–Göttingen–Heidelberg 1950. – Ders.: Der psychopathologische Aspekt des Schizophrenieproblems. Arch. Psychiat. Nervenkr. *193,* 11 (1955). – Ders.: Die schizophrenen Symptome und der Eindruck des Schizophrenen. Fortschr. Neurol. Psychiat. *26,* 140 (1958). – Ders.: Das sogenannte Praecoxgefühl. Fortschr. Neurol. Psychiat. *29,* 145 (1961). – Ders.: Das Schizophrene als Ereignis. In: Psychopathologie heute. Hrsg. von H. Kranz. Stuttgart 1962.

Natanson, M.: Causation as a structure of the Lebenswelt. J. of Existential Psychiatry *1,* 346 (1960). – Ders.: Philosophische Grundfragen der Psychiatrie. I. Philosophie und Psychiatrie. In: Psychiatrie der Gegenwart. Forschg. und Praxis, Bd. I/2, 903-925. Berlin–Göttingen–Heidelberg 1963. – Ders.: The Lebenswelt. Review of Exist. Psychol. Psychiatr. *4,* 126 (1964). – Ders.: Man as an actor. Philos. Phenom. Research. *26,* 327 (1966). – *Neumann, E.:* Die große Mutter. Der Archetypus des großen Weiblichen. Zürich 1956. – Ders.: Das Kind, Struktur und Dynamik der werdenden Persönlichkeit. Zürich 1963. – *O'Neal, P.* and *L. N. Robins:* Childhood Patterns Predictive of Adult Schizophrenia: A 30-Year Follow-up Study. Am. J. Psychiat. *115,* 385-391 (1958).

Ortega y Gasset, J.: Sämtliche Werke. Stuttgart 1956; speziell Bd. IV, S. 96-129.

Pankow, G.: Gesprengte Fesseln der Psychose. München–Basel 1968. – *Payne, R. W.:* The measurement and signifance of overinclusive thinking and retardation in schizophrenic patients. In: Psychopathology of schizophrenia. Ed. by P. H. Hoch and P. Zubin. New York 1966, pp. 77-97. – *Pazanin, A.:* Wahrheit und Lebenswelt beim späten Husserl. – *Pivovarova, G. N.:* Die Besonderheiten des Verlaufs der Hebephrenie im Jugendalter. Psychiat. Neurol. med. Psychol. *17,* 185 (1965). – *Plant, J. S.:* Personality and the cultural pattern. New York 1937; zitiert nach R. Schottlaender. – *Plessner, H.:* Lachen und Weinen. Eine Untersuchung nach den Grenzen menschlichen Verhaltens. 2. Aufl. Bern 1950. – Ders.: Zwischen Philosophie und Gesellschaft. Bern 1953. – Ders.: Die Stufen des Organischen und der Mensch. 2. Aufl. Berlin 1965. – *Plügge, H.:* Wohlbefinden und Mißbefinden. Tübingen 1962. – Ders.: Der Mensch und sein Leib. Tübingen 1967. – *Podlech, G.:* Der Leib als eine Weise des In-der-Welt-Seins. Bonn 1956. – *Pohlen, M.:* Schizophrene Psychosen. Ein Beitrag zur Strukturlehre des Ichs. Bern–Stuttgart–Wien 1969. – *Prütter, K.:* Der Zugang zum Schizophrenen auf Grund phänomenologisch-daseinsanalytischer Erfahrung. Schw. Arch. Neurol. Psychiat. *90,* 422 (1962).

Ricoeur, P.: Philosophie de la volonté I. Aubier, Paris 1963. – *Ristić, J.* und *N. Wolf:* Pseudoneurotische Form der Schizophrenie. W. Z. Nervenkr. *24,* 55 (1966). – *Rittmeister, J.* und *A, Storch:* Die mystische Krise des jungen Descartes. Mit einem Nachtrag zur heutigen Beurteilung Descartes. Confinia psychiat. *4,* 65 (1961). – *Rombach, H.:* Substanz, System, Struktur. Band I u. II Freiburg–München 1965 u. 1966. – *Rosenkötter, L.:* Die zwischenmenschliche Theorie der Psychiatrie. Fortschr. Neurol. Psychiat. *26,* 430 (1958). – Ders.: Zur Psychodynamik der Schizophrenie. Amerikanische Auffassungen zur Entstehung der Schizophrenie (Arieti, Lidz u. a.). Nervenarzt *32,* 467 (1961). – *Ruffin, H.:* persönl. Mitt. – *Rümke, H. C.:* Die klinische Differenzierung innerhalb der Gruppe der Schizophrenien. Nervenarzt *29,* 49 (1958). – Ders.: Die nosologische Stellung der Gruppe der Schizophrenien. W. Z. Nervenkrh. *24,* 1 (1966). – Ders.: Eine blühende Psychiatrie in Gefahr. Ausgewählte Vorträge u. Aufsätze. Hrsg. u. übers, von W. v. Baeyer u. O. C. Seibach. Berlin–Heidelberg–New York 1967.

Sartre, J.-P.: L'être et le néant. Paris 1943. – Ders.: Esquisse d'une théorie des émotions. Paris[2] 1960. – Ders.: Die Transzendenz des Ego. Drei Essays. Übers. v. H. Schmitt, A. Christaller u. A. Wagner. Hamburg 1964. – *Scarinci, A.:* Betrachtungen über einige psychopathologische Züge der beginnenden Schizophrenie. Acta paedopsychiat. *29,* 65-76 (1962). – *Scheler, M.:* Gesammelte Werke. Francke-Verlag: Bern/München 1950 ff. – *Schilder, P.:* Mind: Perception and Thought in Their Constructive Aspects. New York. Columbia University Press 1942. – *Schmiedeberg, M.:* The borderline patient. In: American Handbook of Psychiatry. Ed. S. Arieti. New York 1959. – *Schneider, C.:* Die Psychologie der Schizophrenen. Leipzig 1930. – Ders.: Die schizophrenen Symptomverbände. Berlin 1942. – *Schneider, H.:* Über den Autismus. Berlin–Göttingen–Heidelberg 1964. – *Schneider, K.:* Wesen und Erfassung des Schizophrenen. Z. ges. neurol. Psychiat. *99,* 542 (1925). – Ders.: Primäre und sekundäre Symptome bei der Schizophrenie. Fortschr. Neurol. Psychiat. *25,* 487 (1957). – Ders.: Klinische Psychopathologie. 5. Aufl. Stuttgart 1959. – *Schottlaender, R.:* Theorie des Vertrauens. Berlin 1957. – *Schütz, A.:* Common-Sense and Scientific Interpretation of Human Action. In: Philosophy and Phenomenological Research Bd. *14,* 1 (1953). – Ders.: Das Problem der Intersubjektivität bei Husserl. Philos. Rdsch. *5,* 2 (1957). –

Ders.: Der sinnhafte Aufbau der sozialen Welt. Wien 1960. – Ders.: Collected Papers I. Ed. M. Natanson. Den Haag 1962. – Ders.: Collected Papers II. Ed. by A. Brodersen. Den Haag 1964. – Ders.: Collected Papers III. Ed. by I. Schütz. Den Haag 1966. – *Schulte, H.*: Versuch einer Theorie der paranoischen Eigenbeziehung und Wahnbildung. Psycholog. Forschg. *5*, 1 (1924). – *Schulte, W.*: Zum Problem der Krankheitsuneinsichtigkeit bei Psychosen. Nervenarzt *29*, 501 (1958). – Ders.: Klinik der »Anstalts«-Psychiatrie. Stuttgart 1962. – Ders.: Der chronische Anstaltskranke als Problem für Forschung und Therapie. Schw. Arch. Neurol. Psychiat. *91*, 190 (1963). – Ders.: Rehabilitation: Gewinn neuer Unbefangenheit. In: Almanach für Neurologie und Psychiatrie 1967. München 1967, S. 411-423. – *Searles, H. F.*: Über schizophrene Kommunikation. Psyche *17*, 197, 292 (1963/64). – Ders.: Der Übergang vom konkretistischen zum metaphorischen Denken im Gesundungsprozeß des Schizophrenen. Psyche *19*, 495 (1965). – Ders.: Collected Papers on Schizophrenia and Related Subjects. New York 1965. – *Sechehaye, M.-A.*: Die symbolische Wunscherfüllung. Bern/Stuttgart 1955. – Dies.: Des divers aspects du Moi schizophrénique. Schizophrenie, 3e Symp. int., Lausanne 1964, pp. 1-6 (Karger: Basel/New York 1965). – *Siirala, M.*: Die Schizophrenie des Einzelnen und der Allgemeinheit. Göttingen 1961. – *Simkó, A.*: Die Reflexivität als strukturdynamisches Prinzip in einigen Formen der Schizophrenie. Nervenarzt *33*, 312 (1962). – Ders.: »Pseudoneurotische Schizophrenien« im Lichte einer strukturellen Psychopathologie. Nervenarzt *39*, 242 (1968). – *Simmel, E.*: Die Mode. Philosoph. Kultur, 2. Aufl. Leipzig 1909, zitiert nach Binswanger (1956). – *Sinn, D.*: Die transzendentale Intersubjektivität mit ihren Sinnhorizonten bei E. Husserl. Inaug.-Diss. Heidelberg 1959. – *Sonnemann, U.*: Existence and Therapy. An Introduction to Phenomenological Psychology and Existential Analysis. New York 1954. – Ders.: Die Daseinsanalyse in der Psychotherapie. In: Hb. der Neurosenlehre und Psychotherapie. Bd. III, München/Berlin 1959. – Ders.: Negative Anthropologie. Reinbek 1969. – *Spoerri, Th.*: Schizophreniediagnose und »Praecoxgefühl«. Confin. psychiat. (Basel) *6*, 53 (1963). – Ders.: Sprachphänomene und Psychose. Basel 1964. - *Spoerri, Th.* und *H. Heimann*: Ausdruckssyndrome Schizophrener. Nervenarzt *28*, 364 (1957). – *Stein, W. J.*: Intersubjectivity and Schizophrenia. Diss. Northwestern University 1963. – Dies.: The Sense of Becoming Psychotic. Psychiatry *30*, 262 (1967). – *Steiner, R.*: Die Erziehung des Kindes vom Gesichtspunkte der Geisteswissenschaft (1907). Stuttgart 1961. – Ders.: Geisteswissenschaft und Medizin. Dornach 1961. – *Stengel, E.*: The relationship between obsessional neurosis and psychotic reaction types. J. ment. Sci. *91*, 166 (1945). – Ders.: The significance of Obsessional Symptoms in Schizophrenia. II. Int. Kongreß f. Psychiatrie. Zürich 1957. – Ders.: Neurosenproblem vom anglo-amerikanischen Gesichtspunkt. In: Psychiatrie der Gegenwart. Bd. II p. 203. Berlin–Göttingen–Heidelberg 1960. – *Stierlin, H.*: Conflict and Reconciliation. A Study in Human Relations and Schizophrenia. Anchor Books. New York 1969. – *Störring, G. E.*: Wesen und Bedeutung des Symptoms der Ratlosigkeit bei psychischen Erkrankungen. Leipzig 1939. – Ders.: Besinnung und Bewußtsein. Stuttgart 1953. – *Störring, G. E.* und *H. Völkel*: Zum Menschenbild der Seelenheilkunde. Kiel 1963. – *Storch, A:* Wege zur Welt und Existenz des Geisteskranken. Hrsg. v. W. v. Baeyer u. W. Bräutigam. Stuttgart 1965. – *Strasser, St.:* Phänomenologie und Erfahrungswissenschaft vom Menschen. Berlin 1964. – *Straus, E.:* Vom Sinn der Sinne. 2. Aufl. Berlin–Göttingen–Heidelberg 1956. – Ders.: Psychologie der menschlichen Welt. Ges. Schriften. Berlin–Göttingen–Heidelberg 1960. – Ders.: Norm and Pathology of J-World Relations. Dis. of the Nerv. System. Vol. *22,* 1-12 (1961). – Ders.: Philosophische Grundfragen der Psychiatrie. II. Psychiatrie und Philosophie. In: Psychiatrie der Gegenwart Bd. I/2, 926. Berlin–Göttingen–Heidelberg 1963. – Ders.: Phenomenological Psychology. New York 1966. – *Sullivan, H. S.:* The Interpersonal Theory of Psychotherapy. New York 1953. – Ders.: Conceptions of Modern Psychiatry. London 1955. – *Szilasi, W.:* Wissenschaft als Philosophie. Zürich 1945. – Ders.: Einführung in die Phänomenologie Edmund Husserls. Tübingen 1959. – Ders.: Die Erfahrungsgrundlage der Daseinsanalyse Binswangers. In: Philosophie und Naturwissenschaft. Bern/München 1961. – Ders.: Erfahrung und Erkenntnis. In: Festschrift zum 80. Geburtstag von G. Lukács. Hrsg. v. F. Benseler. Neuwied/Berlin 1965, 287-302. Wiederabdruck in: W. Szilasi, Phantasie und Erkenntnis. Bern und München 1969. – *Süllwold-Strötzel, L.* und *K. P. Kisker:* Präschizophrene Entwicklungsverläufe Jugendlicher und ihre Typisierung. Jb. Psychol. Psychother. med. Anthropol. *12,* 161 (1965).

Tellenbach, H.: Geschmack und Atmosphäre. Medien menschlichen Elementarkontaktes. Salzburg 1968. – *Theunissen, M.:* Der Andere. Studien zur Sozialontologie der Gegenwart. Berlin 1965. – *Treichler, R.:* Der schizophrene Prozeß. Stuttgart 1967. – *Tugendhat, E.:* Der Wahrheitsbegriff bei Husserl und Heidegger. Berlin 1967.

Valenciano-Gaya, L.: Das paranoide Syndrom im Lichte anthropologischer Auffassungen Ortega y Gassets. In: Das paranoide Syndrom in anthropologischer Sicht. Symp. auf dem 2. int. Kongreß für Psychiatrie 1957 in Zürich. Veranst. v. J. Zutt mit C. Kulenkampff. Berlin–Göttingen–Heidelberg 1958. – Ders.: El delirio paranoide y la razon vital. Arch. Neurobiol. (Madr.) *24,* 115-144 (1961). – *Vonessen, H.:* Ludwig Binswangers Rezeption der Phänomenologie. Psychol. Vordipl. Arbeit Heidelberg 1965/66.

Wein, H.: Von Descartes zur heutigen Anthropologie. Z. f. Philos. Forschung *2,* 87 (1948). – Ders.: Zur Integration der neuen Wissenschaften vom Menschen. Psyche *13,* 721 (1959/60). – *Weitbrecht, H. J.:* Zur Frage der Spezifität psychopathologischer Symptome. Fortschr. Neurol. Psychiat. *25,* 41 (1957). – Ders.: Die Bedeutung der Psychopathologie in der heutigen Psychiatrie. Fortschr. Neurol. Psychiat. *25,* 475 (1957). – Ders.: Das Syndrom in der psychiatrischen Diagnose. Fortschr. Neurol. Psychiat. *27,* 1 (1959). – Ders.: Psychiatrie im Grundriß. Springer, Berlin–Göttingen–Heidelberg 1963. – *Weizsäcker, V. v.:* Der Gestaltkreis. 3. Aufl. Stuttgart 1947. – Ders.: Pathosophie. Göttingen 1956. – *Wernicke, C.:* Grundriß der Psychiatrie in klinischen Vorlesungen. Leipzig 1900. – *Whorf, B. L.:* Sprache, Denken, Wirklichkeit. Hrsg. v. P. Krausser. Hamburg 1963. – *Wieck, H. H,:* Moderne Schizophrenietheorien. In: Schizophrenie und Zyklothymie. Ergebnisse und Probleme. Hrsg. G. Huber.

Thieme, Stuttgart 1969, S. 133-142. – *Wiener, N.:* Cybernetics. New York/London 1948. – Ders.: The Human Use of Human Beings (Cybernetics and Society) New York 1956. – *Willeford, W.* und *N. Elrod:* Humor in der schizophrenen Situation. Jb. Psychol. Psychother. med. Anthropol. *9,* 245 (1962). – *Wilmanns, K.:* Zur Psychopathologie des Landstreichers. Leipzig 1906. – Ders.: Das Vagabundentum in Deutschland. Z. ges. Neurol. Psychiat. *168,* 65 (1940). – *Wulff, E.:* Ausdrucksphänomenologische Interpretation einer katatonen Krise. Inaug.-Diss. Freiburg 1960. – Ders.: Soziokulturelle Determination schizophrener Kernsymptome. Vortrag in der Psychiatr. u. Nervenklinik der Univ. Freiburg, August 1966. – Ders.: Psychiatrischer Bericht aus Vietnam. In: Beiträge zur vergleichenden Psychiatrie, ed. N. Petrilowitsch. Akt. Fragen Psychiat. Neurol., Vol. 5, pp. 1-88. Basel–New York 1967. – *Wynne, L. C.* und *M. T. Singer:* Denkstörung und Familienbeziehung bei Schizophrenen. Psyche *19,* 82-160 (1965). – *Wyrsch, J.:* Über die Psychopathologie einfacher Schizophrenien. Mschr. Psychiat. Neurol. *102,* 75 (1940). – Ders.: Zur Psychotherapie symptomarmer Schizophrenien. Mschr. Psychiat. Neurol. *110,* 237 (1945). – Ders.: Über die Intuition bei der Erkennung des Schizophrenen. Schweiz. med. Wschr. *76,* 1173 (1946). – Ders.: Die Person des Schizophrenen. Bern 1949. – Ders.: Klinik der Schizophrenie. In: Psychiatrie der Gegenwart. Bd. II, 1. Springer, Berlin–Göttingen–Heidelberg 1960. – Ders.: Psychopathologie I: Bedeutung und Aufgabe. Ich und Person. Bewußtsein, Antrieb und Gefühl. In: Psychiatrie der Gegenwart. Bd. I/2, 1-22. Berlin–Göttingen–Heidelberg 1963. – Ders.: Das Problem der schizophrenen Person. Psychiat. Neurol. (Basel) *151,* 129 (1966).

Zaner, R. M.: The Problem of embodiment. Some contributions to a phenomenology of the body. Den Haag 1964. – *Zeltner, H.:* Das Ich und die Anderen. Husserls Beitrag zur Grundlegung der sozialen Philosophie. Zschr. f. philos. Forschg. *13,* 288 (1959). – *Zilboorg, G.:* The problem of ambulatory schizophrenias. Amer. J. Psychiatry *113,* 519 (1956). – *Zutt, J.:* Auf dem Weg zu einer anthropologischen Psychiatrie. Berlin–Göttingen–Heidelberg 1963. – Ders.: Über verstehende Anthropologie. Versuch einer anthropologischen Grundlegung der psychiatrischen Erfahrung. In: Psychiatrie der Gegenwart. Bd. I/2, 763-852. Berlin–Göttingen–Heidelberg 1963. – Ders.: Transkulturelle Psychiatrie. Grundsätzliche Erwägungen über ihre Möglichkeiten. Nervenarzt *38,* 6 (1967).

Die Arbeit wurde im wesentlichen 1967 abgeschlossen. Spätere Literatur konnte nur vereinzelt berücksichtigt werden.

Autorenverzeichnis

Abely, P. 165, 174
Adler, A. 149
Alsen, V. 16, 174
Arieti, S. 149, 174

Baechler, B. O. 113, 174
Baeyer, W. v. 12, 19, 61, 85, 108, 131, 137, 165, 166, 173, 174
Bash, K. W. 18, 162, 174
Bateson, G. 142, 149, 174
Bellak, L. 119, 124, 174
Benedetti, G. 71, 85, 119, 124, 131, 166, 174
Beres, D. 119, 174
Berger, P. 132, 175
Binder, H. 16, 71, 175
Binswanger, L. 11, 12, 17, 27, 28, 31, 32, 34, 38, 76-79, 85, 88, 90, 96, 113, 119, 123, 131, 132, 136, 151, 153, 161, 168, 175
Bister, W. 113, 175
Blankenburg, W. 16, 32, 34, 57, 76, 79, 130, 140, 141, 163, 175
Bleuler, E. 15, 16, 66, 67, 76, 77, 124, 131, 175
Bleuler, M. 14, 41, 42, 175
Boss, M. 32, 175
Bowen, M. 149, 176
Bräutigam, W. 69, 70, 85, 119, 121, 124, 148, 176
Broekman, J. M. 25, 27, 31, 33, 78, 86, 89, 90, 102, 119, 122, 126, 131, 176
Buber, M. 132, 176
Bumke, O. 151, 176
Bürger-Prinz 14, 130
Burkhardt, H. 19, 111, 176
Buytendijk, F. J. J. 27, 90, 158, 176

Callieri, B. 153, 176
Christian, P. 154
Ciompi, L. 113, 176
Conrad, K. 13, 16, 73, 102, 127, 141, 164, 165, 176
Cornu, F. 70, 71, 176

Dein, E. 77, 176
Descartes, R. 87, 88, 176
Diem, O. 69, 176
Dreves, K. 43, 44, 124, 148, 176
Drift, H. van der 111, 176
Drüe, H. 27, 33, 90, 119, 176

Eggers, Chr. 72, 176
Eisler, R. 22, 176
Erikson, E. H. 119, 122, 123, 124, 148, 149, 177
Ernst, K. 16, 127, 177
Ey, H. 9, 131, 177

Faust, E. 44, 180
Federn, P. 71, 119, 177
Feldmann, H. 126, 177
Fink, E. 86, 89, 90, 93, 96, 177
Fischer, Fr. 113, 177
Fish, F. 122
Freud, S. 71, 177
Friedrich, M. 57
Frostig, J. 103, 177
Fuchs-Kamp, A. 158, 177

Gabel, J. 21, 80, 177
Gadamer, H. G. 106, 177
Gebsattel, V. v. 34, 71, 74, 75, 113, 128, 177
Gehlen, A. 123, 177
Gilbert, A. R. 34, 177
Goethe, J. W. v. 23, 28
Göppert, H. 71, 74, 128, 177
Gruhle, H. W. 74, 165, 175, 177

Häfner, H. 27, 32, 39, 76, 84, 85, 153, 161, 177
Hartmann, H. 119, 178
Hartmann, N. 31, 146, 178
Haug, K. 21, 68, 178
Hecker, E. 42, 44, 103, 119, 124, 178
Hegel, G. W. F. 92, 100, 124, 145, 178
Heidegger, M. 24, 30, 31, 32, 34, 36, 46, 89, 90, 91, 95, 96, 98, 100, 103, 115, 116, 118, 130, 132, 134, 145, 146, 152, 153, 154, 156, 157, 161, 178
Heimann, H. 39, 184
Held, R. 135, 178
Hill, L. B. 71, 178
Hoch, P. 72, 166, 178
Hofer, G. 18, 76, 166, 178
Hohl, H. 90, 178
Horst-Oosterhuis, van der 113
Huber, G. 16, 17, 18, 178
Hüllemann, K.-D. 48, 117, 119, 121, 124, 148, 163, 178
Husserl, E. 9, 15, 24-38, 73, 86-94, 105, 106, 117, 118, 119, 126, 128, 132, 138, 139, 145, 154, 172, 178

Irle, G. 39, 178

Jacob, H. 16, 179
Janet, P. 97, 179
Janzarik, W. 16, 43, 44, 113, 127, 148, 179
Jaspers, K. 12, 13, 24-27, 38, 39, 74, 80, 84, 89, 166, 179
Jilek, W. G. 127, 179
Jung, C. G. 18, 146, 179

Kahlbaum, G. 42, 45, 119, 179
Kahn, E. 83, 131, 179
Kant, I. 29, 83, 128, 141, 142, 179
Kehrer, F. 131, 179
Kimura, B. 74, 106, 118, 179
Kisker, K. P. 16, 27, 30, 31, 32, 34, 35, 38, 79, 81, 84, 85, 102, 119, 121, 124, 125, 131, 132, 148, 162, 163, 165, 179, 180, 185
Klaesi, J. 16, 180
Kleist, J. 43, 44, 180
Klingler, R. 119, 121, 124, 148, 180
Kloos, G. 158, 180
König, J. 28, 180
Kraepelin, E. 45, 124, 180
Kretschmer, E. 119, 179, 180
Kretschmer, W. 70, 71, 119, 180
Kronfeld, A. 17, 180
Kuhn, R. 27, 32, 38, 76, 90, 131, 161, 180
Kulenkampff, C. 11, 19, 70, 124, 131, 132, 134, 135, 137, 149, 164, 180
Künkel, F. W. 119, 124, 180
Kunz, H. 11, 17, 18, 23, 32, 38, 105, 166, 180

Laing, R. D. 131, 154, 181
Landgrebe, L. 29, 30, 139, 178, 181
Langefeld, M. J. 142, 181
Langfeldt, G. 45, 181
Lewin, K. 102, 181
Lidz, Th. 149, 181, 183
Llavero 16
Loeb, L. 119, 174, 181
Löwith 132, 181

Maier, W. 154, 181
Marcel, G. 132, 146, 181
Matussek, P. 18, 19, 48, 75, 130, 131, 181
Mauz, F. 44
Mayer-Gross, W. 18, 69, 158, 160, 162, 181
Merleau-Ponty, M. 12, 19, 97, 129, 132, 145, 181
Meyer, J. E. 21, 44, 68, 113, 181
Minkowski, E. 113, 182

Mohs, U. 44, 182
Müller, Chr. 72, 85, 182
Müller, M. 16, 182
Müller-Suur, H. 17, 27, 31, 39, 75, 76, 78, 90, 102, 122, 126, 131, 138, 162, 166, 176, 182

Natanson, M. 35, 88, 89, 90, 93, 132, 139, 141, 166-169, 182, 184
Neumann, E. 146, 182

O'Neal, P. 149, 182
Ortega y Gasset, J. 18, 182, 185

Pankow, G. 154, 182
Payne, R. W. 122, 144, 182
Pascal, Bl. 107
Pazanin, A. 36, 182
Pivovarova, G. N. 182
Plant, J. S. 123, 183
Plessner, H. 31, 158, 183
Plügge, H. 154, 157, 183
Podlech, G. 154, 183
Pohlen, M. 119, 183
Prütter, K. 136, 153, 183

Ricoeur, P. 92, 183
Rittmeister, J. 88, 183
Robins, L. N. 145, 182
Rombach, H. 88, 183
Rosenkötter, L. 131, 183
Ruffin, H. 160, 183
Rümke, H. 14, 24, 39, 45, 84, 183

Sartre, J.-P. 89, 96, 97, 113, 128, 132, 134, 135, 136, 180, 181, 183
Scarinci, A. 183
Scheler, M. 31, 132, 183
Schilder, P. 74, 114, 183
Schmiedeberg, M. 72, 166, 183
Schneider, C. 165, 183
Schneider, H. 77, 130, 183
Schneider, K. 13, 14, 15, 18, 73, 77, 91, 179, 183
Schottlaender, R. 117, 123, 183
Schulte, H. 131, 184
Schulte, W. 43, 76, 184
Schürmann, Cl. 44, 180
Schütz, A. 132, 139, 183
Schwab, F. 166
Searles, H. F. 122, 184
Sechehaye, M.-A. 119, 184
Siirala, M. 166, 184
Simkó, A. 16, 72, 73, 162, 184
Simmel, E. 142, 184
Sinn, D. 132, 184
Sonnemann, U. 32, 140, 184
Spitz, R. 148
Spoerri, Th. 39, 184
Stein, W. J. 27, 123, 132, 184
Steiner, R. 148, 149, 184
Stengel, E. 72, 184
Stierlin, H. 107, 119, 184
Storch, A. 11, 17, 88, 113, 131, 162, 166, 183, 185
Störring, G. E. 74, 115, 184
Strasser, St. 27, 28, 185
Straus, E. 27, 31, 35, 36, 38, 47, 71, 85, 88, 90, 103, 113, 132, 146, 166, 174, 181
Sullivan, H. St. 131, 185
Süllwold-Strötzel, L. 119, 124, 163, 185
Szilasi, W. 27, 31, 32, 36, 38, 79, 83, 90, 132, 135, 157, 166, 180, 185

Tellenbach, H. 123, 148, 185
Theunissen, M. 95, 132, 185
Treichler, R. 148, 185
Tugendhat, E. 28, 36, 185

Valenciano-Gaya, L. 18, 185
Völkel, H. 115, 184
Vonessen, H. 32, 185

Wein, H. 87, 185

Weitbrecht, H. J. 11, 16, 45, 174, 185
Weizsäcker, V. v. 16, 91, 132, 185
Wernicke, C. 74, 185
Whorf, B. L. 122, 185
Wieck, H. H. 161, 185
Wiener, N. 15, 186
Willeford, W. 158, 186
Wilmanns, K. 164, 186
Wulff, E. 104, 167, 186
Wynne, L. C. 142, 147, 149, 186
Wyrsch, J. 15, 17, 39, 41, 42, 58, 69, 70, 71, 73, 76, 83, 121, 140, 154, 155, 186

Zaner, R. M. 154, 186
Zeltner, H. 132, 186
Zilboorg, G. 166, 186
Zschaege, B. 59
Zutt, J. 11, 19, 20, 21, 88, 113, 130, 131, 132, 134, 135, 142, 158, 167, 176, 182, 185, 186

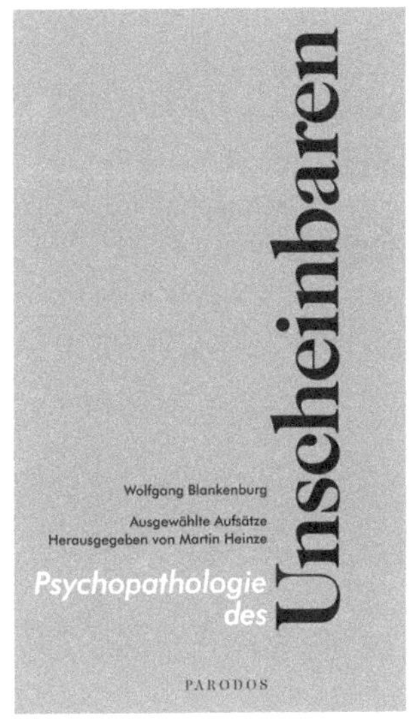

Wolfgang Blankenburg
Psychopathologie des Unscheinbaren
Ausgewählte Aufsätze

Herausgegeben von
Martin Heinze

ISBN: 978-3-938880-16-6

290 Seiten, EUR 22,00
Broschur

Psychopathologie des Unscheinbaren versammelt ansonsten schwer zugängliche Aufsätze aus allen Schaffensperioden Wolfgang Blankenburgs. Die für das Gesamtwerk repräsentative Sammlung von Texten orientiert sich an den Leitbegriffen und Grundkonzeptionen des Blankenburgischen Denkens. So finden sich wegweisende Beiträge zum Verhältnis von Philosophie und Psychiatrie, zum Leib-Seele-Problem, zur Daseinsanalyse und Anthropologie, zur dialektischen Betrachtungsweise in der Psychiatrie und der Psychopathologie der Freiheit. Die eher klinischen Aufsätze beschäftigen sich mit dem Thema des Wahns, einer Psychopathologie des „Common Sense", dem Leidensdruck und der Ermöglichung von Therapie in der Futur-II-Perspektive. Der Band wird ergänzt durch eine Einleitung in das Werk, biographische Notizen und eine Bibliographie.

Martin Heinze, PD Dr. med., ist Chefarzt der Abteilung für Psychiatrie, Psychotherapie und Psychosomatik der Immanuel Klinik Rüdersdorf sowie Leiter des Referates „Philosophische Grundlagen der Psychiatrie und Psychotherapie" der Deutschen Gesellschaft für Psychiatrie, Psychotherapie und Nervenheilkunde (DGPPN).

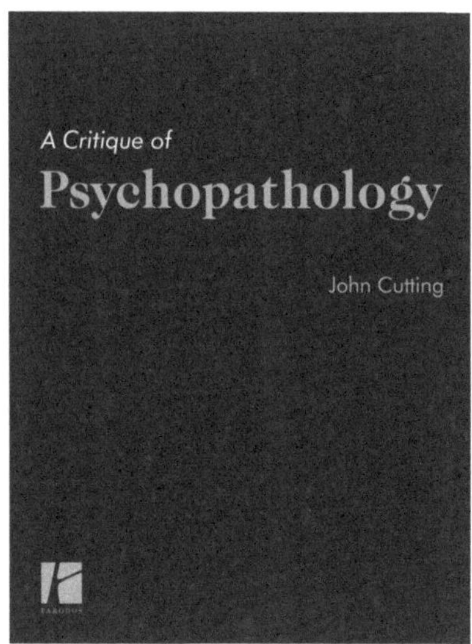

John Cutting

A Critique of Psychopathology

ISBN: 978-3-938880-51-7

402 Seiten, EUR 45,00
Broschur

A Critique of Psychopathology is an attempt to draw together the various levels of analysis of psychopathology – descriptive, diagnostic, psychological, neuropsychological, and philosophical – and to give an up-to-date perspective on the subject within each of these levels. The book is pervaded, however, with a sense that only a philosophical 'take' on psychopathology can do justice to the subject.

John Cutting is a consultant psychiatrist with a long interest in the nature of schizophrenia and depression. He was a consultant at the Maudsley and Bethlem Hospitals in London, and is still an honorary senior lecturer at the Institute of Psychiatry.
He has written books on the psychology, neuropsychology and philosophy of psychiatry – *The Psychology of Schizophrenia* (1985), *The Right Hemisphere and Psychiatric Disorders* (1990), *The Principles of Psychopathology* (1997), *Psychopathology and Modern Philosophy* (1999), *The Living, the Dead and the Never-alive* (2002), as well as translating the work of one of the foremost phenomenological philosophers, Max Scheler, *The Constitution of the Human Being* (2008).